子どもの食と栄養

健康なからだとこころを育む小児栄養学

[改訂第3版]

編著

水野清子　　當仲　香

南里清一郎　藤澤良知

長谷川智子　上石晶子

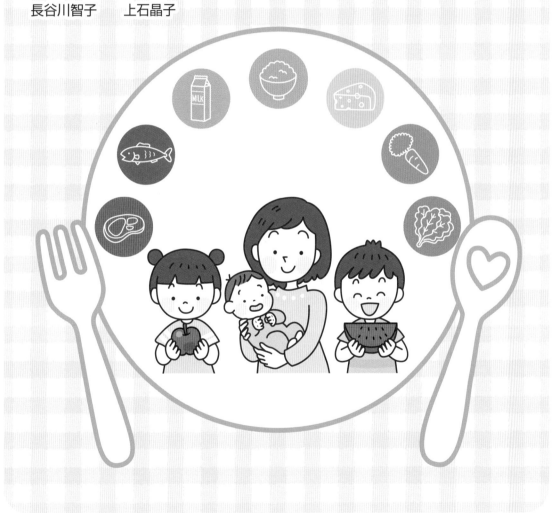

診断と治療社

◆ 編著者一覧 ◆

水野清子　　　（元）日本子ども家庭総合研究所　栄養担当部長

南里清一郎　　慶應義塾大学　名誉教授

長谷川智子　　大正大学心理社会学部　教授

當仲　香　　　慶應義塾大学保健管理センター　主任

藤澤良知　　　実践女子大学　名誉教授

上石晶子　　　（元）島田療育センター　栄養管理部長

改訂第3版の序

　日本人の平均寿命は年々，男女共に伸び，わが国は正に「寿命大国」となり，巷には「人生100年時代」というキャッチフレーズがながれています．しかし，「平均寿命」と自立した生活を送れる「健康寿命」との差にはかなりの開きがあり，なかなか縮まりません．それに人口減少，少子高齢化，世帯構造の変化などが進むなかで，暮らし方や食に対する価値観が多様化し，健全な食生活を構築し，実践することが困難になっているように思われます．今後，このような社会を担う青少年達の心身両面の健全育成が一層求められ，これまで子育て支援の場や保育所，幼稚園，学校，地域においてさかんに「食育」が行われてきましたが，まだまだ問題は山積しています．

　以前に比べ，昨今では子どもの貧困が明るみになり，大きな社会問題になっています．そのような状態下にある子どもの食生活には，いろいろな問題をはらんでいることはいうまでもありません．経済格差が進むなか，貧困にある家庭の子どもでは子どもの希望や意欲がそがれやすく，その解決には家庭のレベルを超えて社会的な面からサポートが必要でしょう．

　また，わが国では食料の多くを海外からの輸入に頼っている一方，食品ロスの増加が社会問題になっていることも忘れてはなりません．

　そして2019年末から世界的に拡大した新型コロナウイルス感染症は生命や経済，生活のみならず，生活行動・意識・価値観などにも変化をもたらしています．テレワークやオンライン授業などにより在宅時間が増え，家で食事を作り，食卓を囲む機会が増えつつある現在，青少年のみならず，全世代を対象に一層，持続可能な食を支える食育，生涯を通じた食育の推進が必要であると思います．

　改訂第2版の出版後，今日に至るまでの間，「食事摂取基準2020年版」が出され，「授乳・離乳支援ガイド」やWHO/UNICEFによる「母乳育児成功のための10カ条」，「保育所保育指針」の改訂が行われ，「保育所における食事提供ガイドライン」「学校給食の食に関する指導の手引き」も更新されました．また，近年増加傾向にある「低出生体重児」「食物アレルギーのある子ども」への対応，更に「子どもの貧困」についても新たに解説を加えました．

　今回の改訂にあたり，最新の「国民健康・栄養調査」，「乳幼児栄養調査報告」「学校保健統計調査」「児童生徒の食事状況調査報告」などから可能な限り子どもおよび社会の現状を捉え，一層，幅広く，深くご理解いただけるよう，配慮したつもりです．

　これまで多くの先生方，現場で母子栄養にかかわるお仕事をされていらっしゃる方々に本書をお使いいただき，大変有難く思っております．しかし，まだ，不十分の面も少なくありません．これらの試みの目的が達しえたかどうか，本書を利用された方々の忌憚のないご意見をお寄せいただければ幸いです．

　2021年5月　　　　　　　　　　　　　　　　　　　　　　　　　編著者一同

改訂第2版の序

　初版を出版させていただいてから，2年半余りの歳月が流れました．この間，以前と変わらない少子化，高齢化傾向に国民の多くが一様の憂いを抱いているのではないでしょうか．

　日本人の平均寿命は男性 80.21 歳 (世界 8 位)，女性 86.61 歳 (2 年連続で世界 1 位)，男女ともに伸び率は過去最高となりましたが，諸手を上げて喜べない状況にあると思われます．

　通常の寿命に対し，日常生活に健康上の制限がなく，自立して元気に過ごせる期間を「健康寿命」としています．厚生労働省の調査によると，その年齢は男性 70.42 歳，女性 73.62 歳です．平均寿命に比べ，その差は男性で約 10 年，女性で 13 年となり，最期を迎えるまでに 10 年以上，自立した生活が難しくなり，この間，医療や介護が必要になるなど，社会的に大きな問題になっています．今後，健康寿命をいかに延ばすかが重要な課題になっていることは言うに及びません．

　この問題には，日常の生活や食生活習慣も関わっていることが指摘されています．とくに長い間に身につけた食生活習慣は，問題が生じてから直ちに改善することは難しいでしょう．毎日とる食物，食習慣，食環境には，人間のからだとこころを健康にすることも，逆に健康を阻害することもできる不思議な力が潜んでいるのです．

　生まれてくる一人ひとりの子どもが生涯を通してそれぞれの可能性を存分に開花し，心身ともに健全な大人に成長して社会に貢献し，豊かな余生を送ることができれば，そんな幸せなことはないでしょう．

　それには，子どもたちが食の自立を図るまで，社会，地域，身近な大人のサポートが必要です．そのはじめとして，子どもに関わる周囲の大人が成長段階における心身の発育・発達を正しく理解し，「子どもの食と栄養」に関する適切な知識を習得することが求められます．私たちは栄養・食生活を通して子どもの心身の健康づくりを求めて本書を書かせていただきました．

　このたび日本人の食事摂取基準が改定され，平成 27 年度から向後 5 年間，これが児童福祉施設等での食事提供，個別の栄養評価などの基本として使用されます．また，厚生労働省，文部科学省，内閣府等からの最新の調査結果に基づいて本書の内容にも改訂を加え，さらにサイドコラムを追加し，内容の一層の充実を図りました．

　今後も引き続き内容の充実を図っていきたいと思いますので，教育・保育などの現場でお使いいただく方々の忌憚のないご意見をお寄せいただければ幸いに存じます．

2014 年 11 月

編著者一同

初版の序

　これまでも，その時代によって子どもの栄養・食生活に関する問題はさまざまに現れ，改善に向けて栄養・食生活の重要性が論じられてきましたが，今日ほどその重要性が広範囲から論じられることはなかったように思います．

　生活リズムおよび食事リズムの乱れから派生する欠食や孤食，食習慣の乱れによる不適切な間食や夜食の摂取，偏食などにより，子どもの食事内容に偏りが生じています．その結果，生活習慣病の若年化が進行し，子どもの現在そして将来の健康に国民の多くは危惧の念を一層強くしています．

　日本は世界一を誇る長寿国ですが，少子化傾向に歯止めがかからない現状に際し，国民は一様に憂いを深めています．近い将来，少ない子どもたちが多くの高齢者の生活を担わなければならない時代の到来を思うと，一人ひとりの子どもが身体的にも精神的にも強靱な大人にならなければならないでしょう．このような現状を踏まえ，2005(平成17)年に「食育基本法」が制定され，「食育」が国民運動の一環として進められるようになりました．

　従来の小児栄養学は，発育と栄養の面を中心に論じられることが多かったように思います．しかし，人間の栄養や食事行動を考えるとき，内面(こころ)との関連を抜きにして論じることはできません．今日では以前にもまして「こころを育む食生活の営み」の重要性が強調されています．そこで本書では，ライフステージごとに「からだ・こころ・食と栄養」の3領域から，それぞれの時期の特徴と実際を交差させながら論じることを試みました．また，2011年度入学生から適用された保育士養成課程において，従来の「小児栄養」は「子どもの食と栄養」という科目名称に変更されています．現状において人間の栄養・食生活のあり方を考えるとき，これまで以上に心理面との関わりが重要になっているように思います．したがって，本書は新規のカリキュラム内容に合致していると申せましょう．

　今回，編著者一同はこのような考え方をもとに執筆をいたしましたが，その内容は前身となる既刊書『新 育児にかかわる人のための小児栄養学 改訂第3版』を土台とし，新たな形に生まれ変わらせての上梓となりました．初版より多大なご尽力をいただきました山口規容子先生(恩賜財団母子愛育会総合母子保健センター長，現・愛育病院名誉院長)に心より感謝申し上げます．また，既刊書にて山口先生が執筆された「母乳栄養」の原稿を受け継がせていただきました．ここに重ねて深謝する次第です．

2012年2月　　　　　　　　　　　　　　　　　　　　　　　　編著者一同

CONTENTS

第3章　子どもの発育・発達と食生活

第4章　成長期に対応した栄養と食生活

第5章　食育の基本と内容

第6章　家庭および児童福祉施設における栄養と食生活

第7章　特別な配慮を要する子どもの食と栄養

本書の目的・使い方

各章において，以下に示す内容を理解させたい．

1 「子ども」について理解する（➡第3章 子どもの発育・発達と食生活）

- 一言で「子ども」「小児」といっても，大人のミニチュアでなく年齢的な特徴やさまざまな発育・発達過程があり，小児科学や発達心理学の見地から，さまざまな概念で分類されている．同じ月年齢の子どもでも，それぞれがどういった発育・発達の過程にあるのかを，多角的な視点で観察しなければならない．
- それぞれの子どもの発育状況，BMI，肥満度などの体格指数や肥満とやせの判定基準は，栄養評価の基本となる．
- 人間のこころにおける対人関係，知能，情動の領域がどのように発達していくのか，そのプロセスを多面的に学習する．
- 子どもの日常生活では，さまざまな発達の領域がかかわり合いながら生活習慣が獲得されていく．基本的生活習慣の獲得時期を学ぶ．

2 子どもの生活・食生活の実態を把握する（➡第1章 子どもの健康と食生活の意義）

- 社会情勢の変化が，保護者の健康観や健康意識を変え，それに伴って食生活が変化していることは否めない．食事リズムの乱れ，朝食の欠食，孤食，間食や夜食，ダイエットなどの問題が台頭しており，これらの食習慣がさまざまな健康問題の発生の引き金になっている．
- 保護者の生活環境，食意識の変化により，低年齢時からサプリメントが使用され，「食」の構築手段も外部化の方向に進んでいる．健全な食生活の確立に向けた家庭への支援が求められている．

3 食品・栄養に関する基礎知識を培う（➡第2章 栄養に関する基本的知識）

- 順調な発育の促進と，健康の維持・増進を図り，生涯にわたって生活の質（QOL）を高めていくためには，日常の食生活の営みが重要となる．どのような食品をどのように摂取すればよいか，種々の食品の栄養特性を学び，食品に含まれる栄養素等の特徴，消化・吸収過程を理解する．
- 健康を維持・増進していくために，「食事摂取基準」を土台に個々の食生活のあり方（エネルギーおよび栄養素のとり方）を構築する力を養う．

4 各ライフステージにおける発育・発達，食と栄養の特徴を理解する
（➡第4章 成長期に対応した栄養と食生活）

①妊娠期

- 子宮や乳腺，内分泌の代謝など，母親のからだが大きく変化する．母体の栄養状態は母体のみならず，胎児の発育，および分娩，授乳を含めた周産期においても重要となる．
- 妊娠初期は胎児の細胞分裂が活発な時期であり，特定のビタミンの過不足が胎児の発育に影響を及ぼすことを認識する．
- 適切な栄養・食生活管理により，貧血，妊娠肥満，妊娠高血圧症候群，妊娠糖尿病の予防を心がける．

②新生児期・乳児期
- とくに新生児期や乳児期は発育・発達がめざましく，それぞれの月齢において変化していく．したがって，充実した授乳栄養，適切な離乳食供与が必要となる．
- この時期は，母と子の相互作用（アタッチメント）によって人間関係の基礎を築いていく大切な時期でもある．食に関係する感覚やコミュニケーションを中心に，新生児期・乳児期の特徴を学ぶ．
- 近年，低出生体重児が増加しており，その原因として，若年女性のやせ傾向，高齢出産の増加などが指摘されている．未熟の程度に応じて，さまざまな合併症や栄養上の問題が生じる可能性があることを理解する．

③幼児期
- 生理機能，運動機能，精神機能の発達が著しい時期であるが，摂食能力，栄養の消化吸収機能は未熟である．
- 対人関係，言葉の発達および食に関する母子関係について学習する．情緒の発達により，食事場面でさまざまな気になる食事行動が出現することを理解する．
- 幼児期の栄養・食生活は，生涯にわたる健康と健全な生活の基礎をつくる大切な時期である．
- 発育・発達に応じた食物選択や調理法を考慮し，それに併せて子どもの感性，豊かなこころを育むために，豊かな食事環境の構築が求められる．

④学童期・思春期
- 身体発育が急速になり，性の成熟過程が始まり，歯は永久歯が生えそろう．消化吸収機能が高まり，運動能力も発達し，食欲は旺盛になる．
- こころの発達の面では，食と人間関係について意識しながら，それぞれの時期の特徴をとらえることが求められる．
- 発育が旺盛な時期にみられる欠食，不適切な間食，夜食，買い食い，ダイエットなどは，健康上の問題となる．これらが不定愁訴，貧血，ミネラル欠乏などを引き起こすことも多い．
- さまざまな「食」に関する問題が出現するなかで，学校給食の果たす役割が大きいことを理解する．

⑤成人期・老年期
- 人間は，人生のうちの多くを成人として過ごす．成人期は体の発育・発達がほぼ完了し充実した時期となり，壮年期は社会的には充実した時期であるが，基礎代謝や各種適応能力の減退に加え，代謝能力が低下し，生活習慣病を発症しやすい時期である．からだの機能低下をできるだけ穏やかにする（疾病予防）ためには，栄養と食生活のあり方がその鍵となる．
- 成人期・老年期におけるこころの状況には，心理的なストレス，喪失感などが複雑にからみ合うことを理解する．

5 食育の基本と内容，実践について理解する（➡第5章 食育の基本と内容）
- 「食」に関するさまざまな問題が存在し，慢性的な運動不足による生活習慣病予備軍の子どもの増加により，食の見直しが求められている今日，食育の役割は非常に大きい．
- 食育基本法では，食育は知育・徳育・体育の基礎として位置づけられており，保育における養護と教育の質をいかに高めるかが課題である．
- 食育を展開する際には，対象について発育・発達，栄養・食生活評価を行い，Plan→Do→Check→Action の循環過程（PDCA サイクル）で段階的に進めることが望ましい．

・食育のためのさまざまな環境づくりが試みられている.
　①「保育所における食事提供ガイドライン」(厚生労働省，2012(平成24)年)
　②改定「保育所保育指針」(厚生労働省，2017(平成29)年3月公示 2018(平成30)年適用). 第5章の「健康及び安全」において，食育が「食育の推進」「食を営む力」の基本として位置づけられている.
　③学校給食の食に関する指導の手引き(第二次改訂版)2019(平成31)年3月では，各教科における食育指導がうたわれ，総合学習では体験学習，問題解決学習を重視している.
・子育ての成果をあげるためには，子育て支援の関係機関である保健所，地域子育て支援センター，保健センター，児童館，子育てサークル等との日常の業務連携，および地域・家庭との連携が必要になる. それに加え，体験学習のできる環境を整えたい.
・新たに「子どもの貧困」についての実態とその支援について盛り込んだ.

6　児童福祉施設における栄養と食生活のあり方を学ぶ
(➡第6章　家庭および児童福祉施設における栄養と食生活)
・種々の児童福祉施設の特徴，入所する子どもの養育歴や養育環境を把握し，適切な給食のあり方を理解して子どもの発育・発達に即応した食事の提供を心がける.
・児童福祉施設での食事の提供を通して，さまざまな食育の実践が可能である. さらに，子どもたち全員が一緒に食事をとり，楽しむことは情操教育の一助となり，また人間関係や社会性の構築の場ともなる.
・昼食と間食を提供する保育所では，家庭との連携が必須であり，今日では延長保育，体調不良児・病後児，食物アレルギー児など，さまざまな対応が求められている.

7　疾病および体調不良の子ども，および特別な配慮を要する子どもへの対応を学ぶ
(➡第7章　特別な配慮を要する子どもの食と栄養)
・疾病が直接あるいは間接的に食行動や消化吸収機能に影響を与え，子ども期の食生活や栄養状態が不適切になることがある. 栄養状態が密接に関連する疾病について，エネルギーや栄養素がどのような影響を与えるかを学ぶ. とくに年少児にみられる食物アレルギーへの適切な対応を学ぶ.
・障害についての理解だけでなく，摂食・嚥下機能の発達について理解を深めたうえで，栄養・食事供与の方法を考えることが重要である.

　各節の末尾に演習問題を提示した. これらの取り組みを通して，学んだことが一層実りあるものになるであろう. そして本書を通して備えた健全な心身の健康観と食生活観を日々の生活に活かしながら，保護者および次世代を担う子どもたちに，たすきリレーで連綿と伝えていただければ望外の喜びである. そのことが，強靱なからだと折れないこころを備えた子どもを育て，そして彼ら／彼女らが不確かで試練に満ちた未来を生き抜くことにつながっていくと考える.

(水野清子)

第 **1** 章

子どもの健康と食生活の意義

1　子どもの心身の健康

2　子どもの食生活の現状と課題

子どもの心身の健康

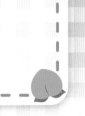

A 子ども期の区分 (表1)

　子ども期は発育・発達の時期であり，その発育過程や年齢的な特徴から，さまざまな概念で区分されている．狭義の「小児」とは，幼児期と学童期を含む範囲とされている．

1) 胎生期

　受精から出生までを胎生期という．受精～8週を胎芽期，胎生9週～出生までを胎児期と区分することもある．また，受精から2週を受精卵期(胚芽期)，3～8週を胎芽期と区分することもある．

2) 新生児期

　出生～28日(4週)までを新生児期という．出生後の日数は，生まれた日を0日として数え，人口動態調査や新生児死亡率調査などの統計上では，生後0～7日未満を早期新生児期，生後4週(28日)までを新生児期としている．

3) 乳児期

　出生～1歳未満を乳児期という．出生から28日までを新生児期とし，以降満1歳未満を乳児期と区分することもある．

4) 幼児期

　1～6歳(小学校就学前)までを幼児期という．

🌸 人口動態調査
　わが国の人口動態事象を把握し，人口および厚生労働行政施策の基礎資料を得ることを目的とした厚生労働省による基幹統計調査．出生票，死亡票，死産票などから，早期新生児死亡数，出生率，乳児死亡率を集計している．これらの統計は，経済協力開発機構(Organisation for Economic Co-operation and Development：OECD)の乳児・新生児・周産期死亡率，低体重児の割合等の国際比較に使われ，また行政が各種施策を設計するための基礎数値として活用されている．

表1　子ども期の区分

区分		年齢の目安
胎児期 (未熟児)		9週～出生(40週) 37週以前
新生児期		出生後4週
乳児期		0～1歳未満
幼児期	前期	1～3歳
	後期	3～6歳(就学前)
学童期		(就学後)6～12歳
青年期	前期	12～18歳
	後期	18～22歳

5) 学童期

6歳(小学校就学後)〜12歳(中学校就学前)までを学童期という．学校教育法では小学生を児童という．学齢期といういい方もあり，この場合は小・中学生を指す．

6) 思春期

二次性徴の始まりから終わりまでの時期である．便宜上，12〜15歳を思春期ということもあるが，性差や個人差があるため，発育段階とは別の概念で成熟度を表すために用いることが多い．

日本人の場合，男性では11〜18歳，女性では10〜16歳くらいが思春期にあたるが，日本産科婦人科学会では，おおむね8〜9歳ごろから17〜18歳ごろまでとしている．学校教育法では，中学・高校生を生徒という．青年期前期といういい方もある．

7) 青年期

思春期を含め，社会心理的な自立の達成ができる時期までを青年期という．発達心理学では，性的成熟を伴う身体的変化と自我意識の高まりがみられる時期を指し，12〜22歳ごろまでとしている．

現代社会の青年は，発達加速現象によって身体的発育が促進されているが，心理的・社会的な自立は遅くなっている傾向がある．一般には，現代の社会環境，生活状況の変化に鑑みて，18〜30歳代を指すことが多い．

学校教育法では，大学生・専門学校生を学生という．児童福祉法では18歳未満を「児童」，労働基準法では18歳未満を「年少者」と区分している．

厚生労働省では，小児慢性特定疾病は18歳未満(疾患によっては20歳まで)としており，小児科の対象年齢や小児科学の研究対象年齢は延長している傾向がある．

(當仲　香，南里清一郎)

B 変わる健康観・健康意識および健康状態

1) 健康観・健康意識および健康状態の変化

社会情勢の変化により，子ども期の偏食，孤食，欠食，摂食障害などさまざまな問題が発生している．また，肥満とやせの二極化，小児メタボリックシンドローム，アレルギー性疾患，貧血，くる病などの疾病の増加も懸念されている．

厚生労働省は，2003(平成15)年の健康増進法の成立に伴い，「21世紀における国民健康づくり運動(健康日本21)」の基本方針を改正した．その「基本的な方向」では，「21世紀の我が国を，すべての国民が健やかで心豊かに生活できる活力ある社会とするため，壮年期死亡の減少，健康寿命の延伸及び生活の質の向上を実現することを目的とする」としている．

近年では，健康観・健康意識が多様化しており，人生の各段階でいか

●発達加速現象

発達加速現象とは，一定の年齢で区切ってその身体的な発達を比較した場合に，世代が新しくなるほど身体的発達の速度が早くなり体格も向上する現象である．戦後，食文化の欧米化や栄養状態の改善，公衆衛生環境の向上などの変化があり，それに伴い青年の発達加速現象がみられてきたが，近年は安定的に推移しており，停滞し始めている．

●小児慢性特定疾病

小児慢性特定疾病の対象疾患群には，悪性新生物，慢性腎疾患，慢性呼吸器疾患，慢性心疾患などが指定され，都道府県，指定都市および中核市が実施主体となり，医療費の自己負担分を補助している．補助が受けられる時期は18歳未満(引き続き治療が必要であると認められる場合は20歳未満)である．

●肥満傾向児の出現率の推移

　肥満傾向児とは，性別・年齢別・身長別標準体重を求め，肥満度が20％以上の者を指す．平成15年度以降減少傾向にあったが，23年度以降はほぼ横ばいに推移している．地域別でみると，都市部よりも地方で肥満傾向児の出現率は相対的に高い傾向がみられる．肥満傾向の都道府県差は，食生活や歩行数・移動時の車利用状況などの生活習慣や，所得や学歴などの社会的要因と関連づけて考えられている．男子は女子に比べ，肥満傾向児の出現率が相対的に高い傾向がみられる．

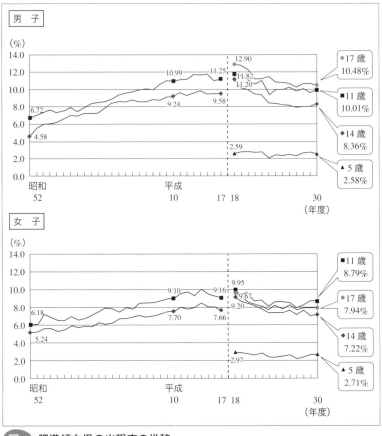

図1　肥満傾向児の出現率の推移

（注）1．平成18年度から肥満・痩身傾向児の算出方法を変更しているため，平成17年度までの数値と単純な比較はできない．
　　　2．5歳および17歳は，平成18年度から調査を実施している．

（文部科学省：学校保健統計調査―平成30年度．2018）

に質の高い生活を楽しみ，満足した生涯を送ることができるかが個人の大きな課題となっている．健康日本21では，現代人の健康観について「豊かさや満足は個人にとって様々であり，それぞれの価値観によって決まるものであるが，個人が自らの周辺にある資源を活用して，病気による早世や障害を防ぎ，豊かで満足できる生活を追求する時代となった」と述べている．

　超高齢社会を迎える日本においては，たとえ疾病や障害をもっていても，社会的生産性をもつ国民の多い「健康長寿」国家を目指す政策が検討されるようになった．健康の概念が客観的な医学的指標だけでなく，個々の生きがいや価値観を含めて判断されるようになってきたといえる．

　世界保健機関（WHO）では，健康の定義を「健康とは，病気でないとか，弱っていないということではなく，肉体的にも，精神的にも，そして社会的にも，すべてが満たされた状態にあることをいいます」としている．近年の健康観でいい換えれば，疾病をもたないだけでなく，個々が生き生きと生活しており，その能力を十分に発揮できる状態ともいえる．健康と疾病の間には流動的な半健康状態があり，多くの人は半健康

人に該当する．ほとんどの人は，疾病が進行しないように何らかの努力をし，医療者は広い範囲で保健指導をする必要がある．

厚生労働省は，国民の健康・栄養状態の改善を図るとともに，人々が良好な食生活を実現するための個人の行動変容，および食育などにより個人の行動変容を支援するための環境整備に取り組んでいる．また，内臓脂肪型肥満者の増加から，2008(平成 20)年からは 40 歳以上の被保険者・被扶養者に対して，メタボリックシンドロームに着目した生活習慣病予防のための特定健診・特定保健指導を開始している．メタボリックシンドロームとは，肥満に加えて生活習慣病のリスクをいくつも併せもつ病態であり，子ども期においても問題となっている(図 1)．

2) 家族の変化と食生活 ●●●●

核家族化と家事労働の外部化が進み，子ども期に家事を任される機会も少なくなり，家族の生活時間が個別化してきている．

偏食とは「えりごのみして食べること．食物に好き嫌いのあること」と広辞苑(岩波書店)にある．発達の面からみると，味覚，口腔機能(歯，咀嚼)，自我の発達が偏食と関係する．

食物嗜好は，子ども期からの養育者や食環境に影響を受ける．離乳期からのいろいろな食物の摂取で味覚が発達し，食物嗜好が形成されていく．味覚の形成には，触覚，視覚，嗅覚，聴覚も関係するので，家族が一緒にいろいろな食品を食べ，それを触り，見て，嗅ぎ，食べるときの音を聴くことも偏食の予防につながる．

孤食とは「家族がそろって食事せず，各自ばらばらな時間に食べること」と広辞苑にある．幼児期の孤食は少ないが，学童期以降は増加し，偏食，朝食欠食や起床・就寝時間が遅いなどの好ましくない食習慣・生活習慣との関連がみられる．そしてその結果，肥満や生活習慣病，あるいはこころの発達の問題などを生じることがある．子ども期から，家族と話しながら食事をする機会が少ないことは，コミュニケーション能力形成のためのトレーニングをする機会が少ないともいえる．心身の発育・発達のためには，食事時間を通しての家族の情緒的交流が重要である．

3) 生体リズムと食生活 ●●●●

両親の共働き，テレビやインターネット，携帯電話やスマートフォンの利用，学習塾や習いごとなどにより，子ども期の生活が夜型になっている．幼児期における就寝時間が午後 10 時以降の子どもの割合は，最近 20 年間で倍増している．

成長ホルモンの分泌は午後 10 時ごろから活発になるが，就寝時間の遅延は成長ホルモンの分泌を低下させ，睡眠時間の減少は起床後の心身機能の活性化を妨げる．また夜間の受光量増大が，睡眠の促進作用をもつホルモンであるメラトニン分泌量の減少に関連し，成長過程に影響すると考えられている．さらに，睡眠時間が減少すると食欲抑制物質である

●こしょく

「こしょく」はいろいろな漢字で表現され，問題提起されている．食卓は食事をする場であるとともに，家族のコミュニケーションの場でもあり，食に関するマナーやしつけなどの教育の場でもある．食の形態と社会生活について一度考えてみよう．

①個食：家族それぞれが別々のものを食べること．
②孤食：子どもが 1 人で食べること．
③子食：子どもたちだけで食べること．
④固食：同じものばかりを食べること．固定食．
⑤粉食：パンや麺などの粉から作られるものばかりを食べること．食の欧米化．
⑥濃食：外食やお惣菜などに多い，濃い味つけのものばかりを食べること．
⑦小食：食事の量が全体的に少ないこと．ダイエット．

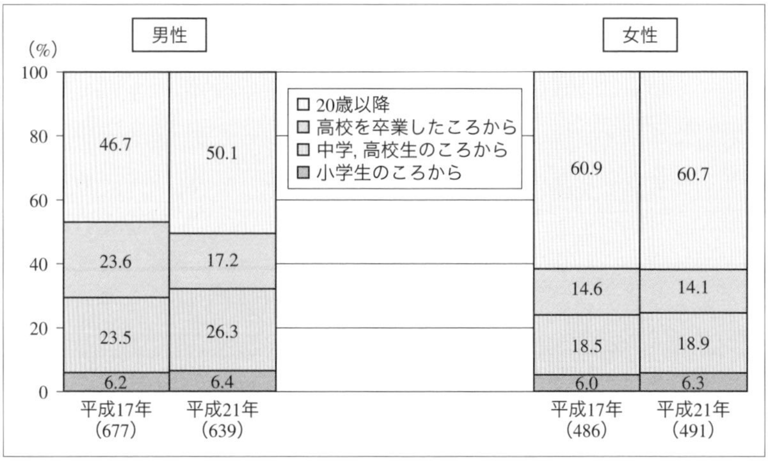

図2 朝食欠食が始まった時期（20歳以上）（平成17年と平成21年との比較）

（厚生労働省：平成21年国民健康・栄養調査結果の概要. 2009）

レプチン分泌量が減少し、食欲増進物質であるグレリン分泌量が増加して肥満になりやすくなるほか、睡眠障害により、糖尿病や動脈硬化などを予防する生理活性物質であるアディポネクチン分泌量が低下することがわかっている。

　就寝時間が遅くなるにつれ夜食の回数が増加し、それが朝食の食欲不振や欠食につながっている。習慣的に朝食を摂らない成人のうち、その習慣が小学校または中学校、高校のころから始まった人は男性で32.7%、女性で25.2%を占め、若年から欠食習慣があったことがわかる（図2）。朝食の欠食は脳の低血糖を招き、集中力や注意力の欠如、イライラ感を高める。また、体温リズムが乱れたり、腸のぜん動運動が悪くなることも報告されている。

（南里清一郎、當仲　香）

● **体温リズム**

　ヒトの体温は常に変動している。身体活動が高い日中に高く、睡眠をとる夜に低くなる。早朝4時前後に最低となった体温は徐々に上昇し始めるが、朝食を食べない子どもは食べる子どもに比較して低体温であり、疲労感や知的作業能力などへの影響が報告されている。

● **演習問題**

　昭和52年ごろと比較し、平成12年ごろまでに肥満傾向児が増加した（図1）。なぜ肥満傾向児が増加したのか、その時代の社会文化的な側面も含め、話し合ってみよう。

2 子どもの食生活の現状と課題

　近年，わが国では食料自給率はわずかながら上昇しているものの，その多くは輸入食料に依存しながら，飽食の時代を迎えている．すなわち，それぞれの家庭や個人が自由に食物や食事の選択ができ，それぞれの生活リズムに合わせて食事をとる，いわば「食生活天国」の時代を迎えているように思われる．しかし，このような自由気ままな「食」の選択が，肥満，脂質異常症，糖尿病といった生活習慣病予備軍の子どもを増やし，また昨今では，子どものこころの乱れや異常な行動が子どもの食環境を通して論じられることも少なくない．子どものこころの発達やバランスのとれた人格は，適切な食事の供与，食環境を通して形成されると思われる．これまでに行われた種々の調査から，子どもの栄養・食生活の現状をみてみよう．

A　国民健康・栄養調査からとらえた子どもの栄養・食生活の実態

　厚生労働省が行っている「国民健康・栄養調査」により，年齢・性別ごとの健康状態，食生活状況，栄養素等摂取状況を全国的なレベルで把握できる．その結果の一部を表1，2および図1，2に示す．ただし本調査の年齢区分は，「日本人の食事摂取基準」(第2章-2-E策定された食事摂取基準を参照)の区分と合致していないために厳密に比較することは不可能であるが，発育期に注目したい栄養素等の摂取状況についての概要を把握することができる．

　いずれの年齢層においても，たんぱく質の摂取量は食事摂取基準を上回っている．脂肪エネルギー比率をみると1〜6歳男子・女子ともに29%前後，7〜14歳男女，15〜19歳男子では約30%であり，総脂質の食事摂取基準の上限値に迫る状況である．特に15〜19歳女子では31.3%と高率である．20歳以降の状況をみると(図1)，食事摂取基準を上回った者は男性35.0%，女性44.4%，年代別にみると男性では20〜29歳に多く(44.8%)，女性では30〜49歳代の半数以上がその値を上回っていた．その値は20歳代男性の値を凌駕している．さらに動物性脂肪の摂取にも留意する必要があろう．このような傾向は，少なからず子どもの食事にも影響を及ぼす可能性があると思われる．

　食塩の摂取量はいずれの年齢群においても食事摂取基準を超過している．高血圧予防の視点から，小児期から学童期・思春期を通してうす味

●国民健康・栄養調査
　健康増進法に基づき，国民の身体の状況，栄養素等摂取量および生活習慣の状況を明らかにし，国民の健康増進の総合的な推進を図るための基礎資料を得るために，毎年11月に行われる．
　身体状況調査：調査対象を会場に集め，医師・管理栄養士・保健師などが調査項目の計測・問診を行う．
　栄養摂取状況調査：調査員である管理栄養士などが調査票の説明を行い，11月の特定の1日に世帯ごとに調査対象者が摂取した食品を秤量して記録する．調査員が回収および確認を行う．
　生活習慣調査：留め置き法による自記式質問紙調査を行う．

表1 年齢別栄養素等摂取量（男女別）

年齢	1〜6歳		7〜14歳		15〜19歳		20〜29歳	
性別	男	女	男	女	男	女	男	女
調査人数（総数）	105	130	250	204	130	119	183	182
エネルギー(kcal)	1,304	1,201	2,047	1,820	2,515	1,896	2,199	1,600
たんぱく質(g)	47.2	42.5	74.3	68.1	88.7	71.8	80.1	61.1
うち動物性(g)	28.0	24.4	43.9	40.5	54.3	44.1	47.9	35.4
脂質(g)	43.2	38.5	67.4	62.1	84.4	67.7	72.9	55.5
うち動物性(g)	25.1	21.0	38.1	35.1	48.9	36.5	39.5	29.2
コレステロール(mg)	206	174	324	304	474	381	399	295
炭水化物(g)	177.5	167.5	277.2	240.2	335.2	241.4	286.1	202.1
食物繊維(g)	11.5	10.6	18.1	16.6	20.0	17.0	17.5	14.6
うち水溶性(g)	2.3	2.1	3.5	3.2	3.4	3.1	3.0	2.8
うち不溶性(g)	7.1	6.4	10.8	10.1	11.2	10.2	10.1	8.8
ビタミンA(μgRE)	356	345	532	491	529	446	451	447
ビタミンD(μg)	4.1	3.4	5.6	5.8	5.9	5.3	5.9	4.6
ビタミンE(mg)	4.2	3.8	6.0	5.9	7.3	6.6	6.9	5.4
ビタミンK(μg)	132	128	196	204	237	215	198	207
ビタミンB$_1$(mg)	0.68	0.62	1.06	0.94	1.17	0.98	1.07	0.77
ビタミンB$_2$(mg)	0.85	0.76	1.30	1.18	1.32	1.11	1.20	0.97
ナイアシン当量(mgNE)	18.6	16.9	29.8	27.4	36.8	30.1	33.6	25.6
ビタミンB$_6$(mg)	0.77	0.69	1.12	1.03	1.31	1.09	1.12	0.91
ビタミンB$_{12}$(μg)	4.4	2.7	5.9	5.8	4.9	4.4	6.5	4.3
葉酸(μg)	159	148	237	230	260	245	237	226
パントテン酸(mg)	4.26	3.83	6.40	5.83	6.85	5.60	5.92	4.65
ビタミンC(mg)	56	49	69	66	75	81	62	62
食塩相当量(g/1,000 kcal)	4.1	4.2	4.4	4.6	4.2	4.7	4.9	5.3
カリウム(mg)	1,588	1,435	2,307	2,133	2,280	2,060	2,080	1,743
カルシウム(mg)	446	391	676	594	504	454	462	408
マグネシウム(mg)	158	143	236	214	239	213	227	192
リン(mg)	728	650	1,128	1,014	1,181	985	1,066	837
鉄(mg)	4.5	4.0	6.7	6.3	7.9	7.0	7.4	6.2
亜鉛(mg)	5.7	5.2	9.3	8.3	11.4	8.6	9.8	7.3
銅(mg)	0.71	0.66	1.11	1.00	1.29	1.05	1.14	0.90
脂肪エネルギー比率(%)	29.2	28.2	29.5	30.2	29.8	31.3	29.5	30.9
炭水化物エネルギー比率(%)	56.4	57.7	55.9	54.6	56.0	53.6	55.8	53.6
動物性たんぱく質比率(%)	57.2	56.0	58.1	58.7	59.1	59.2	58.0	56.9
穀類エネルギー比率(%)	38.8	39.0	41.3	39.6	45.8	40.4	45.6	40.6

RE：レチノール当量，α-トコフェロール量（α-トコフェロール以外のビタミンEは含んでいない），食塩相当量＝ナトリウム量(mg)×2.54/1,000で算出，30歳以上は略.
（厚生労働省：令和元年国民健康・栄養調査，2019より作成）

嗜好を習慣づけたい．カルシウム，鉄の摂取状況は毎年の調査結果と同様，食事摂取基準値を下回っている．女性では20〜40歳で骨密度がピークに達するといわれているが，骨粗しょう症の防止に向けて10歳代に十分なカルシウムの摂取を心がけたい．

食品群別摂取量（表2）をみると，これまでの調査結果と大きな差はみられない．しかし，炭水化物のエネルギー比率の減少，脂質のエネルギー比率の増加をきたさないために，今後，穀類の摂取，動物性たんぱ

表2 年齢階級別食品群別摂取量（男女別）

(1人1日当たり(g))

年齢	1〜6歳		7〜14歳		15〜19歳		20〜29歳	
性別	男	女	男	女	男	女	男	女
調査人数(人)	105	130	250	204	130	119	183	182
穀類	268.3	249.5	463.3	387.2	630.5	408.4	545.0	352.0
いも類	39.7	33.2	54.0	51.7	68.1	53.9	47.1	35.4
砂糖・甘味料類	4.0	4.0	6.0	5.3	6.2	6.0	6.2	5.4
豆類	31.4	30.7	45.3	42.2	40.8	40.9	45.6	48.1
種実類	1.9	1.2	1.7	1.8	1.0	1.7	1.2	1.3
野菜類	135.3	123.8	247.9	232.8	240.2	246.9	233.0	212.1
うち緑黄色野菜	46.8	44.2	72.1	70.3	66.9	73.2	62.1	58.8
果実類	106.4	82.5	75.0	72.5	59.6	73.6	41.2	52.7
きのこ類	9.9	7.0	12.6	17.0	10.2	17.8	14.2	14.2
藻類	4.4	6.9	4.9	7.0	8.5	6.9	7.5	6.6
魚介類	33.5	26.6	46.1	44.2	42.4	44.3	60.0	41.6
肉類	65.5	61.3	112.2	107.5	190.8	143.6	152.8	108.6
卵類	22.7	17.2	34.2	32.6	60.0	48.8	43.4	34.4
乳類	233.6	194.0	328.5	271.3	169.6	126.6	119.3	104.5
油脂類	6.6	6.3	9.1	9.0	17.1	13.3	14.2	10.5
菓子類	17.4	28.4	35.9	35.9	34.7	34.6	21.5	22.2
嗜好飲料類	237.8	233.9	342.7	282.3	504.6	374.2	541.0	505.8
調味料・香辛料類	37.1	28.6	54.5	51.4	63.9	53.9	69.5	57.5

30歳以上は略.

（厚生労働省：令和元年国民健康・栄養調査，2019より作成）

く質および脂質の摂取に注意し，とくに脂質についてはその質についても注意しなければならない．7〜14歳の乳類の摂取量が多いのは，学校給食によるところが大きい．

　一方，「平成27年度乳幼児栄養調査」（厚生労働省）から2〜6歳児の主要食物の摂取状況をみると（図2），毎日摂取することが望ましい野菜や果物，牛乳・乳製品については，毎日摂取しない子どもが野菜で約20％，果物で約60％，牛乳・乳製品で約24％おり，ほとんど摂取しない者もみられた．発育期の子どもにとって牛乳・乳製品はカルシウムのすぐれた給源であり，健康づくりに果たす野菜の役割とあわせてこれらの認識を深め，摂取率を高めたい．

　現在，国民の健康志向に応えるようにさまざまなサプリメントが市販されている．約10年前（平成21年）の国民健康・栄養調査結果によると，当時，幼少時においても1日7.8〜9.4gの補助栄養素・特定保健用食品が使われていた．

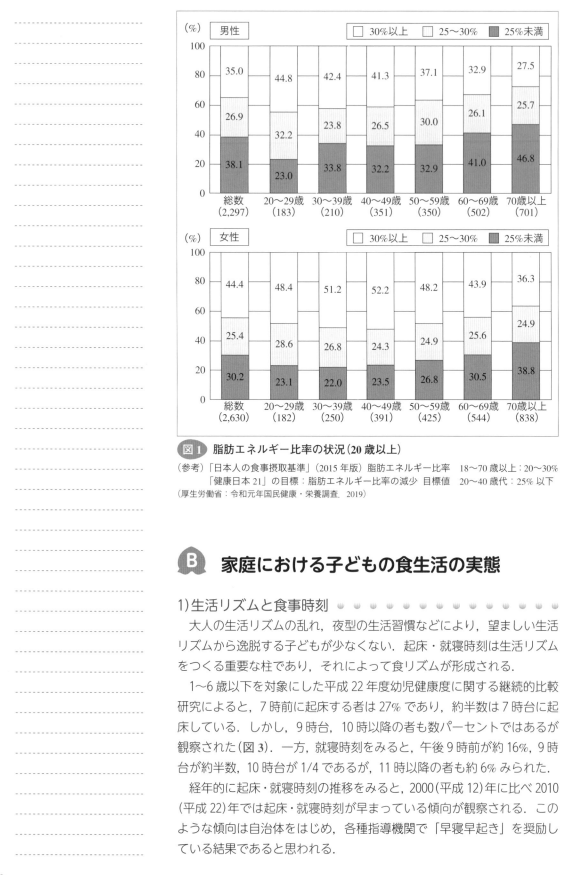

図1 脂肪エネルギー比率の状況（**20歳以上**）

(参考)「日本人の食事摂取基準」(2015年版) 脂肪エネルギー比率　18～70歳以上：20～30%
　　　　「健康日本21」の目標：脂肪エネルギー比率の減少　目標値　20～40歳代：25%以下
(厚生労働省：令和元年国民健康・栄養調査, 2019)

Ⓑ 家庭における子どもの食生活の実態

1)生活リズムと食事時刻 ●●●●●●●●●●●●●●●●

　大人の生活リズムの乱れ，夜型の生活習慣などにより，望ましい生活リズムから逸脱する子どもが少なくない．起床・就寝時刻は生活リズムをつくる重要な柱であり，それによって食リズムが形成される．

　1～6歳以下を対象にした平成22年度幼児健康度に関する継続的比較研究によると，7時前に起床する者は27%であり，約半数は7時台に起床している．しかし，9時台，10時以降の者も数パーセントではあるが観察された（図3）．一方，就寝時刻をみると，午後9時前が約16%，9時台が約半数，10時台が1/4であるが，11時以降の者も約6%みられた．

　経年的に起床・就寝時刻の推移をみると，2000(平成12)年に比べ2010(平成22)年では起床・就寝時刻が早まっている傾向が観察される．このような傾向は自治体をはじめ，各種指導機関で「早寝早起き」を奨励している結果であると思われる．

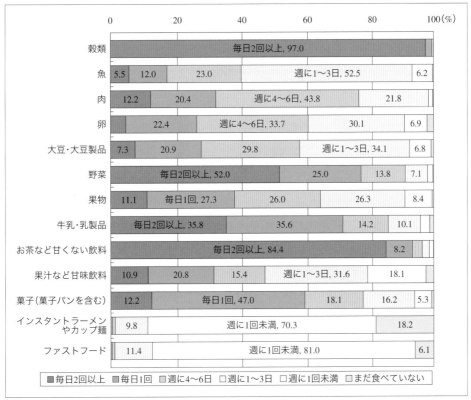

図2 子どもの主要食物の摂取頻度（2〜6歳児）

「不詳」を除く．注）図中の5%未満のデータについては，ラベル省略．
（厚生労働省：平成27年度乳幼児栄養調査．2015）

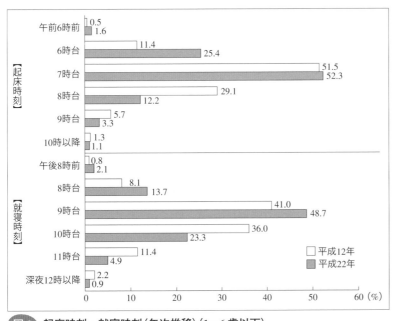

図3 起床時刻・就寝時刻（年次推移）（1〜6歳以下）

（日本小児保健協会：平成22年度幼児健康度に関する継続的比較研究．2011）

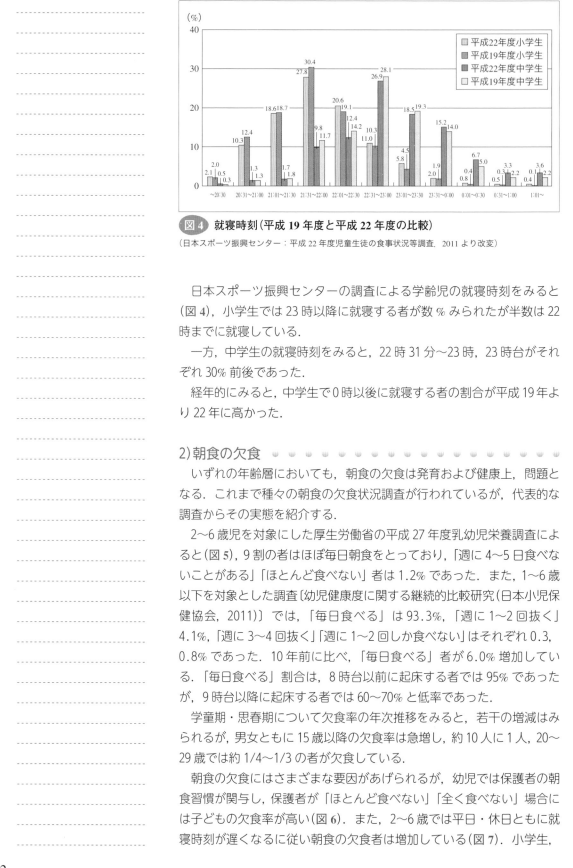

図4 就寝時刻（平成 19 年度と平成 22 年度の比較）

（日本スポーツ振興センター：平成 22 年度児童生徒の食事状況等調査，2011 より改変）

　日本スポーツ振興センターの調査による学齢児の就寝時刻をみると（図4），小学生では 23 時以降に就寝する者が数 % みられたが半数は 22 時までに就寝している．

　一方，中学生の就寝時刻をみると，22 時 31 分〜23 時，23 時台がそれぞれ 30% 前後であった．

　経年的にみると，中学生で 0 時以後に就寝する者の割合が平成 19 年より 22 年に高かった．

2) 朝食の欠食

　いずれの年齢層においても，朝食の欠食は発育および健康上，問題となる．これまで種々の朝食の欠食状況調査が行われているが，代表的な調査からその実態を紹介する．

　2〜6 歳児を対象にした厚生労働省の平成 27 年度乳幼児栄養調査によると（図5），9 割の者はほぼ毎日朝食をとっており，「週に 4〜5 日食べないことがある」「ほとんど食べない」者は 1.2% であった．また，1〜6 歳以下を対象とした調査〔幼児健康度に関する継続的比較研究（日本小児保健協会，2011）〕では，「毎日食べる」は 93.3%，「週に 1〜2 回抜く」4.1%，「週に 3〜4 回抜く」「週に 1〜2 回しか食べない」はそれぞれ 0.3，0.8% であった．10 年前に比べ，「毎日食べる」者が 6.0% 増加している．「毎日食べる」割合は，8 時台以前に起床する者では 95% であったが，9 時台以降に起床する者では 60〜70% と低率であった．

　学童期・思春期について欠食率の年次推移をみると，若干の増減はみられるが，男女ともに 15 歳以降の欠食率は急増し，約 10 人に 1 人，20〜29 歳では約 1/4〜1/3 の者が欠食している．

　朝食の欠食にはさまざまな要因があげられるが，幼児では保護者の朝食習慣が関与し，保護者が「ほとんど食べない」「全く食べない」場合には子どもの欠食率が高い（図6）．また，2〜6 歳では平日・休日ともに就寝時刻が遅くなるに従い朝食の欠食者は増加している（図7）．小学生，

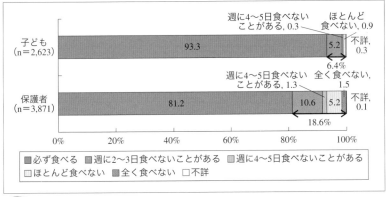

図5 朝食習慣（子ども・保護者）（回答者：子ども **2～6 歳児，0～6 歳児の保護者**）

（厚生労働省：平成 27 年度乳幼児栄養調査．2015）

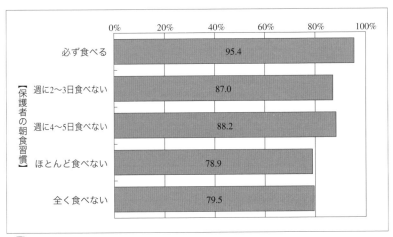

図6 保護者の朝食習慣別　朝食を必ず食べる子どもの割合（2～6 歳）

「不詳」を除く．

（厚生労働省：平成 27 年度乳幼児栄養調査．2015）

中学生においても同様に，就寝時刻が朝食欠食の要因になっている（図8）．

一方，15～19 歳では男女ともに朝食の欠食には夕食時刻が関与し，朝食喫食者に比べ，欠食者では夕食を午後 9～10 時台，午後 11 時以降に摂る割合が高い（図9）．

これまでの調査から，学齢児の朝食の欠食理由に「朝，食欲がない」「食べる時間がない」をあげる割合が多く，これには夕食時刻や就寝時刻，後述する「夜食の摂取」などが大きくかかわっていると思われる．

3）食事環境

子どもが食事を「1 人で食べる」または「子どもたちだけで食べる」いわゆる「孤食」が話題となってからかなりの年月が経過し，孤食は子どもの食欲や栄養バランスの点から，さらに昨今ではこころの育成の視点から論じられている．

🍴ひとり親世帯の子どもの貧困

子どもの貧困は子どもの教育，健康状態，食生活に大きな影響を及ぼすばかりでなく，子ども時代に貧困を経験した者は，成人後の就労や所得，食生活を含む生活水準にも大きな影響を及ぼすといわれている．

わが国でも食生活・食環境に貧困層と富裕層の格差が問題になっているが，子どもの生まれた環境により将来が左右されないよう，子どもの社会，食環境の改善を図り，保証されることが求められている．

（第 5 章 6 子どもの貧困を参照．）

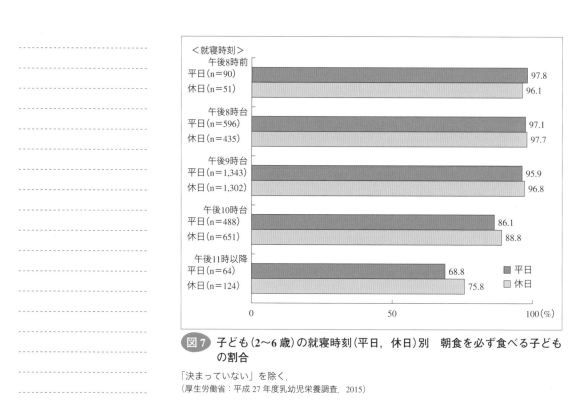

図7 子ども（2〜6歳）の就寝時刻（平日，休日）別 朝食を必ず食べる子どもの割合

「決まっていない」を除く．
（厚生労働省：平成27年度乳幼児栄養調査．2015）

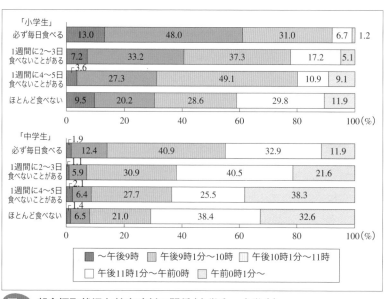

図8 朝食摂取状況と就寝時刻の関係（小学生，中学生）

（日本スポーツ振興センター：平成22年度児童生徒の食事状況等調査．2011 より改変）

　「孤食」が問題になり始めた平成5年の国民栄養調査（厚生省・当時）によると，未就学児で朝食を子どもたちだけで食べていた者は約4人に1人の割合で，その10年前に比べ増加していた．そして孤食をする者は食欲も劣っていた．

　朝食を「1人で食べる」児童生徒は，小学生男子16.8%，小学生女子13.8%，中学生男子34.0%，中学生女子33.5%で，小学生よりも中学生

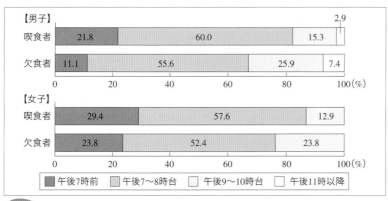

図9 朝食の喫食状況別・夕食時刻（15〜19歳）

（厚生労働省：平成19年国民健康・栄養調査，より作成）

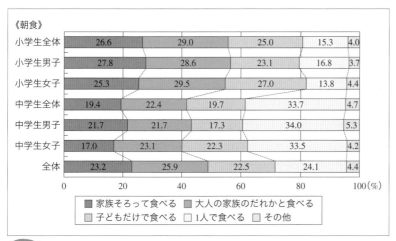

図10 朝食の共食状況

（日本スポーツ振興センター：平成22年度児童生徒の食事状況等調査，2011より改変）

のほうが高かった．「家族そろって食べる」「大人の家族のだれかと食べる」児童生徒は，小学生では50％を超えるが，中学生は50％に満たない．平成19年度調査と比較すると，小・中学生ともに，「家族そろって食べる」の割合は減少した（図10）．

　児童生徒の夕食時の食事環境をみると，60％近くは家族そろって食べ，約1/3は大人の家族のだれかと食べている．大人不在で食べる者は小学生に比べ中学生になるといくぶん多くなるが，朝食に比べるとその比率は低い（図11）．

4）間食（おやつ）

　間食の摂取頻度，与える時刻，与え方などは，夕食や朝食時の食欲のみならず，しつけ，栄養素等摂取量，齲歯（虫歯），肥満などの点から気にかかる．

　平成27年度乳幼児栄養調査から2〜6歳児の間食の与え方をみると，

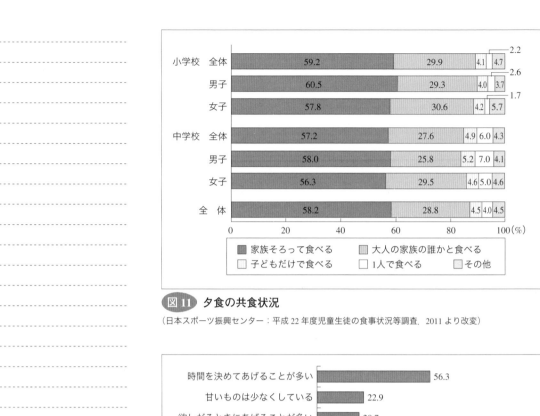

図 11 夕食の共食状況
（日本スポーツ振興センター：平成 22 年度児童生徒の食事状況等調査．2011 より改変）

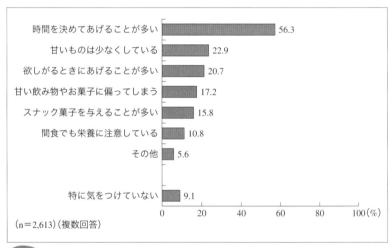

（n＝2,613）（複数回答）

図 12 子どもの間食（**3 食以外に食べるもの**）の与え方（回答者：**2〜6 歳児の保護者**）
（厚生労働省：平成 27 年度乳幼児栄養調査．2015 より作成）

「時間を決めて」56.3％，「甘いものは少なく」22.9％，「栄養に注意」10.8％，逆に「特に気をつけていない」「欲しがるときに」合わせて約30％，「甘いものに偏る」17.2％，「スナック菓子を与えることが多い」15.8％であった（**図 12**）．10 年前に比べると，「甘いものに偏る」「スナック菓子を与えることが多い」は増加していたが，「時間を決めて」「甘いものは少なく」するなど間食の与え方に注意を払っている保護者が多くなっている．

　また，平成 27 年度乳幼児栄養調査で 2〜6 歳児の甘味食品・飲料の飲食状況をみると，全体の約 60％の子どもは 1 日 1 回，2 回は約 30％であった．これらを 1 日 3 回以上飲食する習慣のある子どもは 4.6％，こ

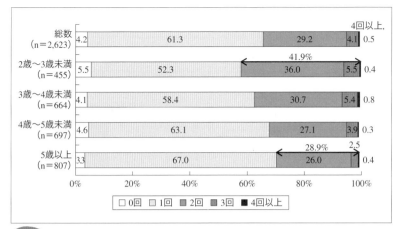

図13 子どもの間食（3食以外に食べるもの）として甘い飲み物やお菓子を1日にとる回数（回答者：2〜6歳児の保護者）

（参考）「健康日本21」の目標 間食として甘味食品・飲料を頻回飲食（1日3回以上の飲食）する習慣のある幼児の減少．目標値 15%以下．「不詳」を除く．

（厚生労働省：平成27年度乳幼児栄養調査，2015より作成）

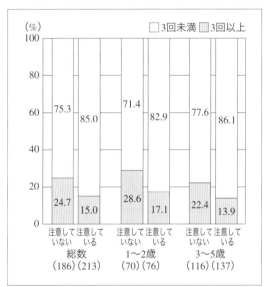

図14 保護者の間食の与え方別 間食として甘味食品・飲料を飲食する回数の割合（1〜5歳）

注）間食の与え方に注意している：「決められた時間に食べる」「遊びながら食べない」「夜歯を磨いた後には食べない」

（厚生労働省：平成21年国民健康・栄養調査報告．より作成）

の割合は4歳未満児にいくぶん高かった（図13）．さらに1日3回以上飲食する習慣のある子どもでは，保護者が注意している場合には15.0%であったが，注意していないと回答した子どもでは24.7%であり，当然のことながら子どものおやつの与え方に対する保護者の姿勢の差がみられた（図14）．

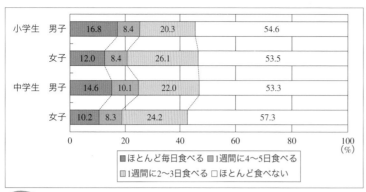

図 15 夜食を食べる頻度（平成 22 年度）

夜食＝夕食を食べてから寝るまでの間に食べるものとする.
（日本スポーツ振興センター：平成 22 年度児童生徒の食事状況等調査．2011 より改変）

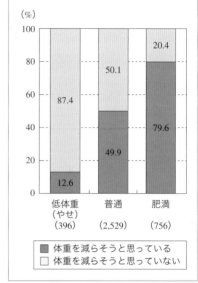

図 16 体型別体重を減らそうとする
者の割合（女性，20 歳以上）

（厚生労働省：平成 20 年国民健康・栄養調査報告．
2008 より改変）

5）夜食

　子どもの生活の夜型化，受験，保護者の遅い帰宅などによって，幼少時からの夜食の摂取も気にかかる．これまでの調査から朝食の欠食理由の第 1 位に「食欲がない」があげられており，この背景に夜食の摂取が関与している場合もあろう．

　日本スポーツ振興センターの「平成 22 年度児童生徒の食事状況等調査．2011」による，小学生と中学生の年齢別夜食を食べる頻度を図 15 に示した．「ほとんど食べない」は小・中学生ともに 55％ 前後，一方「ほとんど毎日食べる」は小・中学生ともに男子に多くその割合は 15％ 前後であった．夜食の摂取には塾通いや受験が影響していると思われるが，夜食の摂取は健康上，問題となることはいうまでもない．

6）若い女性のダイエット

　「平成 20 年国民健康・栄養調査報告」によると，当然のことながら「肥満」の女性の約 80％ は体重減量を考えているが「普通」に属する女性の約半数，「やせ」の女性でも約 13％ はさらに体重を減らそうとしている（図 16）．

　「令和元年国民健康・栄養調査報告」によると 20 歳代の女性はほかの年齢層に比べ，低体重の者の割合が 10％ 前後高い．これは思春期の体型に関する意識，スリム志向がその後，20 歳代，30 歳代になっても影響し続けているものと推測される．

C 子どもの健全育成と食生活支援

大人・子どもの心身の健康・食生活面でいろいろな問題が指摘されており，それらの改善に向けてさまざまな国の施策や指針が提示され，支援が行われている．

1) 国の施策

ⓐ 健康づくりのための「食生活指針」

「食生活指針」は1945（昭和20）年に戦後の食糧難を乗り越えることを目的に策定されたものに端を発し，その後，国民の健康・栄養・食生活の改善・向上にむけて数次改定されている．1990（平成2）年には生活習慣病（当時は成人病）の予防に向けて，生涯を通じて適正な食生活習慣の確立を目指してすべての年代（成長期：乳児期・幼児期・学童期・青年期，母性を含めた女性，高齢者）を通した「食生活指針」（対象特性別）が策定された．

さらに2000（平成12）年に提示された「食生活指針」は，当時の厚生省，文部省，農林水産省の3省合同で策定された．2016（平成28）年に一部改定され，以下の内容が網羅されている．

> ①食事を楽しみましょう
> ②1日の食事のリズムから健やかな生活リズムを
> ③主食，主菜，副菜を基本に，食事のバランスを
> ④ごはんなどの穀類をしっかりと
> ⑤野菜，果物，牛乳・乳製品，豆類，魚なども組み合わせて
> ⑥食塩は控えめに，脂肪は質と量を考えて
> ⑦適度な運動とバランスのよい食事で，適正体重の維持を
> ⑧日本の食文化や地域の産物を活かし，郷土の味の継承を
> ⑨食料資源を大切に，無駄や廃棄の少ない食生活を
> ⑩自分の食生活を見直してみましょう

この指針では，生活の質（QOL），健康，栄養，自給率，食品のロス，食文化の継承などについて提示された．

ⓑ「健康日本21」：2000（平成12）年～

QOLを考慮した健康寿命の延伸を目的に，栄養・食生活・運動・身体運動，がん，糖尿病などの多分野にわたり目標値が示され，国，地方自治体，保健医療職種，ボランティアなどが協力して行う国民運動として展開された．2008（平成20）年に改定された「21世紀における国民健康づくり運動（健康日本21）」は，これまでの目的を達成するために，総合的かつ効果的な推進目標を掲げ，2012（平成24）年までの運動期間を設定している．現在第2次として2013（平成25）年から運動が継続している

（第1章-1-Ⓑ変わる健康観・健康意識および健康状態を参照）.

ⓒ「食育基本法」の制定：2005（平成17）年「第5章 食育の基本と内容」を参照

　従来から子どもの健全育成のために，望ましい食生活習慣の形成に向けたさまざまな角度から食育が行われてきた．しかし，それらの効果は必ずしも満足なものとはいえず，今日もなお食生活習慣にさまざまな問題を残し，子どもの心身の健康に対する影響が懸念されている．

　それらの問題に対応するために，厚生労働省では「食を通じた健全育成（―いわゆる"食育"の視点から―）のあり方検討会」を立ち上げ，2005（平成17）年に「食育基本法」を制定した．これは国の責務として「生涯にわたり健全な食生活の実現に努め，食育の推進に寄与する」と規定し，食育の推進に関する施策を総合的・計画的に策定し，実施することを示している．これによって，自治体，学校，保育所，幼稚園，家庭，地域，生産者を中心に，国民運動として「食育」に取り組み，「食」を通じた子どもの心身ともに健やかな発育・発達を推進するためにこの法律が制定された（詳細は資料Ⓑ食育の推進についてを参照）．

ⓓ「食事バランスガイド」：2005（平成17）年

　厚生労働省および農林水産省は，「食生活指針」を具体的な行動に結びつけるものとして「食事バランスガイド」（図17）を公表した．これはコマの形で示されており，食事のバランスが悪くなると倒れてしまい，また回転（人が運動）することで安定する，ということを表現している．特徴としては，①1日に「何を」「どれだけ」食べたらよいかという望ましい食事のとり方やおおよその量がわかりやすく示されており，②1日に十分な摂取が望まれる「主食」「副菜」「主菜」の順に並べ，下に「牛乳・乳製品」「果物」を同程度として並列し，面積の広い部分の料理をたくさんとるようにという意図を強調している．コマの芯は食事に欠かせない「水・お茶」の存在を表している．

　この基本形は成人を対象とし，約2,200 kcalを1日分として「日常的な表現で1日に必要な量」を示している．各地域や集団特性，身体活動レベル，食事情などに鑑みた，さらなる指導対象別ガイドの策定が望まれる．

ⓔ「健やか親子21」

　これは少子化対策，少子高齢化社会における国民の健康づくり運動として，21世紀の母子保健の主要な取り組みを提示するビジョンとして位置づけられている．具体的には，従来の母子保健活動などの成果を踏まえ，次の4領域における課題が設定されている．

　　①思春期の保健対策の強化と健康教育の推進
　　②妊娠・出産に関する安全性と快適さの確保と不妊への支援

20

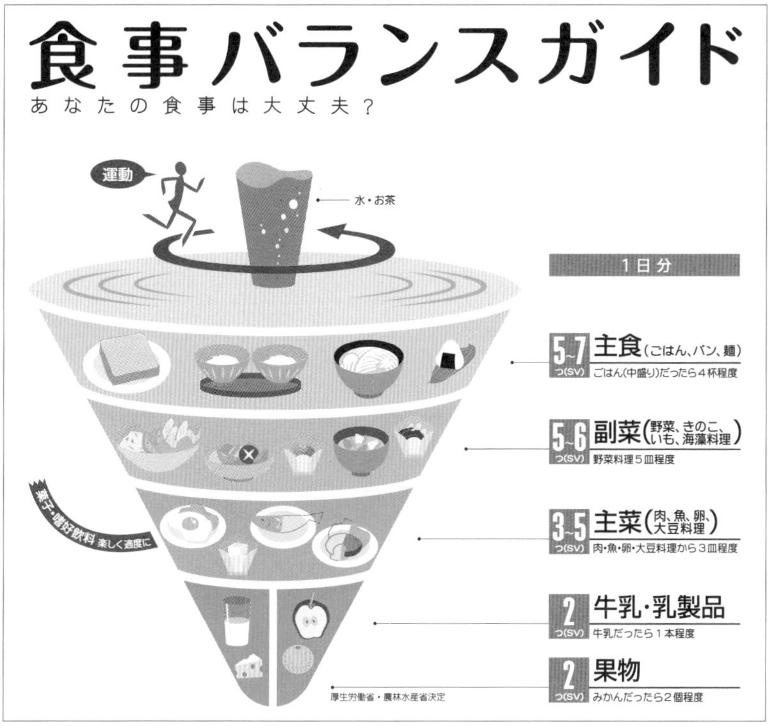

図 17 食事バランスガイド

（厚生労働省・農林水産省：食事バランスガイド．2005）

③小児保健医療水準を維持し，向上させるための環境整備
④子どものこころの安らかな発達と育児不安の軽減

「健やか親子 21」は少子高齢化社会において，国民が健康で元気に生活できる社会の実現を図るための健康づくり運動である「健康日本 21」の一翼を担う側面もあり，この運動の推進にあたり，その基本理念はヘルスプロモーションをよりどころに整理されたものである．

策定された当初，取り組み期間は 2001（平成 13）年から 2010（平成 22）年までの 10 年間であったが，2009（平成 21）年に計画期間の延長が通知され，2014（平成 26）年までとなった．

現在，2015（平成 27）年から 2024（令和 6）年までこの運動は第 2 次として引き続き実施されている．

2) 地域における食育支援

国レベルでの栄養素・食品の摂取状況および食生活に関する諸施策は，集団の特性や規模により問題の特性も異なるので，すべての集団にそのままあてはまるものではない．各集団に向けた食育支援を行うためには，その基底となっている国レベルでの栄養の現状と動向を踏まえたマクロな視野からの栄養・食生活問題を認識し，それぞれの地域の実情に即した施策を考えることが望まれる．

これまで子どもの健康・食生活に関するさまざまな問題の取り組み

🍎ヘルスプロモーション

1986（昭和 61）年，第 1 回健康づくり国際会議がオタワ（カナダ）で開催された．ここで採択された憲章により，ヘルスプロモーション（健康づくり）という健康に関する新たな考え方が提示された．

ヘルスプロモーションとは「人々が自らの健康とその決定要因をコントロールし，改善することができるようにするプロセス」と定義され，「生活の質（QOL）の向上」を最終的な目標とし，健康は「よりよい生活のための資源」として位置づけられている．健康をコントロールし改善していくためには，それぞれが果たすべき生活の改善や意識の向上が必要であり，またそれを支えるための幅広い分野の機能が必要となる．

21

は，各市町村の保健センター，子育て支援センター，児童福祉施設，保育所，幼稚園，学校，児童館，医療機関などそれぞれ単独で行われることが多かった．しかし，種々の問題への取り組みは，これらの地域の施設間および家庭との連携の下に問題を把握して情報を伝達し，理解を求めて解決策を提示することが必要となる．今後，それぞれの地域における子どもの食育支援は，国の施策およびヘルスプロモーションの理念を基に進行させることが必要であると考えられている．

（水野清子）

●演習問題

①身近な幼児，学童・生徒の生活・食生活について，以下の点から観察してみよう．
　　生活リズムと食事時刻／朝食の欠食／食事環境／主要食物の摂取状況／間食・夜食のとり方
②自身のダイエットの経験の有無，その手段，必要性，健康に及ぼした影響などをまとめてみよう．
③近隣の保健相談所や保育所において，どのような食育支援活動が行われているか調べてみよう．

第2章

栄養に関する基本的知識

ヒトのからだと食物・食物のゆくえ

A 栄養と栄養素

　われわれは，いろいろな栄養成分を含む種々の食品や数種類の食品により構成された食物を摂取して，生命や健康を維持している．それぞれの食品や食物は，体内に入るとそれらの形をまったく失ってからだの一部に同化し，いろいろな場所でさまざまな形でそれらの力を発揮する．その後，使い果たされたものは体外に排出され，また新しい食品や食物を受け入れる．

　これらの食品や食物に含まれているもののうち，体内で有効な働きをするものを「栄養素」といい，われわれが体外から栄養素をとり入れて体内で消化・吸収・利用して成長・発達し，生命現象を維持して健全な生活活動を営む生活現象を「栄養」という．

　種々の食品に含まれている栄養素には，人間の活動源となるエネルギー（熱量素）やからだの組織の成長やその補充をするもの（構成素）があり，糖質，脂質，たんぱく質がこれらの役割を果たす．これらを3大栄養素という．さらにからだの機能を円滑に維持・調整する無機質（ミネラル），ビタミン（調整素）と合わせて5大栄養素という．

B 糖質

　糖質は炭素（C），酸素（O），水素（H）の3元素からなり，われわれは日常，糖質（炭水化物から繊維を除いたもの）をご飯やパンなどに含まれるでん粉，果物に含まれるぶどう糖や果糖，母乳や牛乳中に存在する乳糖，調味料としての砂糖などの形で摂取している．

1）糖質を含む食品
　糖質を多く含む食品としては，米，小麦，大麦，燕麦，およびこれらの製品，雑穀類（とうもろこし，そば，ひえ，きびなど），いも類，果物，砂糖などがある．

ⓐ米
　主食として重要な位置を占めている．精白米は75％前後の糖質を含み，このうち約73％がでん粉で，ほかにデキストリンや繊維を少量含む．

♠食品中の炭水化物含量

食品名	炭水化物の概量(%)
しょ糖（上白）	99
精白米	77
めし（精白米）	37
小麦粉（薄力）	76
食パン	47
うどん（茹）	22
とうもろこし（生）	17
和菓子（あん）	45〜73
洋菓子（小麦粉系）	22〜60
あずき・いんげん	58〜59
だいず	30
いも類	13〜32
果物類（生）	5〜23

たんぱく質は約 9% 程度である．米の製品には，もちや白玉粉がある．

ⓑ小麦

糖質を約 70% 含み，この大部分はでん粉であるが，少量のデキストリン，麦芽糖，しょ糖なども含まれている．たんぱく質は米よりも多く含まれているが(10〜13%)，一部の必須アミノ酸(第 2 章-1-ⓓたんぱく質を参照)が少ないので，米よりも質は劣る．製品としてはパン，うどん，そうめん，中華そば，マカロニ，スパゲッティなどがある．

ⓒそば粉

糖質を 73% 前後，たんぱく質を約 11% 含む．製品としてそばめん，そばがきとして食するほか，菓子やパンの材料としても使われる．

ⓓいも類

じゃがいもやさつまいもの主成分はでん粉で，それぞれ約 15%，約 28% 含み，両者ともにビタミン B 群，およびビタミン C も多い．さつまいもはじゃがいもに比べ食物繊維が多い．

ⓔ砂糖

さとうきび，さとう大根に含まれているしょ糖を抽出して精製したもので，精製の度合いにより黒砂糖，車糖，ざらめ糖などがある．車糖のうち，広く調味料として使用される上白糖はしょ糖を約 98% 含む．

2)糖質の構成

ⓐ単糖類

糖質の最小の構成単位で，消化酵素によってもこれ以上小さく分解されない．単糖類には分子内の炭素原子の数により三，四，五，六，七単糖があるが，これらのうち生理的に重要なものは，炭素原子を 6 つもつ次の六単糖である．

①ぶどう糖(グルコース)

ぶどうから発見されたのでこの名がつけられた．果物，甘味のある野菜やいも，はちみつなどに含まれている．ぶどう糖は少糖類や多糖類の構成成分としてもっとも大切なものである．ぶどう糖は主要なエネルギー源となるため，血液中にも含まれており，ホルモンなどの働きにより血液中のぶどう糖量はほぼ一定に保たれている．

②果糖(フルクトース)

ぶどう糖と同様に，果実，野菜，はちみつなどに含まれ，糖類のなかでもっとも甘味が強い(しょ糖の約 1.7 倍)．果糖は体内で吸収された後，肝臓でぶどう糖に変換されてエネルギー源となる．

③ガラクトース

天然に遊離の形で存在することはほとんどない．食品中では唯一，乳汁中にぶどう糖と結合して存在する．また，脳や神経組織には脂質と結

25

合した形で存在し，海藻類(紅藻)ではガラクタン(寒天)の形で含まれている．ガラクトースも果糖と同様に，体内で吸収された後，肝臓でぶどう糖に変換されてエネルギー源となる．

ⓑ少糖類(オリゴ糖)

単糖類が2〜10分子結合したもので，結合している単糖類の数によって二糖類，三糖類，四糖類などがある．栄養学的に大切なのは次にあげる3つの二糖類である．

①しょ糖(スクロース)

ぶどう糖1分子と果糖1分子が結合したもの．動物の体内には存在しないが，果実，野菜類など広く植物界に存在する．とくにさとうきびの茎，てんさいの根に多く含まれており，甘味料として多く使われている砂糖はこれらから精製されている．

②乳糖(ラクトース)

ぶどう糖1分子とガラクトース1分子が結合したもの．ほ乳類の乳腺でつくられ，乳汁中に存在する(母乳には7.2%，牛乳には4.8%)．甘味度はしょ糖の約1/10〜1/4程度である．乳糖にはα型とβ型とがあり，後者は溶解性や甘味度が高く調製粉乳などに用いられている．また，乳児の腸内で乳酸菌の繁殖を促す働きがある．

③麦芽糖(マルトース)

ぶどう糖2分子が結合したもの．でん粉が消化される過程で生成される．でん粉に大麦の麦芽アミラーゼを作用させると生じるのでこの名がつけられた．

ⓒ多糖類

単糖類が多数結合した高分子化合物をいう．

①でん粉

ぶどう糖が多数結合したもので，ぶどう糖の結合の仕方によってアミロース(結合の仕方が鎖状)とアミロペクチン(結合の仕方が分枝状)とがある．食品中のでん粉はこれらが混ざり合っているものが多い．

アミロースとアミロペクチンの配列状態により，αでん粉とβでん粉に分けられる．生のでん粉をβでん粉といい，これに水を加えて加熱すると，糊化して食べやすく消化しやすいαでん粉に変わる．しかし，これをそのまま放置しておくと徐々にβ化し，でん粉の老化現象が起きる．しかし，製法によりでん粉をα化したまま保存することができる製品がある．この代表的なものがインスタントラーメンである．

②デキストリン

でん粉を酸や酵素で分解すると，次第に分子が小さくなってデキストリンとなる．これはでん粉から麦芽糖になるまでの中間分解物質であり，麦芽糖より大きいが，最終的には麦芽糖とぶどう糖になる．

③グリコーゲン

われわれが摂取した糖質が体内で消化され単糖類になって吸収される

と，それらは血液に入って肝臓や筋肉の細胞に運ばれ，そこでグリコーゲンとなって貯蔵される.

3) 糖質の働き

ⓐエネルギー源

糖質は体内でエネルギー源(4 kcal/g)として利用される. 消化・吸収された単糖類の大部分は肝臓内にグリコーゲンとして蓄えられるが，一部のぶどう糖はただちに血液中に入り，各組織に運ばれてエネルギー源となる.

ⓑ体構成成分

単糖類のなかのリボースは，微量であるが細胞の核酸や補酵素(助酵素)の成分として必要であり，ガラクトースは脳の構成成分として重要である.

ⓒ血糖の調節作用

血糖値(血液中のぶどう糖濃度)はホルモンにより約0.1%に調節されている. 血糖値は肝臓と組織に蓄えられているぶどう糖により調節される.

4) 糖質の消化と吸収

口腔内では食物は咀嚼されて唾液と混じり合う. でん粉は唾液中の唾液アミラーゼにより作用を受け，加水分解されてオリゴ糖に変化するはずであるが，口腔内での食物の停滞時間が短いため，実際にはでん粉の一部が可溶性のでん粉またはデキストリンに分解される程度である. 胃液中には糖質を分解する酵素は含まれていないので，食塊は十二指腸に送られる. ここでは膵臓から分泌される膵液アミラーゼによって消化され，デキストリンを経て順次小さな分子の物質へと分解され，最終的に二糖類の麦芽糖になる.

分解された麦芽糖や食物から摂取したしょ糖や乳糖は，小腸粘膜にある微絨毛に移行し，ここで消化の最終段階である膜消化が行われる. 麦芽糖，しょ糖，乳糖は小腸粘膜上皮細胞に存在するマルターゼ，スクラーゼ，ラクターゼの膜酵素によって，それぞれ2分子のぶどう糖，ぶどう糖と果糖，ぶどう糖とガラクトースの単糖類に分解されると同時に，上皮細胞の毛細血管に入り，門脈を通って肝臓に達する.

5) 糖質の摂取過剰と不足

糖質のとり過ぎは皮下脂肪の蓄積を招き，肥満を促す. また，砂糖の摂取過剰は齲歯(虫歯)の発生を促進し，食欲不振を引き起こす.

さらに，糖質の摂取量が多くなるほどビタミン B_1 の消費量が増加し，ビタミン B_1 不足を招きやすい.

その一方で過度な不足は生命維持を困難にする.

◆膜消化

栄養素の吸収に携わる腸吸収上皮細胞は，同時に消化の最終段階をも営んでいる. これを管腔内消化と区別して膜消化という. すなわち消化の最終段階と吸収の初発段階は不可分の関係にあり，吸収上皮細胞の膜構造と密接に関係している.
⇨p. 67 も参照

脂質

脂質は動物の体内の皮下組織，腹腔内や筋肉細胞の間などに存在している．糖質と同様に炭素，酸素，水素からなり，エーテルなどの有機溶媒には溶けるが水には溶けない．

1）脂質を含む食品

食用油脂類のうち，常温（18℃）で液体のものを油，固体のものを脂という．脂質は次に示すほか，獣鳥肉類，魚介類，乳類，卵類，豆類，種実類にも含まれる．

ⓐ植物油

だいず油，なたね油，ごま油，とうもろこし油，オリーブ油などがある．エネルギーはいずれも 100 g 当たり約 920 kcal で，純粋な脂質である．一般にサラダ油とよばれているものは，植物油から低温にしたときに固まるロウ状のものを除き，さらに高温にして揮発する成分を取り除くなどして精製した純度の高いものである．

ⓑ植物脂

ココナッツオイル，カカオ油があり，前者はマーガリンやショートニングの原料として，後者はチョコレートなど製菓用としての用途が多い．

ⓒ動物脂

バターは牛乳の脂質を分離したものであり，ラードは豚脂，ヘットは牛脂からつくられる．

ⓓマーガリン，ショートニング

硬化油（動・植物油脂に一部または全部に水素を添加してできたもの）を主体とし，マーガリンはこれに乳成分，香料，食塩，ビタミン A，色素，酸化防止剤，乳化剤，リノール酸などを添加して製造される．ショートニングは無色，無味，無臭であるが，必要な場合には酸化防止剤，乳化剤などが添加されており，おもに菓子，パン，水産練製品などに用いられている．

2）脂質の構成

ⓐ単純脂質

グリセリンと脂肪酸のみで構成されている．脂肪酸には多くの種類があり，結合する脂肪酸の種類により性状や栄養価が異なる．グリセロールに 3 個の脂肪酸が結合したものを中性脂肪（トリグリセリド）とよび，われわれが摂取する大部分の脂質がこれにあたる．

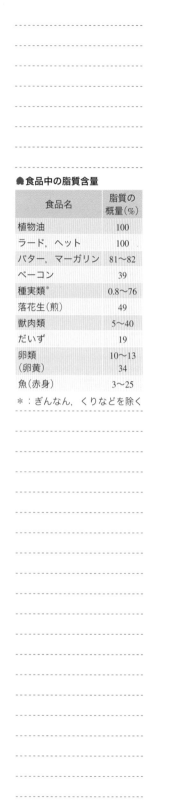

◉食品中の脂質含量

食品名	脂質の概量（%）
植物油	100
ラード，ヘット	100
バター，マーガリン	81〜82
ベーコン	39
種実類*	0.8〜76
落花生（煎）	49
獣肉類	5〜40
だいず	19
卵類 （卵黄）	10〜13 34
魚（赤身）	3〜25

＊：ぎんなん，くりなどを除く

ⓑ複合脂質

　おもなものはグリセリンと脂肪酸のほかにリン酸や糖（ガラクトースなど）を含んでおり，前者をリン脂質，後者を糖脂質という．リン脂質は生体内で合成され，動物の組織（脳，心臓，腎臓）に広く分布し，重要な生理作用を果たす．リン脂質の１つであるレシチンは卵黄やだいずに多く含まれている．糖脂質は脳や神経に含まれており，動植物界に広く存在している．

ⓒ誘導脂質

　単純脂質，複合脂質の加水分解産物でできており，ステロール類や脂溶性ビタミン（カロテンなど）を含んでいる．ステロールは広く生物界に存在し，動物では脳や神経に，植物では種子などに多い．動物組織に多いコレステロールは重要な生理作用を営み，しいたけなど植物組織に含まれるコレステロールの一種のエルゴステロールは，紫外線照射によりビタミン D_3 に変わる．

ⓓ脂肪酸

　炭素数が4〜22個のものがあり，その数によって長さの長いもの，短いものに分けられる．炭素数が4〜6個のものを短鎖脂肪酸，8〜10個のものを中鎖脂肪酸，12個以上のものを長鎖脂肪酸という．また，脂肪酸の分子内に二重結合のあるものとないものとがあり，それによって飽和脂肪酸と不飽和脂肪酸とに大別される（表1）．

①飽和脂肪酸

　脂肪酸中の炭素原子がすべて水素で飽和されており，二重結合をもたないもの．

②一価不飽和脂肪酸

　炭素原子が水素で飽和されておらず，炭素原子間に1個の二重結合をもつもの．

③多価不飽和脂肪酸

　炭素原子間に2か所以上二重結合のあるもの．このうち，二重結合の位置が末端の炭素から数えて3番目にあるものを $n-3$ 系脂肪酸（α−リノレン酸，エイコサペンタエン酸（EPA），ドコサヘキサエン酸（DHA）），6番目にあるものを $n-6$ 系脂肪酸（アラキドン酸，リノール酸）という．

　また，多価不飽和脂肪酸のうち，リノール酸，リノレン酸，アラキドン酸は体内でまったく合成されないか，合成されても十分ではないため，食物から摂取する必要がある．これらの脂肪酸を必須脂肪酸とよぶ．

3）脂質の働き

ⓐ効率的なエネルギー源

　糖質やたんぱく質に比べ，脂質は分子内の炭素と水素の含有率が高く，酸素の割合が低いので，体内で酸化される割合が多い．したがって単位重量当たりの発生エネルギーが糖質やたんぱく質より多く，効率的なエ

表1 脂肪酸の種類

分類		分子中の炭素数 （二重結合数）	脂肪酸の種類	分布
短鎖脂肪酸	飽和脂肪酸	4	酪酸	バター
		6	カプロン酸	バター，やし油
中鎖脂肪酸	飽和脂肪酸	8	カプリル酸	バター，やし油
		10	カプリン酸	バター，やし油
長鎖脂肪酸	飽和脂肪酸	12	ラウリン酸	やし油，鯨油
		14	ミリスチン酸	やし油，落花生油
		16	パルミチン酸	豚脂，牛脂
		18	ステアリン酸	豚脂，牛脂
	一価不飽和脂肪酸	18(1)	オレイン酸	植物油，魚油
		22(1)	ドコセン酸	なたね油
	多価不飽和脂肪酸	18(2)	リノール酸	ごま油，だいず油
		18(3)	γ−リノレン酸	なたね油など
		20(4)	アラキドン酸	肝油，卵黄
		18(3)	α−リノレン酸	植物油
		20(5)	エイコサペンタエン酸	魚油
		22(6)	ドコサヘキサエン酸	魚油

ネルギー源（約9kcal/g）となる．

ⓑ必須脂肪酸の供給源

　生命保持に不可欠な必須脂肪酸の供給源である．また，魚油中に含まれるエイコサペンタエン酸，ドコサヘキサエン酸は，リノール酸と同等またはそれ以上に血清コレステロール低下作用や血小板凝集抑制作用のあることが明らかにされている．

ⓒ脂溶性ビタミンの供給源

　脂溶性ビタミンA，D，E，Kは食品の脂質部分に含まれている．したがって，脂質の摂取はこれらビタミンの供給源となる．

ⓓ貯蔵脂肪

　皮下，腹腔，筋肉などの組織に蓄えられた脂肪は，貯蔵エネルギーとして利用されるだけでなく，体温の放散を防ぎ，また外的な衝撃から内臓諸器官を保護する．

ⓔビタミンB₁の節約作用

　脂質がエネルギーとなる代謝系は糖質と異なり，ビタミンB_1の要求量が少ないので，脂質の摂取はビタミンB_1の節約になる．

ⓕ身体の構成成分

　脳，神経組織，肝臓などに含まれ，重要な生理作用を行う．

ⓖその他

　脂質の1種であるコレステロールは脳，神経などの膜成分として，また，胆汁酸，副腎皮質ホルモン，ビタミンD_3などの構成材料となる．

🔵血小板凝集
　血液の成分である血小板が，何らかの原因で血管内で固まった状態（血栓）の総称．血栓は脳梗塞や心筋梗塞の原因となる．

コレステロールの一種のエルゴステロールは紫外線によりビタミン D_3 に変化し，骨組織へのカルシウムの沈着を促進する．

4）脂質の消化と吸収

　われわれが摂取する食物中の脂質の大部分は，長鎖脂肪酸からなる中性脂肪である．唾液には脂肪分解酵素は含まれていないので，口腔内では中性脂肪の消化は行われず，また胃液には微量のリパーゼが含まれているものの，その作用は非常に弱い．しかし，摂取した食物は胃内の停滞時間が長いため，食塊中の脂肪は多少乳化される．この状態で十二指腸に送られると，胆嚢から分泌された胆汁と混和され消化の準備が整えられる．そして膵臓から分泌された膵液中の膵液リパーゼによってグリセリンと脂肪酸とに分かれる．その後，分解されてできたグリセリンと脂肪酸，モノグリセリド，コレステロール，胆汁が1つの塊となってミセルをつくり，小腸粘膜上皮の微絨毛へ移動する．働きが終わった胆汁は小腸管腔を移動し，小腸の下部で吸収され肝臓で再利用される．

　小腸粘膜上皮細胞に取り込まれたグリセリン，脂肪酸，モノグリセリドは再び中性脂肪となり，コレステロールやリン脂質と結合して血液に溶けるリポたんぱく質をつくる．この状態で上皮細胞の近くにあるリンパ管に取り込まれ，血液に入って全身に運ばれる．一方，炭素数の少ない一部の脂肪酸とグリセリンは，直接上皮細胞内の毛細血管に取り込まれ，門脈を経て肝臓に運ばれる．

5）脂質の摂取過剰と不足

　現在，わが国では脂質の摂取不足よりも摂取過剰が問題である．長期間にわたる脂質の摂取過剰は肥満や心臓病を招き，また乳がんや大腸がんの発生要因となるともいわれている．また，動物性脂質（魚油の脂質は除く）は飽和脂肪酸とコレステロールを多く含むので，過剰に摂取すると脂質異常症，動脈硬化を促進する．健康維持のためには動物性脂質（魚油は除く）が過剰にならないよう，植物性および魚油の脂質とのバランスを心がけることが必要である．

　また，最近の子どもの嗜好や食生活は洋風化傾向にあり，このような現象は生活習慣病の誘因となるので注意したい．

Ⓓ たんぱく質

　たんぱく質は炭素，酸素，水素のほかに必ず窒素（N）を含み，人間や動物の筋肉，血液，各種臓器，皮膚，毛，爪などに広く分布している．また穀類，豆類，野菜類，果実などの植物界にも存在する．

1）たんぱく質を含む食品

　日常で用いられる，たんぱく質に富む食品は動物性食品と植物性食品に分けられる．とくにたんぱく質含有量の多いものは，動物性食品では魚，

● 食品中のたんぱく質含有量

食品名	たんぱく質の概量(%)
獣鳥肉類およびその製品	
獣鳥肉類	17〜24
ハム	12〜19
ソーセージ類	12〜25
魚介類およびその製品	
魚介類	15〜20
貝類	7〜20
焼き竹輪・むしかまぼこ	12
卵類	12
乳および乳製品	
牛乳・ヨーグルト	3〜4
チーズ	8〜44
アイスクリーム	2〜4
豆および豆製品	
だいず(乾)	34
あずき，いんげん，えんどう(乾)	20〜22
豆腐	5〜7
納豆	17
生揚げ	11
その他の食品	
めし(精白米)	2.5
パン	8〜10
うどん(茹)	2.6
いも類	1〜4

● アミノ酸

　たんぱく質はアミノ酸同士がペプチド結合により多数結合してできている．ヒトのたんぱく質を構成するアミノ酸は20種類あり，これらは体内で合成できない必須アミノ酸(9種類)と体内で合成が可能な非必須アミノ酸(11種類)とに区分され，それぞれのアミノ酸は異なる性質をもっている．
①必須アミノ酸：イソロイシン，ロイシン，リジン，メチオニン，フェニルアラニン，トレオニン，トリプトファン，バリン，ヒスチジン．
②非必須アミノ酸：グリシン，アラニン，セリン，システイン，チロシン，プロリン，アスパラギン酸，アスパラギン，グルタミン酸，グルタミン，アルギニン．

● アミノ酸スコア

　食品中のたんぱく質の必須アミノ酸組成を調べることで，たんぱく質の栄養価を判定する方法である．すなわち，“基準となるたんぱく質の必須アミノ酸組成”を尺度にして，これと各食品のたんぱく質の含有比率を比

肉，卵，牛乳およびこれらの製品，植物性食品ではだいずおよびその製品がある．一般に，動物性食品はアミノ酸組成に優れ栄養価も高い．植物性食品のなかでも，だいずに比べあずき，いんげん，えんどうなどの豆類はたんぱく質含有量が少なく，アミノ酸組成が劣り栄養価は低い．米，小麦粉などはたんぱく質性食品には属さないが，わが国においては日常，主食として用いられ摂取量が多いので，たんぱく質の供給源になる．

ⓐ卵(鶏卵)

　卵白にはたんぱく質が約10%(固形分の87%に相当)，卵黄には約15%(固形分の約30%)含まれており，卵白の約半分はオボアルブミンで，この物質がときに卵アレルギーの原因になる．鶏卵のアミノ酸組成は栄養的に非常に優れている．

ⓑ牛乳

　たんぱく質含有量は約3%と少ないが，固形分の25%を占めている．牛乳たんぱく質はカゼインと乳清たんぱく質に大別され，その割合は8：2となっている．乳清たんぱく質にはβ−ラクトグロブリン，α−ラクトアルブミン，免疫グロブリンなどが含まれている．
　ヨーグルト，チーズ，スキムミルク，アイスクリーム，調製粉乳は牛乳から製造される．

ⓒ肉類

　いずれの肉類にも20%前後のたんぱく質が含まれている．たんぱく質のおもなものはミオシン，アクチン，ミオグロビン，コラーゲンなどである．アミノ酸スコアからみてバランスがとれており，良質なたんぱく質性食品である．

ⓓ魚類

　魚種により差はあるが，平均的には肉類と同様，20%前後のたんぱく質が含まれている．たんぱく質の種類は肉類と同様である．

ⓔだいず

　約35%のたんぱく質を含み，この大部分はグロブリンである．だいずには必須アミノ酸であるメチオニンが少なく，アミノ酸スコアは上述の食品より劣るが，メチオニンを除けば動物性たんぱく質と類似している．後述する特殊用途粉乳のだいず乳にメチオニンが添加されているのはこのためである．

2)たんぱく質の種類と構成する物質 ●●●●●●●●

　たんぱく質は，それを構成する成分によって次のように分類される．
①単純たんぱく質：アミノ酸のみで構成されている．
②複合たんぱく質：単純たんぱく質にリン酸，核酸，糖，色素体，脂質

のような非たんぱく質化合物が結合している.

③誘導たんぱく質：天然のたんぱく質が変性したもの，酵素や酸によっ
て部分的に分解されたもの.

それぞれの代表的なたんぱく質の種類，名称と所在を表2に示す.

3) たんぱく質の働き

ⓐ体構成成分

成長・発達に伴う組織(筋肉，結合組織，腱，靱帯など)の増殖にはた
んぱく質は不可欠であり，また成長が終わった成人においても，からだ
を構成しているたんぱく質はたえず分解を続けているので，その補充が
必要である.

ⓑ体液の中性保持

健康状態にあるとき，人間の体液は中性ないし弱アルカリ性に保たれ
ている．たんぱく質の分子内には酸性反応を呈する酸基とアルカリ性反
応を呈するアルカリ基とがあり，必要に応じて酸性またはアルカリ性反
応を呈し体液を中性に保つ.

表2　たんぱく質の分類

たんぱく質の種類		名称	所在
単純たんぱく質	アルブミン	卵アルブミン ラクトアルブミン 血清アルブミン	卵白 乳汁 血液
	グロブリン	卵グロブリン ミオシン 血清グロブリン ラクトグロブリン	卵黄 筋肉 血液 乳汁
	グルテニン	グルテニン オリゼニン	小麦の麩質 米
	プロラミン	グリアジン ツェイン	小麦 とうもろこし
	硬たんぱく質	コラーゲン ケラチン	骨・皮・腱の軟骨 角・爪・毛髪
複合たんぱく質	核たんぱく質	ヌクレイン酸 クロマチン	細胞核 魚類の精液
	糖たんぱく質	オボムコイド オボムチン ムチン	卵白 卵白 唾液
	リンたんぱく質	カゼイン ビテリン	乳 卵黄
	色素たんぱく質	ヘモグロビン ミオグロビン フェリチン	血液 血液 肝臓・脾臓
	リポたんぱく質		血漿 卵黄
誘導たんぱく質	第一誘導たんぱく質	プロテアン 凝血たんぱく質	ゼラチン
	第二誘導たんぱく質	プロテオース ペプトン ペプチド	

較し，含有比率のもっとも高い
アミノ酸を第一制限アミノ酸と
よび，この含有比率の値を栄養
価の指標とする方法である.

尺度として1973(昭和48)年
(FAO/WHO)，1985(昭和60)年
(国連大学)の算定用評点パター
ンがあるが，後者は2〜5歳の
評点パターンであり，一般用の
評点パターンは示されていな
い．したがって，現在でも1973
(昭和48)年の"暫定的アミノ酸
評点パターン"が広く用いられ
ている.

●たんぱく質の補足効果

必須アミノ酸を豊富に含んで
いるものを栄養価の高い，ある
いは良質のたんぱく質という．
一般に動物性食品のたんぱく質
は比較的栄養価が高く，植物性
のものは低い．また，同じ植物
性食品でもだいずのたんぱく質
に比べ穀類たんぱく質の栄養価
は低い．しかし，これに動物性
たんぱく質を組み合わせて必須
アミノ酸を補うと栄養価は高ま
る．たとえば，食パンだけを摂
取した場合にはアミノ酸スコア
は44であるが，これに野菜サ
ラダを添えると46とわずかに
高くなる．さらに卵または牛乳
を組み合わせると，それぞれの
スコアは76, 82に，両者を組み
合わせると92に上昇する．こ
のような現象をたんぱく質の補
足効果という.

消化吸収されたアミノ酸から
体たんぱく質が合成されるとき
に，必要なアミノ酸が全部そ
ろっていないと合成が行われ
ず，先に摂取した食事のアミノ
酸構成が不均衡な場合は，後か
ら入ってくるアミノ酸を待たず
に排泄されてしまう．このこと
はたんぱく質を補う場合，時間
的なずれがあると補足効果が上
がらないことを示している．し
たがって，発育期にある子ども
では，1食ごとに良質のたんぱ
く質を摂取することが望まれ
る.

ⓒ 酵素，ホルモン，抗体の生成

　たんぱく質は体内の重要な化学反応を行う場合に必要な酵素やホルモンの重要な構成要素で，また，病気に対する免疫力を与える抗体の主要成分である．

ⓓ エネルギー源

　たんぱく質も糖質と同様に，1gが燃焼すると4kcalのエネルギーを供給する．体内ではまず，糖質や脂質が燃焼してエネルギーを供給するが，これらが不足した場合にたんぱく質が体内で燃焼してエネルギー源に使用される．

4) たんぱく質の消化と吸収

　唾液中にはたんぱく質を消化する酵素はまったく含まれていない．細かく砕かれた食物は胃に送られ，胃壁の筋肉による圧迫，収縮，蠕動などによりよく攪拌されて胃液と混和され，ここで初めてたんぱく質の消化が始まる．

　胃酸によりたんぱく質は変性し，消化酵素の働きを受けやすくなる．そしてたんぱく質分解酵素のペプシンにより，ある程度分子の小さなたんぱく質分解物であるプロテオース，ペプトンに分解される．とくに乳児の胃にはレンニンがあり，これが乳汁のたんぱく質，カゼインに作用して凝乳（カード）をつくる．これによって乳汁たんぱく質の胃内停滞時間が長くなり，たんぱく質分解酵素の作用を受けやすくしている．

　十二指腸には膵臓と胆嚢からの分泌腺が共通に開口しており，膵液と胆汁が分泌されるが，たんぱく質は膵液中のたんぱく質分解酵素のトリプシン，キモトリプシンの作用を受ける．胃内でプロテオース，ペプトンまで分解されたものはここでさらに小さなポリペプチド（アミノ酸がいくつか結合したもの）に分解され，ポリペプチドの一部は膵液中の酵素で，たんぱく質の最終消化産物であるアミノ酸にまで分解される．ポリペプチドに分解されたものが小腸粘膜上皮の微絨毛に達すると，小腸粘膜上皮から分泌されるカルボキシペプチダーゼ，アミノジペプチダーゼ，ジペプチダーゼなどの膜酵素によって膜消化され，1つ1つがアミノ酸にまで分解される．分解と同時にアミノ酸は小腸粘膜の下にある毛細血管に吸収され，門脈を経て肝臓に至り，一部は体たんぱく質に合成され，ほかはアミノ酸のまま血液により各組織に運ばれてたんぱく質に再合成され，種々の役割を果たす．

5) たんぱく質の摂取過剰と不足

　たんぱく質の摂取量が多少適量を超えても，からだに特別の影響は与えない．しかし，たんぱく質を過剰に摂取すると，それに伴ってたんぱく質の代謝産物である尿素を多量に生じる．これを尿として排泄するわけであるが，乳児は腎機能が未熟なので，たんぱく質を過剰に摂取すると腎臓に負担がかかり，また水の必要量が増加する．

♠ たんぱく質の消化・吸収率
　一般に動物性たんぱく質は植物性たんぱく質に比べ，消化・吸収率は高い．これは植物性食品には，種々の非栄養成分が含まれているためである．

♠ レンニン
　凝乳酵素ともよばれ，カルシウムイオンの存在下で乳汁中のカゼインを凝固させてパラカゼインをつくる酵素．

♠ 凝乳（カード，curd）
　乳汁のたんぱく質がレンニンにより豆腐様の固まりとなったもの．⇨p.66も参照

♠ たんぱく質摂取制限
　乳幼児期にみられるアトピー性皮膚炎において，誤った除去食による体重増加不良はたんぱく質摂取不足によるところが大きい．

一方，長期にわたって摂取量が必要量をかなり下回ると，身体構成材料不足により体たんぱく質の崩壊が起こり，体重減少や貧血をきたす．

E　無機質（ミネラル）

現在明らかにされている元素は 100 種以上にのぼり，このうち体内に存在しているものは痕跡程度のものも含めれば 60 種類に及ぶといわれている．体内の元素の大部分（96%）は酸素，炭素，水素，窒素で占められており，体内でこれらの大部分は水，たんぱく質，脂質，糖質などの構成成分となっている．この 4 つの元素以外のものを無機質（ミネラル）とよび，これらを抜きにして生命活動を営むことはできない．体内に含まれるおもな無機質には，カルシウム（Ca），リン（P），カリウム（K），硫黄（S），ナトリウム（Na），塩素（Cl），マグネシウム（Mg）と微量元素といわれる鉄（Fe），銅（Cu），マンガン（Mn），ヨウ素（I），コバルト（Co），亜鉛（Zn），モリブデン（Mo），フッ素（F），クロム（Cr），セレン（Se）などがある．いずれもが体内で合成されないために，日常，それぞれの無機質を含む食品を摂取し，人体の無機質の補充を行わなければならない．

おもな無機質の作用，それらを含む食品を表 3 に，日本人が不足しやすいカルシウムと鉄を多く含む食品を表 4 に示す．

F　ビタミン

一部の例外を除いて，ビタミン類も無機質（ミネラル）と同様に体内でほとんど合成されず，また合成されたとしてもその必要量を満たすことができない．健康を維持し，正常な発育を促し，体内における諸機能を円滑に営むためには，食品からそれらを摂取しなければならない．

ビタミンは溶解性の違いから，便宜的に脂溶性ビタミン（ビタミン A，ビタミン D，ビタミン E，ビタミン K）と水溶性ビタミン（ビタミン B_1，ビタミン B_2，ナイアシン，ビタミン B_6，パントテン酸，ビタミン B_{12}，葉酸，ビオチン，ビタミン C）とに分けられている．おもなビタミン類の作用とそれらを含む代表的な食品を表 5，6 に示す．

G　食物繊維

日本食品標準成分表では，食物繊維とは「ヒトの消化酵素で消化されない食品中の難消化性成分の総体」とされている．食物繊維の多くは植物性のものであるが，動物性のものもあり，われわれは日常，この両者を併せて食物繊維の範疇とすることが多い．

食物繊維は難消化性ではあるが，大腸において微生物による発酵を受けて，短鎖脂肪酸やガスに代謝され，体内でエネルギー源として利用された後，呼気から排出される．そのエネルギー量は 1 日のエネルギー必要量の約 5% に達すると推定されている．

表3 おもな無機質の働きとそれらを含む食品

種類	働き	欠乏症	分布
カルシウム （Ca）	・骨や歯の構成成分 ・神経や筋肉の興奮の調節 ・浸透圧の調節 ・血液凝固の促進	・骨や歯がもろくなる ・筋肉や神経が過敏になる	乳および乳製品，小魚（骨ごと可食），だいずおよびだいず製品，葉菜類，海藻
リン （P）	・骨や歯の構成成分 ・体液を中性に保つ緩衝系の成分 ・糖質，脂質，たんぱく質の代謝に関与 ・リン脂質，核たんぱく質の形成に関与	・食品に広く分布するので不足することはほとんどない	穀類，肉，卵，乳，豆類
ナトリウム （Na）	・体液の浸透圧の調節 ・酸，アルカリの平衡維持 ・神経の興奮伝達 ・筋肉活動に関与 ・胆汁，膵・腸液をアルカリ性に保持	・塩化ナトリウム（食塩）として存在し，日常，調味料として使用・摂取している．不足することはまったくない ・過剰摂取が問題となっている	食塩および食塩を含む調味料
カリウム （K）	・浸透圧の調節 ・神経や筋肉の興奮性の維持 ・酸，アルカリの平衡維持 ・特異的な酵素の働きを促進	・筋肉の収縮が弱まり，筋無力症や麻痺をきたす	バナナ，いも類，だいず，海藻，ほうれんそう
マグネシウム （Mg）	・骨の構成成分 ・筋肉中に存在し，糖質代謝に不可欠	・骨がもろくなる ・細胞機能の低下	海藻，ごま，精白度の低い穀類，だいず，魚，貝，野菜，果物
鉄 （Fe）	・血色素の構成成分 ・細胞中に存在し，染色体や呼吸酵素の運搬	・貧血	肝臓，肉，貝，卵，豆，緑黄色野菜，海藻
銅 （Cu）	・血色素をつくるときの触媒的働き	・日常食に十分含まれており，不足することはない	ごま，かき（貝），レバー，かに，えび
ヨウ素 （I）	・甲状腺にチロキシンの成分として存在 ・エネルギー代謝を調節	・甲状腺腫．ただし，わが国では欠乏症はほとんどみられない	海産物
硫黄 （S）	・毛髪，爪の発育促進 ・解毒作用	・成長不良	牛肉，豚肉，魚，卵，だいず
塩素 （Cl）	・胃液中に塩酸として存在し，胃液を酸性に保持 ・生体内のpH，浸透圧の調節	・胃液の酸度低下．ただし，不足することはほとんどない	食塩

表4 カルシウムおよび鉄を多く含む食品（1回の食事量）

	カルシウム				鉄		
	分量 (g)	目安量	カルシウム量(mg)		分量 (g)	目安量	鉄量 (mg)
牛乳	200	1カップ	220	レバー（豚）	30	1/2切	3.9
全脂無糖ヨーグルト	100	1/5箱	120	（鶏）	30	1/2羽	2.7
まいわし丸干し	40	2尾	176	鶏卵	50	1個	0.9
しらす干し（微乾燥品）	15	大さじ3	32	豚肉（赤肉）	70	1切れ	0.6
だいず（乾）	30	大さじ3	72	牛肉（赤肉）	70	1切れ	1.9
豆腐（木綿）	100	1/3丁	120	あさり（貝）	50	10〜15個	1.9
小松菜	60	2株	102	ほうれんそう	60	2株	1.2
春菊	60	3株	72	小松菜	60	2株	1.7
ひじき（干）	7	小鉢1	98	ひじき（干）	7	小鉢1	3.9

表5 おもなビタミン類の作用とそれらを含む食品(脂溶性ビタミン)

ビタミン名	化学的性質	生理作用	欠乏症 (過剰症)	含有食品
ビタミンA (レチノール)	ビタミンAにはレチノールとプロビタミンAがあり,プロビタミンAはカロテンで,その効力はビタミンAの約1/3程度である.カロテンは緑黄色野菜に多く含まれている. ・熱,酸,アルカリに安定,したがって,調理による損失は少ない. ・ビタミンAとカロテンは,脂質とともに摂取するとその利用効率は変わる. ・酸化されやすく,紫外線によって破壊される.	・ロドプシン(網膜の桿状細胞中の感光性をもつ物質)の再合成に必要で,暗順応を順調に行わせる. ・皮膚や粘膜などの上皮粘膜組織の保護. ・糖たんぱく質の合成に関与. ・成長を促進. ・レチノイン酸には抗腫瘍作用がある.	夜盲症 角膜乾燥症 角膜軟化症 細菌に対する抵抗力低下 発育不全 (過剰症) 食欲不振 頭痛 関節の痛み 発疹 肝臓障害 皮膚の剥脱	やつめうなぎ レバー うなぎ マーガリン 卵黄 チーズ 青菜類 にんじん 西洋かぼちゃ トマト さやえんどう など
ビタミンD (カルシフェロール)	ビタミンDには6種類の同族体があるが,重要なものはビタミンD_3(コレカルシフェロール),D_2(エルゴカルシフェロール).ただし,ビタミンD_3はそのままでは生理活性は認められず,肝臓で25-OH-ビタミンD_3となり,ついで腎臓で活性型1-25-$(OH)_2$-ビタミンD_3となって作用する. 紫外線照射によりプロビタミンDである7-デヒドロコレステロール(皮膚に存在するコレステロールからできる)はビタミンD_3に,エルゴステロール(植物ステロール)はビタミンD_2になる. ・熱に安定. ・酸化に対して安定. ・一般の調理では破壊されない.	活性型ビタミンD ・小腸でカルシウムの吸収と輸送に必要なカルシウム結合たんぱく質の生成を促進. ・腎臓ではカルシウムの再吸収を増加させ,骨から血液へのカルシウムの溶質を調節.	くる病(小児) 骨軟化症(成人) 骨量減少(高齢者)	さけ にしん かれい むつ まぐろ(脂身) うなぎ(かば焼き) さば さんま など
ビタミンE (トコフェロール)	トコフェロール,トコトリエノールとして天然に存在する.それぞれ4種の同族体があるが,なかでもα-トコフェロールの効果が高い. ・熱,光に安定. ・酸化されやすく,紫外線により分解される.	・抗酸化作用が強い.そのため体内の不飽和脂肪酸やビタミンAの酸化を防止するので,老化を防止する作用がある. ・食品の酸化防止剤として,種々の食品に添加されている.	不妊症(動物).人での欠乏症は非常にまれであるが,欠乏すると筋肉が衰弱し,血小板凝集能が亢進する.したがって,心筋梗塞,脳梗塞の発作の再発予防に有効.	小麦胚芽油 米胚芽油 ひまわり油 綿実油 べにばな油 うなぎ 卵黄 など
ビタミンK (フェロキノン)	ビタミンKにはK_1(緑葉中に多い),K_2(細菌の産生物),K_3(合成品)とがある.腸内で合成され,食物中に広く分布する.	・血液凝固に必要とされるトロンビンの前駆物質であるプロトロンビンの生成に関与する. ・新生児メレナ,新生児の出血(乳児ビタミンK欠乏性頭蓋内出血)の予防.	血液凝固時間の延長.しかし,新生児や乳児を除いて欠乏することはない. 〈新生児・乳児での過剰投与〉 溶血性貧血 過ビリルビン血症 肝臓肥大 など	ほうれんそう カリフラワー キャベツ 納豆

(平山宗宏,ほか:母子健康・栄養ハンドブック.医歯薬出版,2000)

第2章 栄養に関する基本的知識

表6 おもなビタミン類の作用とそれらを含む食品（水溶性ビタミン）

ビタミン名	化学的性質	生理作用	欠乏症（過剰症）	含有食品
ビタミンB₁（チアミン）	・水に溶けやすい. ・熱に対してもやや不安定なため，調理法による損失がある.	・組織内における糖質代謝に必要な物質，糖代謝の補酵素として作用する. ・胃液の分泌を高め，消化機能を促進し，食欲を増進させる. ・疲労を予防し，神経系を安定させる.	脚気 消化不良 食欲減退 疲労感 不眠	胚芽，豆腐，豚肉（あさり，しじみなどの貝類にビタミンB₁を破壊するアノイリナーゼが存在する）
ビタミンB₂（リボフラビン）	・熱に比較的安定．ただし，中性または酸性での加熱では安定であるが，アルカリ性では効力を失う. ・光線に照射されると分解して効力を失う.	・生体内では糖質，脂質，たんぱく質代謝の補酵素として作用する. ・成長促進作用.	口唇炎 舌炎 口角炎 発育障害 体重減少	レバー チーズ 卵 落花生 緑黄色野菜 など
ナイアシン（ニコチン酸）	体内でトリプトファンから生成されるが少量のため，食品から摂取することが望ましい. ・光線，熱，酸，アルカリに対して安定. ・水にも比較的溶けにくく，調理による損失は少ない.	・糖質，脂質，たんぱく質代謝に重要な補酵素である. ・消化機能の正常化. ・皮膚や粘膜の保護.	ペラグラ（からだの左右対称にあらわれる皮膚炎，下痢，認知症が出現）	回遊魚（かつお，さば，まぐろなど） 鶏肉 レバー など
ビタミンB₆（ピリドキシン）	ビタミンB₆の作用をもつものとしてピリドキシン，ピリドキサール，ピリドキサミンがある．腸内細菌により生産される. ・酸やアルカリ，熱に安定であるが，紫外線により分解される.	・たんぱく質代謝，とくにアミノ酸代謝の補酵素として重要. ・皮膚の保護作用.	通常の食生活では欠乏することはない.	種実類 穀類 魚貝類 肉類 鶏卵 野菜類
パントテン酸	人間においては腸内細菌により合成される. ・酸，アルカリ溶液中で加熱すると分解されるが，中性では安定.	・糖質，たんぱく質代謝の補酵素としての役割を果たす. ・脂肪酸あるいはコレステロールなどの合成の出発物質となる.	皮膚炎 知覚異常	野菜類 レバー 卵 肉類
ビタミンB₁₂（シアノコバラミン）	分子中にコバルトを含む赤色の結晶，腸内細菌によっても合成されるので，わが国の食生活では欠乏することはない．しかし吸収不全による欠乏症が起こることがある. ・酸性あるいは中性溶液中では安定で，熱（120℃）によっても分解しない. ・直射日光により不活化される.	・たんぱく質や核酸の合成に関与する. ・抗貧血作用. ・成長促進作用.	悪性貧血 特有な舌炎 中枢神経系の障害（四肢の麻痺，精神・神経症状，運動失調など）	レバー 貝類 肉類
葉酸	腸内細菌により合成される. ・中性，アルカリ性でよく溶け安定する. ・紫外線により分解されやすい.	・核酸合成やアミノ酸代謝の補酵素として重要である. ・増血作用にも関与する. ・妊娠時のような急激な細胞分裂が行われる場合には，葉酸の必要量が増加する.	巨赤芽球性貧血に効果がある.	緑黄色野菜 レバー 小麦胚芽 肉類 など
ビオチン（ビタミンH）	腸内細菌により必要量以上に合成されるが，その利用上の欠陥により欠乏することがある. ・ビオチンの水溶液は熱，光，酸には安定. ・強アルカリ溶液で分解.	・脂肪酸の生合成に関与するアセチルCoAカルボキシラーゼなどの補酵素として作用する. ・生卵白を多量に摂取することにより生じる湿疹や皮膚炎（卵白障害）を防ぐ.	通常，人間では欠乏症はみられない.	レバー かき（貝） 鶏肉 落花生 キャベツ など
ビタミンC（アスコルビン酸）	アスコルビン酸（還元型ビタミンC）は強い還元力をもつので，他のものを還元し，アスコルビン酸自身は酸化されてデヒドロアスコルビン酸（酸化型ビタミンC）になるが，これにもビタミンCの効果がある. ・ビタミンCの水溶液はpH4以下の酸性では比較的安定で，熱によりあまり破壊されない. ・中性やアルカリ性では容易に分解される. ・調理による損失率：50〜60%.	・コラーゲンの生成と維持. ・アミノ酸（フェニルアラニン，チロシンなど）代謝に関与する. ・ステロイドホルモンの生合成の促進や酸化防止に関与する. ・メラニン色素生成の抑制. ・葉酸からテトラヒドロ葉酸への転換に関与する.	壊血病 心臓血管の疾患 皮膚や粘膜の出血 背部・関節・手足に疼痛 全身の倦怠感 感染に対する抵抗力の低下	いちご キウイフルーツ 甘がき ネーブルオレンジ うんしゅうみかん めキャベツ ブロッコリー ピーマン 西洋かぼちゃ* キャベツ* など

＊：キャベツ，かぼちゃ，にんじん，きゅうりなどにはビタミンC酸化酵素が含まれている.
（平山宗宏，ほか：母子健康・栄養ハンドブック．医歯薬出版，2000）

1)食物繊維を含む食品

一般に食物繊維の多い食品は穀類，豆類，種実類，野菜類，いも類，海藻類などである．1回に摂取可能な量を考慮すると，ライ麦パン，そば，オートミール，だいずおよびだいず製品，あずき，ごぼう，えだまめ，切り干しだいこん，ブロッコリー，干しがきなどがあげられる(表7).

2)食物繊維の種類(表7)

ⓐ水溶性食物繊維

植物性のものにはペクチン(果物の果皮，野菜に含まれる)，グルコマンナン(こんにゃく)，グアーガム(マメ科の植物)，アルギニン酸ナトリウム(海藻)が，動物性のものにはコンドロイチン(サメのひれ)がある.

広義にはより分子量の小さい難消化性オリゴ糖，糖アルコール，難消化性デキストリン(穀類を処理したもの)を含めることがある.

ⓑ不溶性食物繊維

植物性のものにはセルロース(穀類，野菜類)，ヘミセルロース(野菜)，リグニン(野菜)，イヌリン(ごぼう，きくいも，ゆり根)，アガロースやアガロペクチン(寒天)が，動物性のものにはコラーゲン(動物の腱，肉)，キチンやキトサン(甲殻類の殻)などがある.

3)食物繊維の働き

ⓐ水溶性食物繊維

①生活習慣病の予防：食後の血糖値の急上昇抑制，血中コレステロール値の抑制，血圧の上昇抑制，満腹感をもたらし，食物の摂取過剰を抑制して肥満を予防する.

②腸内環境の適正化：腸内細菌叢を改善し，腸内でのビタミンB群の生成に有効である.

③エネルギー摂取の軽減(約2 kcal/g)，齲歯(虫歯)の軽減効果：とくに

● 難消化性オリゴ糖
でん粉，しょ糖，乳糖などから酵素反応により工業的に製造されるもので，フラクトオリゴ糖，イソマルトオリゴ糖，だいずオリゴ糖，ガラクトオリゴ糖，ラクツロース，トレハロースなどがある.

● 糖アルコール
単糖類，二糖類から工業的に製造されたもので，マルチトール，エリスリトール，キシリトール，ソルビトールなどがある.

表7 食物繊維を含む食品 (g/100 g)

食品名	水溶性	不溶性	総量	食品名	水溶性	不溶性	総量
玄米	0.7	2.3	3.0	糸ひき納豆	2.3	4.4	6.7
そば(生)	1.0	1.7	2.7	おから	0.4	11.1	11.5
オートミール	3.2	6.2	9.4	あずき(ゆで)	0.8	11.0	11.8
ライ麦パン	2.0	3.6	5.6	えだまめ(生)	0.4	4.6	5.0
とうもろこし(生)	0.3	2.7	3.0	オクラ	1.4	3.6	5.0
とうもろこし(缶詰)	0.7	2.6	3.3	ごぼう(生)	2.3	3.4	5.7
板こんにゃく	0.1	2.1	2.2	しゅんぎく(生)	0.8	2.4	3.2
さつまいも(生)	0.5	1.8	2.3	たけのこ(ゆで)	0.4	2.9	3.3
さといも(生)	0.8	1.5	2.3	切り干しだいこん	3.6	17.1	20.7
くり(生)	0.3	3.9	4.2	ブロッコリー(生)	0.7	3.7	4.4
落花生(煎)	0.3	6.9	7.2	大豆もやし(生)	0.2	2.1	2.3
いんげんまめ(乾)	3.3	16.0	19.3	干しがき	1.3	12.7	14.0
だいず(ゆで)	0.9	6.1	7.0	ほしひじき	–	–	43.3

難消化性オリゴ糖，糖アルコールにはこれらの効果が認められている．

ⓑ不溶性食物繊維

①排便の促進作用

②大腸がんの予防

③有害物質の吸着作用

④唾液の分泌量増加，口腔内の清浄作用

⑤満腹感の維持

　現代においては，精製された食品や加工食品の摂取により，食物繊維の摂取量の低下が問題となっている．しかし，栄養状態により食物繊維をとり過ぎると，栄養素の吸収を低下させることもあるので注意する．

Ⓗ 水分

　水分は普通，栄養素のなかには含まれないが，すべての生命現象は水分なしには進行しない．体内の水分は食物や飲料として取り入れる水分のほかに，体内で栄養素が燃焼するときに生じる水分がある．これらの水分は体内で細胞内と細胞外とに分かれて分布し，年少なほど体のなかで水分の占める割合が高い．

1)水分の働き

①重要な体構成要素，栄養素や老廃物の運搬：吸収された栄養素や，体内で生産されたホルモンや酵素を溶かして必要な組織に運んだり，あるいは老廃物を運んで排泄する．

②体温の調節：肺，皮膚を通しての不感蒸泄，汗，尿などの排泄によって体温を調節する．また，水はほかの体液に比べ熱伝導率が高いので，身体各部の温度を一定に保ち，局部の温度上昇または下降を防ぐ．

③肋膜液，心囊液，鞘液，関節中の滑液として存在し，摩擦を軽減して各器官を保護している．

④細胞の浸透圧を保持する．

2)水分の必要量

　水分の必要量は種々の条件によって支配され，また個人差も大きい．

　平均的には，体内で水の占める割合は乳児期前半で75％，1歳児で70％，成人で約60％と，年少なほど水分含有率が高い．これは発育初期では物質代謝が非常に活発であり，物質代謝の場となる水分を多量に必要とするためである．

3)水分の摂取過剰と不足

　とくに乳児では，発熱，嘔吐，下痢などで水分が欠乏すると脱水症を起こしやすいので注意する．水分の摂取過剰の場合は，腎臓から尿として，また皮膚から汗として排泄されるので，これらの機能が正常であれ

♠ 細胞内液，細胞外液

　細胞内に分布している体液を細胞内液，細胞外に分布しているものを細胞外液とよぶ．胎児や乳児では成人に比べ，細胞外液が著しく多い．このことは，水分代謝の調節能力がまだ十分に発達しておらず，しかも成長のために物質代謝が活発で，外界の影響を受けやすい状態にある発育期の乳児にとって重要な意味がある．

　細胞外液は内液に比べるかに不安定で，内外の影響を受けやすい．乳児が軽い疾病でも容易に著しい体重減少を示すのは，この不安定な細胞外液が多いためといわれている．

♠ 不感蒸泄

　水分の蒸発は発汗だけではなく，皮膚および肺からたえず行われている．不感蒸泄は大体乳児では体重1 kg 当たり 60〜50 mL/kg，幼児 40 mL，学童 30 mL で，成人 20 mL に比べ高い．外界気温が高いほど不感蒸泄量は増加するが，摂取エネルギーが多くなるほど，この量も多くなる．

♠ 水分の必要量

　1日の水分の必要量は年少なほど多く，乳児期では体重1 kg 当たり 125〜150 mL，幼児期 90〜125 mL，学童期 50〜90 mL，青年期 40〜70 mL が適量とされている．

ば問題は生じない. 乳幼児では水分の摂取過剰よりも不足に重点をおく.

エネルギー代謝

　われわれが健康で生きている限り，体温は外気温の変化に関係なくほぼ一定に保たれている. これは体内で一定のエネルギーが消費されているからであり，また休んでいるときや熟睡しているときでさえも，臓器や器官はたえず作動して生命現象を維持しており，これらにもエネルギーの消費を伴う. このようにわれわれのからだは，寝ているときも起きているときもたえずエネルギーを消費しており，これなしには生命現象の営みはありえない.

　食物として体内に取り入れられた糖質，脂質およびたんぱく質が体内で酸化燃焼して熱を生じ，からだはこの熱を運動エネルギーに変えていろいろな仕事を行っている.

　エネルギー消費量は，一般に生命維持に最低限必要な基礎代謝，座っているときに必要な安静時代謝，いろいろな生活活動を営むのに必要な活動時代謝および食物摂取に伴って増加する特異動的作用の要素に分けて考えられている.

1) 基礎代謝

　基礎代謝とは体温の維持，からだを構成する細胞の活動，心臓や肝臓その他の臓器の活動など，生命維持のために必要な最低限のエネルギーの代謝量である. これを知るためには，食後 12～16 時間経過後（消化器が働いていない状態），快適な環境で，仰臥，安静，覚醒の状態でエネルギー消費量を測定する.

　基礎代謝量は体表面積や体重に比例し，年齢や性，ホルモン，体温，季節，摂取した食物の影響を受ける. 個人それぞれの体表面積を測定することは煩雑であるので，表 8 に示すように，年齢，性別ごとに体重 1 kg 当たりの基礎代謝基準値が示されている. これに基準体重を乗じたものが基礎代謝量となる.

2) 安静時代謝

　これは，座位の姿勢で静かに休息している状態で消費されるエネルギー量であるが，基礎代謝と異なり食事摂取の影響を受けることもある. したがって安静時代謝は，基礎代謝に加えて筋肉の緊張や食事によるエネルギーが消費されるので，それらの増加分を約 10% ずつとみなし，安静時代謝量は基礎代謝量を約 20% 増加させたものと考えられている.

3) 活動時代謝

　われわれの日常生活では，食事，掃除などの家事などのほかに，人によっては多種多様な活動を必要とし，それらにはみなエネルギーの消費を伴う. したがって，われわれの生活は基礎代謝や安静時代謝だけでは

第2章　栄養に関する基本的知識

♠エネルギーの摂取過剰と不足
　エネルギー必要量はエネルギー消費量に一致することが望ましい. しかし，エネルギーを生活活動に必要とする以上に摂取すると，余分はグリコーゲンとして筋肉や肝臓中に貯蔵されるが，それには限度がある.
　エネルギーの摂取過剰が続くと，脂肪となって皮下に蓄えられる. 適度な皮下脂肪は保温や内臓の保護などのために必要であるが，度を過ぎれば肥満を招く. 逆にエネルギー摂取量が不足すると，一時的には皮下脂肪やグリコーゲンが動員されて対応するが，長期に不足が続くと筋肉などのたんぱく質までがエネルギー源として使われ，その結果，体重は減少し，免疫機能をはじめ諸機能も低下する.

♠基礎代謝量の差異
・年齢：低年齢の者ほど基礎代謝量は大きい.
・性：男性＞女性
・体格：長身，細身＞背が低く太っている者
・体温：高い者＞低い者
・妊娠：妊娠末期＞妊娠初期
・季節：冬＞夏

表8　基礎代謝量

年齢 (歳)	男性			女性		
	基礎代謝基準値 (kcal/kg/日)	基準体重 (kg)	基礎代謝量 (kcal/日)	基礎代謝基準値 (kcal/kg/日)	基準体重 (kg)	基礎代謝量 (kcal/日)
1〜2	61.0	11.7	710	59.7	11.0	660
3〜5	54.8	16.2	890	52.2	16.2	850
6〜7	44.3	22.0	980	41.9	22.0	920
8〜9	40.8	27.5	1,120	38.3	27.2	1,040
10〜11	37.4	35.5	1,330	34.8	34.5	1,200
12〜14	31.0	48.0	1,490	29.6	46.0	1,360
15〜17	27.0	58.4	1,580	25.3	50.6	1,280
18〜29	24.0	63.0	1,510	22.1	50.6	1,120
30〜49	22.3	68.5	1,530	21.7	53.0	1,150
50〜69	21.5	65.0	1,400	20.7	53.6	1,110
70 以上	21.5	59.7	1,280	20.7	49.0	1,010

成り立たない．活動のために費やされるエネルギー量は，活動の強度によって大きく異なる．活動代謝量は活動時の全エネルギー代謝量から安静時の代謝量を引いた量であり，これは身体活動の種類と量によって身体活動レベルで示される（第2章-2-Ｅ策定された食事摂取基準（**表5**）参照）．身体活動レベルは，1日のエネルギー消費量を1日当たりの基礎代謝量で割って算出される．

4）特異動的作用

　食物を摂取した後は，からだが温かく感じる．これは食物を摂取することにより，エネルギー代謝が亢進するためである．これは食物に含まれている栄養素の消化，吸収，身体各部への栄養素の運搬，体成分への合成などのために起こると考えられており，特異動的作用（specific dynamic action：SDA）という．代謝亢進の度合いは栄養素によって異なり，たんぱく質摂取の場合には摂取エネルギーの約30%，糖質では約6%，脂質では約4%程度である．SDAによって生じたエネルギーは筋肉活動には利用されず，熱エネルギーに使われる．

（水野清子）

●演習問題

　①エネルギーおよび各栄養素の摂取不足または摂取過剰が，健康にどのような影響を及ぼすかを検討してみよう．

　②現在，自分の健康に問題を感じている場合，その症状に食事が関係しているかを考えてみよう．

　③今朝の朝食を思い出し，摂取した食品別に体内の各臓器での消化作用の受け方をまとめてみよう．

　④現代の子どもの栄養・食生活の問題点を探り，日常摂取させたい食品をあげ，望ましい食生活のあり方を考えてみよう．

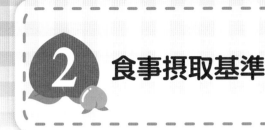

2 食事摂取基準

A 食事摂取基準の沿革・意義・用途

これまで世界の多くの国々で，栄養・食生活の面から国民の健康を守り，さらに増進するために，エネルギーおよび栄養素の適量あるいは望ましい量を発表している．

わが国においても，1969（昭和44）年に日本人の推計体位をもとにした「日本人の栄養所要量」が策定され，その後，2005（平成17）年には大幅な改定が行われ，健康な個人または集団を対象とし，国民の健康維持・増進，エネルギーおよび栄養素の欠乏の予防，生活習慣病の予防，摂取過剰による健康障害の予防を目的として，はじめて「食事摂取基準（2005年版）」が示された．さらに2010年，2015年に改定が加えられ，今回2020年版が発表された．これは2020（令和2）年4月から5年間使用される．

「食事摂取基準」は，エネルギーおよび各栄養素の摂取量の基準を1日当たりの数値で示したものであり，政策面においては国民の健康増進や栄養改善などの施策の立案，食料需給計画，学校や諸施設における給食の基準施策に利用される．地域組織の指導や，保健センターにおける親子・成人・高齢者など国民一般向けの指導，そして病院においては病弱者向けの栄養改善指導などにも使われる．福祉施設・学校・病院などの特定給食施設における献立作成や栄養指導などにも広く活用されている．

B 策定方針（改定のポイント）

2015年版では，策定目標として生活習慣病の発症予防とともに，重症化の予防が加えられている．
- 対象は健康な個人ならびに集団とし，高血圧，脂質異常，高血糖，腎機能低下に関して保健指導レベルにある者までが含められている．
- エネルギー収支バランス維持の指標としてBMI（body mass index）が採用され，その目標とする範囲が示された．
- 生活習慣病の予防を目的とした「目標量」（表1）を充実し，ナトリウム（食塩相当量）は高血圧予防の視点から男女ともに低めに設定された．
- 小児期からの生活習慣病予防のために，食物繊維とカリウムについて新たに6〜17歳における「目標量」を設定している．

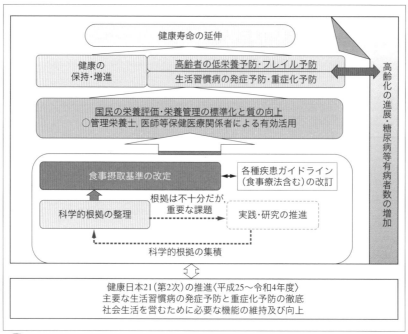

図1 日本人の食事摂取基準(2020年版)策定の方向性

2020年版では活力ある健康長寿社会の実現に向けて

①きめ細かな栄養施策を推進する観点から,50歳以上について,より細かな年齢区分による摂取基準を設定.

②成長に合わせてより詳細な区分設定が必要と考えられたエネルギーおよびたんぱく質については,0〜5か月,6〜8か月,9〜11か月に区分した.

③高齢者のフレイル予防の観点から,総エネルギー量に占めるべきたんぱく質由来エネルギー量の割合(%エネルギー)について,65歳以上の目標量の下限を13%エネルギーから15%エネルギーに引き上げ.

④若いうちからの生活習慣病予防を推進するため,以下の対応を実施.

飽和脂肪酸,カリウムについて,小児の目標量を新たに設定.

ナトリウム(食塩相当量)について,成人の目標量を0.5g/日引き下げるとともに,高血圧および慢性腎臓病(CKD)の重症化予防を目的とした.量として,新たに6g/日未満と設定.

コレステロールについて,脂質異常症の重症化予防を目的とした量として,新たに200mg/日未満にとどめることが望ましいことが記載された(図1).

C 活用に関する基本的事項

健康な個人または集団を対象として,健康の保持・増進,生活習慣病の予防のための食事改善に食事摂取基準を活用する場合には,PDCA(計画,実施,検証,改善)サイクル(図2)に基づく活用を基本とする.

表1 栄養素の設定指標

摂取不足 の回避	○推定平均必要量 当該集団に属する 50% の者の人が必要量を満たす量.
	○推奨量 ほとんどの者(97〜98%)が充足している量. 推定平均必要量が与えられる栄養率に対して設定され, 推定平均必要量を用いて算出される.
	○目安量 十分な科学的根拠が得られず, 推定平均必要量が算定できない場合に算定する
摂取過剰による 健康障害の回避	○耐容上限量 健康障害をもたらすリスクがないとみなされる習慣的な摂取量の上限.
生活習慣病の 予防	○目標量 生活習慣病の発症予防を目的として, 現在の日本人が当面の目標とすべき摂取量.

表2 基準を策定した栄養素

エネルギー	
たんぱく質	
脂 質	総脂質, 飽和脂肪酸, n-6 系脂肪酸, n-3 系脂肪酸
炭水化物 食物繊維	
エネルギー産生栄養素バランス	
ビタミン	
脂溶性	ビタミン A, D, E, K
水溶性	ビタミン B₁, B₂, ナイアシン, B₆, B₁₂, 葉酸, パントテン酸, ビオチン, C
ミネラル	
多 量	ナトリウム, カリウム, カルシウム, マグネシウム, リン
微 量	鉄, 亜鉛, 銅, マンガン, ヨウ素, セレン, クロム, モリブデン

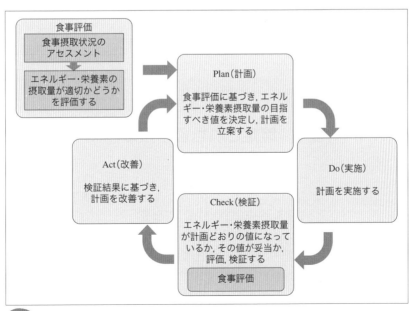

図2 食事摂取基準の活用と PDCA サイクル

とくに活用においては，食事摂取状況の評価に基づいて評価を行い，活用の留意点の詳細は図2に示した．

Ⓓ 使用にあたっての留意点

①食事摂取基準を適応する対象は，健康な個人，ならびに健康人を中心として構成されている集団とする．ただし何らかの軽度な疾患（たとえば高血圧，脂質異常症，高血糖）を有していても，通常の日常生活を営み，当該疾患に特有の食事指導，食事療法，食事制限が適用・推奨されていない者も適用の対象となる．

②食事摂取基準として用いられる単位は「1日当たり」であるが，これは習慣的な摂取量を1日当たりに換算したものである．

③適切なエネルギーの摂取は生命維持，健全な成長および生活活動のためにはもっとも重要な基礎となる．栄養素については，健全な成長および健康の維持・増進のために不足および過剰が回避されるべき栄養素を優先し，生活習慣病の一次予防の観点から設定された目標量はその次に考える．したがってⒶエネルギー，Ⓑたんぱく質，Ⓒ脂質，ⒹビタミンA・B_1・B_2・C，カルシウム，鉄，Ⓔ飽和脂肪酸，食物繊維，ナトリウム（食塩），カリウムの順となり，その他の栄養素は優先順位が低くなる．

④推奨量，目安量，目標量については，日常の食生活において，通常の食品によってバランスのとれた食事をとることにより満たすことが基本である．

⑤耐容上限量については，通常の食品による食事で一時的にこの量を超えたからといって健康障害がもたらされるものではない．

⑥エネルギー摂取量を評価・判定する場合には，BMIを指標とする（表3）．

⑦食事摂取基準の値は，性，年齢区分における日本人の平均的な身長，体重を基礎として設定したもので，個々人に対して食事摂取基準を活用する場合には，それぞれの健康状態，栄養状態，生活状況などを十分把握し，その変化を観察・評価して適切に活用する．

Ⓔ 策定された食事摂取基準

本書の性格に鑑み，ここではエネルギーとおもな栄養素の摂取基準値および目標BMI，身体活動レベルについて表3～22に示す．

エネルギーについては，摂取量および消費量のバランス（エネルギー収支バランス）の維持を示す指標としてBMIが採用された．成人期を4つの区分に分け，目標とするBMIの範疇を表3に示す．目標とするBMIについては，肥満とともに，とくに高齢者では低栄養の予防が重視されている．

表3 目標とする BMI の範囲（18 歳以上）[*1,2]

年齢（歳）	目標とする BMI（kg/m²）
18〜49	18.5〜24.9
50〜64	20.0〜24.9
65〜74[*3]	21.5〜24.9[*3]
75 以上[*3]	21.5〜24.9

（参考）観察疫学研究において報告された総死亡率がもっとも低かった BMI の範囲（18 歳以上）

年齢	死亡率が最も低かった BMI（kg/m²）
18〜49（歳）	18.5〜24.9
50〜64（歳）	20.0〜24.9
65〜74（歳）	22.5〜27.4
75 以上（歳）	22.5〜27.4

*1：男女共通．あくまでも参考として使用すべきである．
*2：観察疫学研究において報告された総死亡率がもっとも低かった BMI を基に，疾患別の発症率と BMI との関連，死因と BMI との関連，喫煙や疾患の合併による BMI や死亡リスクへの影響，日本人の BMI の実態に配慮し，総合的に判断し目標とする範囲を設定．
*3：高齢者では，フレイル予防および生活習慣病の発症予防の両方に配慮する必要があることを踏まえ，当面目標とする BMI の範囲を 21.5〜24.9 kg/m²とした．

表4 推定エネルギー必要量

(kcal/日)

性別	男性			女性		
身体活動レベル[*1]	I	II	III	I	II	III
0〜5（月）	—	550	—	—	500	—
6〜8（月）	—	650	—	—	600	—
9〜11（月）	—	700	—	—	650	—
1〜2（歳）	—	950	—	—	900	—
3〜5（歳）	—	1,300	—	—	1,250	—
6〜7（歳）	1,350	1,550	1,750	1,250	1,450	1,650
8〜9（歳）	1,600	1,850	2,100	1,500	1,700	1,900
10〜11（歳）	1,950	2,250	2,500	1,850	2,100	2,350
12〜14（歳）	2,300	2,600	2,900	2,150	2,400	2,700
15〜17（歳）	2,500	2,800	3,150	2,050	2,300	2,550
18〜29（歳）	2,300	2,650	3,050	1,700	2,000	2,300
30〜49（歳）	2,300	2,700	3,050	1,750	2,050	2,350
50〜64（歳）	2,200	2,600	2,950	1,650	1,950	2,250
65〜74（歳）	2,050	2,400	2,750	1,550	1,850	2,100
75 以上（歳）[*2]	1,800	2,100	—	1,400	1,650	—
妊婦（付加量）[*3]						
初期				+50	+50	+50
中期				+250	+250	+250
後期				+450	+450	+450
授乳婦（付加量）				+350	+350	+350

*1：身体活動レベルは，低い，ふつう，高いの 3 つのレベルとして，それぞれ，I, II, III で示した．
*2：レベル II は自立している者，レベル I は自宅にいてほとんど外出しない者に相当する．レベル I は高齢者施設で自立に近い状態で過ごしている者にも適用できる値である．
*3：妊婦個々の体格や妊娠中の体重増加量および胎児の発育状況の評価を行うことが必要である．
注 1：活用にあたっては，食事摂取状況のアセスメント，体重および BMI の把握を行い，エネルギーの過不足は体重の変化または BMI を用いて評価すること．
注 2：身体活動レベル I の場合，少ないエネルギー消費量に見合った少ないエネルギー摂取量を維持することになるため，健康の保持・増進の観点からは，身体活動量を増加させる必要がある．

表5 各身体活動レベルの活動内容（15〜69歳）

身体活動レベル[*1]	低い（I）	普通（II）	高い（III）
	1.50 (1.40〜1.60)	1.75 (1.60〜1.90)	2.00 (1.90〜2.20)
日常生活の内容[*2]	生活の大部分が座位で，静的な活動が中心の場合	座位中心の仕事だが，職場内での移動や立位での作業・接客等，あるいは通勤・買物・家事，軽いスポーツ等のいずれかを含む場合	移動や立位の多い仕事への従事者，あるいは，スポーツなどの余暇における活発な運動習慣をもっている場合

個々の活動の分類（時間／日）		低い（I）	普通（II）	高い（III）
	睡眠（0.9）[*3]	7〜8	7〜8	7
	座位または立位の静的な活動（1.5：1.0〜1.9）[*3]	12〜13	11〜12	10
	ゆっくりした歩行や家事など低強度の活動（2.5：2.0〜2.9）[*3]	3〜4	4	4〜5
	長時間持続可能な運動・労働など中強度の活動（普通歩行を含む）（4.5：3.0〜5.9）[*3]	0〜1	1	1〜2
	頻繁に休みが必要な運動・労働など高強度の活動（7.0：6.0以上）[*3]	0	0	0〜1

注）表中の値は，東京近郊在住の成人を対象とした，3日間の活動記録の結果から得られた各活動時間の標準値．二重標識水法および基礎代謝量の実測値から得られた身体活動レベルにより3群に分け，各群の標準値を求めた．
[*1]：代表値．（　）内はおよその範囲．　[*2]：活動記録の内容に加え，海外の文献を参考に，身体活動レベル（PAL）に及ぼす職業の影響が大きいことを考慮して作成．　[*3]：（　）内はMETs値（代表値：下限〜上限）．

表6 たんぱく質の食事摂取基準

（推定平均必要量，推奨量，目安量：g/日，目標量：% エネルギー）

性別	男性				女性			
年齢等	推定平均必要量	推奨量	目安量	目標量[*1]	推定平均必要量	推奨量	目安量	目標量[*1]
0〜5（月）	—	—	10	—	—	—	10	—
6〜8（月）	—	—	15	—	—	—	15	—
9〜11（月）	—	—	25	—	—	—	25	—
1〜2（歳）	15	20	—	13〜20	15	20	—	13〜20
3〜5（歳）	20	25	—	13〜20	20	25	—	13〜20
6〜7（歳）	25	30	—	13〜20	25	30	—	13〜20
8〜9（歳）	30	40	—	13〜20	30	40	—	13〜20
10〜11（歳）	40	45	—	13〜20	40	50	—	13〜20
12〜14（歳）	50	60	—	13〜20	45	55	—	13〜20
15〜17（歳）	50	65	—	13〜20	45	55	—	13〜20
18〜29（歳）	50	65	—	13〜20	40	50	—	13〜20
30〜49（歳）	50	65	—	13〜20	40	50	—	13〜20
50〜64（歳）	50	65	—	14〜20	40	50	—	14〜20
65〜74（歳）[*2]	50	60	—	15〜20	40	50	—	15〜20
75 以上（歳）[*2]	50	60	—	15〜20	40	50	—	15〜20
妊婦（付加量）　初期					+0	+0	—	—[*3]
中期					+5	+5	—	—[*3]
後期					+20	+20	—	—[*4]
授乳婦（付加量）					+15	+20	—	—[*4]

[*1]：範囲に関しては，おおむねの値を示したものであり，弾力的に運用すること．
[*2]：65歳以上の高齢者について，フレイル予防を目的とした量を定めることは難しいが，身長・体重が参照体位に比べて小さい者や，特に75歳以上であって加齢に伴い身体活動量が大きく低下した者など，必要エネルギー摂取量が低い者では，下限が推奨量を下回る場合がありうる．この場合でも，下限は推奨量以上とすることが望ましい．
[*3]：妊婦（初期・中期）の目標量は13〜20% エネルギー/日とした．
[*4]：妊婦（後期）および授乳婦の目標量は15〜20% エネルギー/日とした．

表7 脂質の食事摂取基準　　　　　　　　　　　　（％エネルギー）

性別	男性		女性	
年齢等	目安量	目標量[*1]	目安量	目標量[*1]
0〜5（月）	50	—	50	—
6〜11（月）	40	—	40	—
1〜2（歳）	—	20〜30	—	20〜30
3〜5（歳）	—	20〜30	—	20〜30
6〜7（歳）	—	20〜30	—	20〜30
8〜9（歳）	—	20〜30	—	20〜30
10〜11（歳）	—	20〜30	—	20〜30
12〜14（歳）	—	20〜30	—	20〜30
15〜17（歳）	—	20〜30	—	20〜30
18〜29（歳）	—	20〜30	—	20〜30
30〜49（歳）	—	20〜30	—	20〜30
50〜64（歳）	—	20〜30	—	20〜30
65〜74（歳）	—	20〜30	—	20〜30
75 以上（歳）	—	20〜30	—	20〜30
妊婦			—	20〜30
授乳婦			—	20〜30

*1：範囲に関しては，おおむねの値を示したものである．

表8 飽和脂肪酸の食事摂取基準　　　（％エネルギー）

性別	男性	女性
年齢等	目標量	目標量
0〜5（月）	—	—
6〜11（月）	—	—
1〜2（歳）	—	—
3〜5（歳）	10 以下	10 以下
6〜7（歳）	10 以下	10 以下
8〜9（歳）	10 以下	10 以下
10〜11（歳）	10 以下	10 以下
12〜14（歳）	10 以下	10 以下
15〜17（歳）	8 以下	8 以下
18〜29（歳）	7 以下	7 以下
30〜49（歳）	7 以下	7 以下
50〜64（歳）	7 以下	7 以下
65〜74（歳）	7 以下	7 以下
75 以上（歳）	7 以下	7 以下
妊婦		7 以下
授乳婦		7 以下

飽和脂肪酸と同じく，脂質異常症および循環器疾患に関与する栄養素としてコレステロールがある．コレステロールに目標量は設定しないが，これは許容される摂取量に上限が存在しないことを保証するものではない．また，脂質異常症の重症化予防の目的からは，200 mg/日未満にとどめることが望ましい．

飽和脂肪酸と同じく，冠動脈疾患に関与する栄養素としてトランス脂肪酸がある．日本人の大多数は，トランス脂肪酸に関する WHO の目標（1％エネルギー未満）を下回っており，トランス脂肪酸の摂取による健康への影響は，飽和脂肪酸の摂取によるものと比べて小さいと考えられる．ただし，脂質に偏った食事をしている者では，留意する必要がある．トランス脂肪酸は人体にとって不可欠な栄養素ではなく，健康の保持・増進を図るうえで積極的な摂取は勧められないことから，その摂取量は 1％エネルギー未満にとどめることが望ましく，1％エネルギー未満でもできるだけ低くとどめることが望ましい．

表 9 n-6 系脂肪酸の食事摂取基準 (g/日)

性別	男性	女性
年齢等	目安量	目安量
0〜5(月)	4	4
6〜11(月)	4	4
1〜2(歳)	4	4
3〜5(歳)	6	6
6〜7(歳)	8	7
8〜9(歳)	8	7
10〜11(歳)	10	8
12〜14(歳)	11	9
15〜17(歳)	13	9
18〜29(歳)	11	8
30〜49(歳)	10	8
50〜64(歳)	10	8
65〜74(歳)	9	8
75 以上(歳)	8	7
妊婦		9
授乳婦		10

表 10 n-3 系脂肪酸の食事摂取基準 (g/日)

性別	男性	女性
年齢等	目安量	目安量
0〜5(月)	0.9	0.9
6〜11(月)	0.8	0.8
1〜2(歳)	0.7	0.8
3〜5(歳)	1.1	1.0
6〜7(歳)	1.5	1.3
8〜9(歳)	1.5	1.3
10〜11(歳)	1.6	1.6
12〜14(歳)	1.9	1.6
15〜17(歳)	2.1	1.6
18〜29(歳)	2.0	1.6
30〜49(歳)	2.0	1.6
50〜64(歳)	2.2	1.9
65〜74(歳)	2.2	2.0
75 以上(歳)	2.1	1.8
妊婦		1.6
授乳婦		1.8

表 11 炭水化物の食事摂取基準 (% エネルギー)

性別	男性	女性
年齢等	目標量[*1,2]	目標量[*1,2]
0〜5(月)	―	―
6〜11(月)	―	―
1〜2(歳)	50〜65	50〜65
3〜5(歳)	50〜65	50〜65
6〜7(歳)	50〜65	50〜65
8〜9(歳)	50〜65	50〜65
10〜11(歳)	50〜65	50〜65
12〜14(歳)	50〜65	50〜65
15〜17(歳)	50〜65	50〜65
18〜29(歳)	50〜65	50〜65
30〜49(歳)	50〜65	50〜65
50〜64(歳)	50〜65	50〜65
65〜74(歳)	50〜65	50〜65
75 以上(歳)	50〜65	50〜65
妊婦		50〜65
授乳婦		50〜65

*1:範囲に関しては，おおむねの値を示したものである．
*2:アルコールを含む．ただし，アルコールの摂取を勧めるものではない．

表 12 食物繊維の食事摂取基準 (g/日)

性別	男性	女性
年齢等	目標量	目標量
0〜5(月)	―	―
6〜11(月)	―	―
1〜2(歳)	―	―
3〜5(歳)	8 以上	8 以上
6〜7(歳)	10 以上	10 以上
8〜9(歳)	11 以上	11 以上
10〜11(歳)	13 以上	13 以上
12〜14(歳)	17 以上	17 以上
15〜17(歳)	19 以上	18 以上
18〜29(歳)	21 以上	18 以上
30〜49(歳)	21 以上	18 以上
50〜64(歳)	21 以上	18 以上
65〜74(歳)	20 以上	17 以上
75 以上(歳)	20 以上	17 以上
妊婦		18 以上
授乳婦		18 以上

表 13 エネルギー産生栄養素バランス (% エネルギー)

年齢	目標値*1(中央値*2)(男女共通)			
	たんぱく質	脂質*3		炭水化物*4,5
		脂質	飽和脂肪酸	
0〜11(月)	―	―		―
1〜17(歳)	13〜20(16.5)	20〜30(25)	―	50〜65(57.5)
18〜69(歳)	13〜20(16.5)	20〜30(25)	7 以下	50〜65(57.5)
70 以上(歳)	13〜20(16.5)	20〜30(25)	7 以下	50〜65(57.5)

*1：各栄養素の範囲については，おおむねの値を示したものであり，生活習慣病の予防や高齢者の虚弱の予防の観点からは，弾力的に運用すること．
*2：中央値は，範囲の中央値を示したものであり，もっとも望ましい値を示すものではない．
*3：脂質については，その構成成分である飽和脂肪酸など，質への配慮を十分に行う必要がある．
*4：アルコールを含む．ただし，アルコールの摂取を勧めるものではない．
*5：食物繊維の目標量を十分に注意すること．

表 14 ビタミン A の食事摂取基準 (μg RAE/日)*1

性別	男性				女性			
年齢等	推定平均必要量*2	推奨量*2	目安量*3	耐容上限量*3	推定平均必要量*2	推奨量*2	目安量*3	耐容上限量*3
0〜5(月)	―	―	300	600	―	―	300	600
6〜11(月)	―	―	400	600	―	―	400	600
1〜2(歳)	300	400	―	600	250	350	―	600
3〜5(歳)	350	450	―	700	350	500	―	850
6〜7(歳)	300	400	―	950	300	400	―	1,200
8〜9(歳)	350	500	―	1,200	350	500	―	1,500
10〜11(歳)	450	600	―	1,500	400	600	―	1,900
12〜14(歳)	550	800	―	2,100	500	700	―	2,500
15〜17(歳)	650	900	―	2,500	500	650	―	2,800
18〜29(歳)	600	850	―	2,700	450	650	―	2,700
30〜49(歳)	650	900	―	2,700	500	700	―	2,700
50〜64(歳)	650	900	―	2,700	500	700	―	2,700
65〜74(歳)	600	850	―	2,700	500	700	―	2,700
75 以上(歳)	550	800	―	2,700	450	650	―	2,700
妊婦(付加量)初期					+0	+0		
中期					+0	+0	―	―
後期					+60	+80		
授乳婦(付加量)					+300	+450	―	―

*1：レチノール活性当量(μg RAE)＝レチノール(μg)＋β-カロテン(μg)×1/12＋α-カロテン(μg)×1/24＋β-クリプトキサンチン(μg)×1/24－その他のプロビタミン A カロテノイド(μg)×1/24
*2：プロビタミン A カロテノイドを含む．
*3：プロビタミン A カロテノイドを含まない．

表 15 ビタミン B₁ の食事摂取基準

(mg/日)[*1,2]

性別	男性			女性		
年齢等	推定平均必要量	推奨量	目安量	推定平均必要量	推奨量	目安量
0〜5(月)	―	―	0.1	―	―	0.1
6〜11(月)	―	―	0.2	―	―	0.2
1〜2(歳)	0.4	0.5	―	0.4	0.5	―
3〜5(歳)	0.6	0.7	―	0.6	0.7	―
6〜7(歳)	0.7	0.8	―	0.7	0.8	―
8〜9(歳)	0.8	1.0	―	0.8	0.9	―
10〜11(歳)	1.0	1.2	―	0.9	1.1	―
12〜14(歳)	1.2	1.4	―	1.1	1.3	―
15〜17(歳)	1.3	1.5	―	1.0	1.2	―
18〜29(歳)	1.2	1.4	―	0.9	1.1	―
30〜49(歳)	1.2	1.4	―	0.9	1.1	―
50〜64(歳)	1.1	1.3	―	0.9	1.1	―
65〜74(歳)	1.1	1.3	―	0.9	1.1	―
75 以上(歳)	1.0	1.2	―	0.8	0.9	―
妊婦(付加量)				+0.2	+0.2	―
授乳婦(付加量)				+0.2	+0.2	―

＊1：チアミン塩化物塩酸塩(分子量＝337.3)の重量として示した.
＊2：身体活動レベルⅡの推定エネルギー必要量を用いて算定した.
特記事項：推定平均必要量は，ビタミン B₁ の欠乏症である脚気を予防するに足る最小必要量からではなく，尿中にビタミン B₁ の排泄量が増大し始める摂取量(体内飽和量)から算定.

表 16 ビタミン B₂ の食事摂取基準

(mg/日)[*1]

性別	男性			女性		
年齢等	推定平均必要量	推奨量	目安量	推定平均必要量	推奨量	目安量
0〜5(月)	―	―	0.3	―	―	0.3
6〜11(月)	―	―	0.4	―	―	0.4
1〜2(歳)	0.5	0.6	―	0.5	0.5	―
3〜5(歳)	0.7	0.8	―	0.6	0.8	―
6〜7(歳)	0.8	0.9	―	0.7	0.9	―
8〜9(歳)	0.9	1.1	―	0.9	1.0	―
10〜11(歳)	1.1	1.4	―	1.0	1.3	―
12〜14(歳)	1.3	1.6	―	1.2	1.4	―
15〜17(歳)	1.4	1.7	―	1.2	1.4	―
18〜29(歳)	1.3	1.6	―	1.0	1.2	―
30〜49(歳)	1.3	1.6	―	1.0	1.2	―
50〜64(歳)	1.2	1.5	―	1.0	1.2	―
65〜74(歳)	1.2	1.5	―	1.0	1.2	―
75 以上(歳)	1.1	1.3	―	0.9	1.0	―
妊婦(付加量)				+0.2	+0.3	―
授乳婦(付加量)				+0.5	+0.6	―

＊1：身体活動レベルⅡの推定エネルギー必要量を用いて算定した.
特記事項：推定平均必要量は，ビタミン B₂ の欠乏症である口唇炎，口角炎，舌炎などの皮膚炎を予防するに足る最小量からではなく，尿中にビタミン B₂ の排泄量が増大し始める摂取量(体内飽和量)から算定.

表17 葉酸の食事摂取基準　　　　　　　　　　　　　　　　　　　　　　　　　　　　　（μg/日）[*1]

性別	男性				女性			
年齢等	推定平均必要量	推奨量	目安量	耐容上限量[*2]	推定平均必要量	推奨量	目安量	耐容上限量[*2]
0〜5(月)	—	—	40	—	—	—	40	—
6〜11(月)	—	—	60	—	—	—	60	—
1〜2(歳)	80	90	—	200	90	90	—	200
3〜5(歳)	90	110	—	300	90	110	—	300
6〜7(歳)	110	140	—	400	110	140	—	400
8〜9(歳)	130	160	—	500	130	160	—	500
10〜11(歳)	160	190	—	700	160	190	—	700
12〜14(歳)	200	240	—	900	200	240	—	900
15〜17(歳)	220	240	—	900	200	240	—	900
18〜29(歳)	200	240	—	900	200	240	—	900
30〜49(歳)	200	240	—	1,000	200	240	—	1,000
50〜64(歳)	200	240	—	1,000	200	240	—	1,000
65〜74(歳)	200	240	—	900	200	240	—	900
75以上(歳)	200	240	—	900	200	240	—	900
妊婦(付加量)[*3,4]					+200	+240		
授乳婦(付加量)					+80	+100		

＊1：プテロイルモノグルタミン酸(分子量＝441.40)の重量として示した.
＊2：通常の食品以外の食品に含まれる葉酸に適用する.
＊3：妊娠を計画している女性，妊娠の可能性がある女性ならびに妊娠初期の妊婦は，胎児の神経管閉鎖障害のリスク低減のために，通常の食品以外の食品に含まれる葉酸を 400 μg/日摂取することが望まれる.
＊4：付加量は，中期および後期にのみ設定する.

表18 ビタミンCの食事摂取基準　　　　　　　　　　　　　　　　　　　　　　　　　　　（mg/日）[*1]

性別	男性			女性		
年齢等	推定平均必要量	推奨量	目安量	推定平均必要量	推奨量	目安量
0〜5(月)	—	—	40	—	—	40
6〜11(月)	—	—	40	—	—	40
1〜2(歳)	35	40	—	35	40	—
3〜5(歳)	40	50	—	40	50	—
6〜7(歳)	50	60	—	50	60	—
8〜9(歳)	60	70	—	60	70	—
10〜11(歳)	70	85	—	70	85	—
12〜14(歳)	85	100	—	85	100	—
15〜17(歳)	85	100	—	85	100	—
18〜29(歳)	85	100	—	85	100	—
30〜49(歳)	85	100	—	85	100	—
50〜64(歳)	85	100	—	85	100	—
65〜74(歳)	80	100	—	80	100	—
75以上(歳)	80	100	—	80	100	—
妊婦(付加量)				+10	+10	—
授乳婦(付加量)				+40	+45	—

＊1：L-アスコルビン酸(分子量＝176.12)の重量として示した.
特記事項：推定平均必要量は，壊血病の回避ではなく，心臓血管系の疫病予防効果ならびに抗酸化作用の観点から算定した.

表19 ナトリウムの食事摂取基準

(mg/日,（ ）は食塩相当量［g/日］)[*1]

性別	男性			女性		
年齢等	推定平均必要量	目安量	目標量	推定平均必要量	目安量	目標量
0〜5（月）	―	100(0.3)	―	―	100(0.3)	―
6〜11（月）	―	600(1.5)	―	―	600(1.5)	―
1〜2（歳）	―	―	(3.0 未満)	―	―	(3.0 未満)
3〜5（歳）	―	―	(3.5 未満)	―	―	(3.5 未満)
6〜7（歳）	―	―	(4.5 未満)	―	―	(4.5 未満)
8〜9（歳）	―	―	(5.0 未満)	―	―	(5.0 未満)
10〜11（歳）	―	―	(6.0 未満)	―	―	(6.0 未満)
12〜14（歳）	―	―	(7.0 未満)	―	―	(6.5 未満)
15〜17（歳）	―	―	(7.5 未満)	―	―	(6.5 未満)
18〜29（歳）	600(1.5)	―	(7.5 未満)	600(1.5)	―	(6.5 未満)
30〜49（歳）	600(1.5)	―	(7.5 未満)	600(1.5)	―	(6.5 未満)
50〜64（歳）	600(1.5)	―	(7.5 未満)	600(1.5)	―	(6.5 未満)
65〜74（歳）	600(1.5)	―	(7.5 未満)	600(1.5)	―	(6.5 未満)
75 以上（歳）	600(1.5)	―	(7.5 未満)	600(1.5)	―	(6.5 未満)
妊婦（付加量）				600(1.5)	―	(6.5 未満)
授乳婦（付加量）				600(1.5)	―	(6.5 未満)

＊1：高血圧および慢性腎臓病（CKD）重症化予防のための食塩相当量は男女とも6.0g/日未満とした.

表20 カリウムの食事摂取基準

(mg/日)

性別	男性		女性	
年齢等	目安量	目標量	目安量	目標量
0〜5（月）	400	―	400	―
6〜11（月）	700	―	700	―
1〜2（歳）	900	―	900	―
3〜5（歳）	1,000	1,400 以上	1,000	1,400 以上
6〜7（歳）	1,300	1,800 以上	1,200	1,800 以上
8〜9（歳）	1,500	2,000 以上	1,500	2,000 以上
10〜11（歳）	1,800	2,200 以上	1,800	2,000 以上
12〜14（歳）	2,300	2,400 以上	1,900	2,400 以上
15〜17（歳）	2,700	3,000 以上	2,000	2,600 以上
18〜29（歳）	2,500	3,000 以上	2,000	2,600 以上
30〜49（歳）	2,500	3,000 以上	2,000	2,600 以上
50〜64（歳）	2,500	3,000 以上	2,000	2,600 以上
65〜74（歳）	2,500	3,000 以上	2,000	2,600 以上
75 以上（歳）	2,500	3,000 以上	2,000	2,600 以上
妊婦（付加量）			2,000	2,600 以上
授乳婦（付加量）			2,200	2,600 以上

表21　カルシウムの食事摂取基準　　　　　　　　　　　　　　　　　　　　　　　（mg/日）

性別	男性				女性			
年齢等	推定平均必要量	推奨量	目安量	耐容上限量	推定平均必要量	推奨量	目安量	耐容上限量
0～5(月)	—	—	200	—	—	—	200	—
6～11(月)	—	—	250	—	—	—	250	—
1～2(歳)	350	450	—	—	350	400	—	—
3～5(歳)	500	600	—	—	450	550	—	—
6～7(歳)	500	600	—	—	450	550	—	—
8～9(歳)	550	650	—	—	600	750	—	—
10～11(歳)	600	700	—	—	600	750	—	—
12～14(歳)	850	1,000	—	—	700	800	—	—
15～17(歳)	650	800	—	—	550	650	—	—
18～29(歳)	650	800	—	2,500	550	650	—	2,500
30～49(歳)	600	750	—	2,500	550	650	—	2,500
50～64(歳)	600	750	—	2,500	550	650	—	2,500
65～74(歳)	600	750	—	2,500	550	650	—	2,500
75 以上(歳)	600	700	—	2,500	500	600	—	2,500
妊婦(付加量)					+0	+0		
授乳婦(付加量)					+0	+0		

表22　鉄の食事摂取基準　　　　　　　　　　　　　　　　　　　　　　　　　　　（mg/日）

性別	男性				女性						
年齢等	推定平均必要量	推奨量	目安量	耐容上限量	月経なし		月経あり		目安量	耐容上限量	
					推定平均必要量	推奨量	推定平均必要量	推奨量			
0～5(月)	—	—	0.5	—	—	—	—	—	0.5	—	
6～11(月)	3.5	5.0	—	—	3.5	4.5	—	—	—	—	
1～2(歳)	3.0	4.5	—	25	3.0	4.5	—	—	—	20	
3～5(歳)	4.0	5.5	—	25	4.0	5.5	—	—	—	25	
6～7(歳)	5.0	5.5	—	30	4.5	5.5	—	—	—	30	
8～9(歳)	6.0	7.0	—	35	6.0	7.5	—	—	—	35	
10～11(歳)	7.0	8.5	—	35	7.0	8.5	10.0	12.0	—	35	
12～14(歳)	8.0	10.0	—	40	7.0	8.5	10.0	12.0	—	40	
15～17(歳)	8.0	10.0	—	50	5.5	7.0	8.5	10.5	—	40	
18～29(歳)	6.5	7.5	—	50	5.5	6.5	8.5	10.5	—	40	
30～49(歳)	6.5	7.5	—	50	5.5	6.5	9.0	10.5	—	40	
50～64(歳)	6.5	7.5	—	50	5.5	6.5	9.0	11.0	—	40	
65～74(歳)	6.0	7.5	—	50	5.0	6.0	—	—	—	40	
75 以上(歳)	6.0	7.0	—	50	5.0	6.0	—	—	—	40	
妊婦(付加量)初期					+2.0	+2.5	—	—	—	—	
中期・後期					+8.0	+9.5	—	—	—	—	
授乳婦(付加量)					+2.0	+2.5	—	—	—	—	

（水野清子）

●演習問題

①家族のそれぞれの身体活動レベルをチェックしてみよう.

②3～5 歳および 12～15 歳の男性，女性について，身体活動レベルでみたエネルギーをはじめ，各栄養素の食事摂取基準値を表にまとめてみよう.

③自分の食事摂取基準値を把握し，3～5 歳児の同性の値と比較してみよう.

第 3 章
子どもの発育・発達と食生活

1 子どもの発育・発達

A 発育・発達の基本的な考え方

1)発育・発達とは

発育・発達は，子ども期における心身の変化からとらえることができる．「成長」とは，身長や体重などおもに形態面からみた量的増大を指す．「発達」とは，おもに機能面からみた質的変化・変容を指す．「発育」は成長と発達を併せた概念であるが，成長の同義語として使うことがあり，この場合は「身体発育」と表現することが多い．発育・発達が成人のレベルに達することを「成熟」という．

発育・発達には個人差があり，遺伝的要因，環境的要因，社会的要因などが影響を与える．また，養育者をはじめとする環境との相互作用によって促進される．発育・発達不良は，遺伝性疾患や内分泌疾患のみならず，虐待・ネグレクトなど悪化した成育環境でも起こる可能性がある．愛情遮断症候群では，精神発達遅滞や異常行動のほか，自律神経機能が低下した結果，成長ホルモンの分泌抑制が生じる．

子ども期は発育・発達の過程であり，見て，触って，自分で食べようとする意欲をもったり，味わって食べたり，食事づくりやその準備をしたり，そのなかで人とかかわる能力を養う時期である(図1).

2)発育・発達のリズムと成長スパート

子ども期は発育・発達に個人差がある．また，発育・発達は同じ速度で進行するのではなく，発育・発達が速い時期と緩やかな時期がある．

とくに低出生体重児や早産児の場合，出生後の発育・発達は個人差が大きく，さまざまな発育・発達のリズムを示すことが多い．早産児の発育・発達は，実際に生まれた日ではなく，出産予定日を基準とする（修正月齢）．出産予定日より1か月早く生まれてきた場合，生後1か月で修正月齢0か月，生後6か月で修正月齢5か月となる．

また，発育・発達のリズムにはしばしば家族的パターンがあり，兄弟姉妹で似た傾向を示すことが多い．

(南里清一郎，當仲　香)

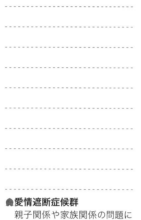

🍑 愛情遮断症候群
親子関係や家族関係の問題によって，子どもが十分な愛情を感じられないまま育った結果，発育・発達の遅れ，異常行動などを生じる状態をいう．

🍑 精神発達遅滞
精神の発達停止あるいは発達不全の状態．発達期に明らかになる全体的な知能水準に寄与する能力（認知，言語，運動，社会的能力など）に障害がみられる．

🍑 修正月齢
修正月齢をいつまで使用するかは一定の基準はない．1歳まで，あるいは3歳までといわれることがあるが，発育・発達は個人差が大きいので，主治医に相談する必要がある．目安となる基準を記す．
①在胎32週以後の極低出生体重児（出生体重1,500g未満）は誕生まで.
②超低出生体重児（出生体重1,000g未満）や28週以前のものは3歳まで.
③在胎30～32週のものは発達に応じて3歳近くまで.
（前川喜平：小児の神経と発達の診かた 改訂3版. 新興医学出版社，2003）

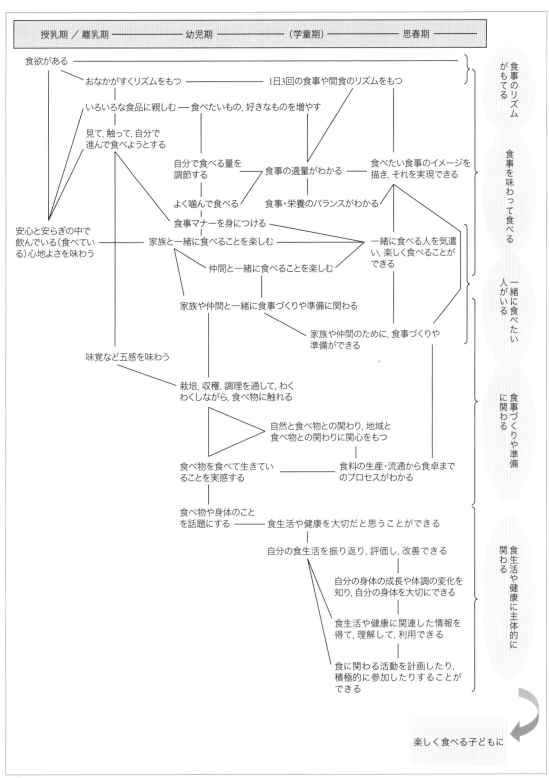

図 1　発育・発達過程に応じて育てたい"食べる力"について

〔厚生労働省：「食を通じた子どもの健全育成(―いわゆる「食育」の視点から―)のあり方に関する検討会」報告書，2004〕

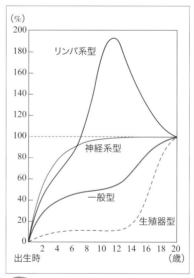 身体の発育・発達

1)発育・発達の原則 ●●●●●●●●●●●●●●●●●●●●

ⓐ順序性

　遺伝的に，発達の過程には順序と秩序が規定されている．それはたとえば「首すわり→お座り→ひとり立ち→歩行」といったことである．

ⓑ速度の多様性

　発育は身体の各部に均一に起こるのではなく，その速度も一定ではない．スキャモン（Richard Everingham Scammon）の臓器別発育曲線（図2）でみると，乳幼児期は脳神経系の発育が急速で，その後リンパ系の発育が急速になる．身長の発育速度をみると，0〜2歳ごろに第一次成長スパート，10〜13歳ごろに第二次成長スパート（思春期スパート）があり，その時期に急激に身長が伸びる．

ⓒ臨界期（感受期）

　発育・発達にとって決定的に大切な時期を臨界期という．人のおもな臓器・組織は妊娠初期につくられるため，胎芽期は奇形などを予防するための臨界期である．

　視覚の発達は，生後3〜4か月から2歳ごろが臨界期であり，この時期に片眼病変や片眼遮蔽による両眼視刺激の欠如があると，視覚障害を生じるといわれている．

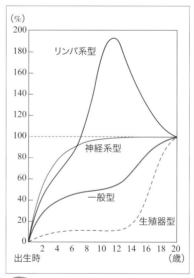

図2　スキャモンの臓器別発育曲線

〔Scammon RE：The measurement of the body in childhood. In：Harris JA, et al（eds）. *The measurement of man*. University of Minnesota Press, 1930：173-215〕

♠スキャモンの臓器別発育曲線

　スキャモン（1883-1952，米国，医学者，人類学者）が『The measurement of man』（Harris JA, et al（eds）：University of Minnesota Press, 1930）に掲載した発育曲線．発育を20歳のレベルで100％とし，各体組織の発育の特徴を，①一般型〔全身の計測値（頭径を除く），呼吸器，消化器，腎，心大動脈，脾，筋全体，骨全体，血液量〕，②神経系型（脳，脊髄，視覚器，頭径），③リンパ系型（胸腺，リンパ節，同質性リンパ組織），④生殖器型（精巣，卵巣，副精巣，子宮，前立腺など）の4つのパターンに分けている．科学的な検証はされておらず，一定の事実による推定からの仮説モデルとして利用されている．

胎児は子宮内でも聴覚への刺激を受けている．新生児聴覚スクリーニング検査は，眠っている新生児に小さな音を聞かせ，その刺激に反応して起こる変化をコンピュータが判断し，正常な反応の有無を調べる検査である．大きく分けて2種類の検査機器での検査があり，AABR（自動聴性脳幹反応）とOAE（耳音響放射）が使われている[*1]．

乳児は物音や話し声を聞いて，徐々に音の意味を理解して言語を取得する．もし難聴があっても，早期に耳の聞こえを補ったり，視覚的な働きかけを強めることでコミュニケーションや言語の発達が促される．言語習得の臨界期は，生後6か月〜12歳ごろといわれている．

臨界期を過ぎると脳の神経細胞は可塑性を失うという仮説があるが，さまざまな発達においてそれぞれの臨界期自体が存在するのか議論されており，いまだ仮説の域を出ない．近年，成熟脳でも可塑性のある脳領域が存在することや，臨界期を過ぎても変化する神経細胞群がみつかっている[*2]．

ⓓ 方向性

発育・発達には基本的方向性がある．頭尾方向（頭部から尾部への発達），近遠心方向（身体の中心部から末梢部への発達），粗大→特異方向（粗大な動きから微細な協調的な動きへの発達）などがある．

ⓔ 相互作用

発育・発達は，細胞，組織，臓器，さらに個人レベルでの相互作用をもつ．

出生直後からの母子（養育者と子）の相互作用は重要である．子ども期の発育・発達は，母親，父親，祖父母などの養育者をはじめとする環境との相互作用により促進される．養育者から世話を受けて育てられる乳幼児も，養育者の愛情形成や養育態度に多くの影響を与えている．

Step Up!

母子のアタッチメント

母子関係は，「絆」「愛着」「母子相互作用」といった表現が使われるが，最近では「アタッチメント」がよく使われている．

母親は授乳のために子どもを抱き上げるが，これは一番自然なスキンシップである．抱いて授乳している母親の顔と子どもの距離は約30cmであるが，これは多少遠視の傾向がある正常な新生児にとっては，母親の顔を注視しやすい距離であることがわかっている．

聴覚は，胎生26週には音を感知でき，出生後はほぼ成人と同様であると考えられている．胎児が胎内で聴いていると考えられる母親の胎内音や音声，体外からの伝搬音については，胎内が豊かな音響環境であること，および胎児が胎内で経験した音を記憶し学習する可能性が示唆されている．

＊1 米国では，新生児聴覚スクリーニング検査で精密検査が必要となった場合，その後の療育開始時期の観点から，生後3か月までには精密検査を終了し，難聴の診断を確定すべきとの意見が出されている．

＊2 Sawtell NB, et al：NMDA receptor-dependent ocular dominance plasticity in adult visual cortex. *Neuron* 2003；**38**：977-985

🔊**相互作用**
たがいに働きかけ，影響を与え合う作用のこと．ここでは母子（養育者と子）双方向の働きかけの作用を指す．

　子どもは哺乳時に母親の匂いを嗅いで，自分の大切な母親であることを植えつけられる（嗅覚）．また，乳を吸う音や母親の囁き声（特有の高音のやさしい語りかけ）を聴き（聴覚），大切なスキンシップとして母親の乳房や肌の感触を認識し（触覚），母親の顔の表情や目の動きを見る（視覚）．

　このようなさまざまな行為を通じて子どもから母親へのアタッチメントが形成され，こころの発達が育まれるものと考えられている．

表1 乳幼児身体発育値（中央値：50 パーセンタイル値）

年・月・日齢	身長(cm)		体重(kg)		胸囲(cm)		頭囲(cm)	
	男	女	男	女	男	女	男	女
出生時	49.0	48.5	3.00	2.94	32.0	31.6	33.5	33.0
30 日	53.5	52.7	4.13	3.89	35.8	35.1	36.7	35.9
0 年 1〜2 か月未満	55.6	54.6	4.79	4.47	37.5	36.6	38.0	37.0
2〜3	59.1	57.9	5.84	5.42	40.1	38.9	39.9	38.9
3〜4	62.0	60.7	6.63	6.15	41.8	40.5	41.4	40.2
4〜5	64.3	63.0	7.22	6.71	42.9	41.6	42.3	41.2
5〜6	66.2	64.9	7.66	7.14	43.6	42.4	43.0	41.9
6〜7	67.9	66.5	8.00	7.47	44.1	42.9	43.6	42.4
7〜8	69.3	67.9	8.27	7.75	44.6	43.4	44.2	43.0
8〜9	70.6	69.2	8.50	7.97	44.9	43.7	44.6	43.5
9〜10	71.8	70.4	8.70	8.17	45.3	44.0	45.1	43.9
10〜11	72.8	71.4	8.88	8.34	45.5	44.3	45.5	44.3
11〜12	73.8	72.4	9.06	8.51	45.8	44.5	45.9	44.7
1 年 0〜1 か月未満	74.8	73.4	9.24	8.68	46.1	44.8	46.2	45.1
1〜2	75.8	74.4	9.42	8.85	46.3	45.0	46.5	45.4
2〜3	76.8	75.3	9.60	9.03	46.5	45.2	46.8	45.6
3〜4	77.7	76.3	9.79	9.20	46.8	45.5	47.0	45.9
4〜5	78.7	77.3	9.97	9.38	47.0	45.7	47.2	46.1
5〜6	79.7	78.2	10.16	9.55	47.2	45.9	47.4	46.3
6〜7	80.6	79.2	10.35	9.73	47.5	46.2	47.6	46.5
7〜8	81.5	80.1	10.53	9.91	47.7	46.4	47.8	46.6
8〜9	82.4	81.1	10.72	10.09	47.9	46.6	47.9	46.8
9〜10	83.3	82.0	10.91	10.27	48.1	46.8	48.1	46.9
10〜11	84.2	82.9	11.09	10.46	48.3	47.0	48.2	47.0
11〜12	85.1	83.8	11.28	10.64	48.6	47.2	48.3	47.2
2 年 0〜6 か月未満	86.7	85.3	11.93	11.29	49.2	47.9	48.7	47.5
6〜12	91.1	89.8	12.99	12.43	50.3	48.9	49.2	48.2
3 年 0〜6 か月未満	95.1	93.8	13.99	13.53	51.2	49.8	49.7	48.7
6〜12	98.6	97.4	14.90	14.56	52.0	50.7	50.1	49.2
4 年 0〜6 か月未満	101.8	100.8	15.76	15.51	52.9	51.6	50.5	49.6
6〜12	104.9	104.1	16.62	16.41	53.8	52.6	50.8	50.0
5 年 0〜6 か月未満	108.0	107.3	17.56	17.32	54.8	53.6	51.0	50.4
6〜12	111.3	110.6	18.63	18.27	55.7	54.5	51.3	50.7
6 年 0〜6 か月未満	114.9	114.0	19.91	19.31	56.7	55.1	51.6	50.9

（厚生労働省：平成 22 年乳幼児身体発育調査，2010 より作成）

2)身長

出生時身長の中央値(50 パーセンタイル値)は，男児 49.0 cm，女児 48.5 cm である(表1)．乳児期の増加率は高く，1歳ごろまでに出生時身長(50 cm の場合)の約 1.5 倍となる．その後やや緩やかに増加し，4歳で出生時身長の約 2 倍，12歳で約 3 倍となる．学童期後半・思春期から再び増加率は高くなる(表2)．

🔈パーセンタイル(percentile)
⇨p.78 参照

Step Up!

子どもの最終身長(Target height)と その範囲(Target range)を予測する計算式*

子どもの身長は遺伝的要因，つまり両親の身長の影響を受ける．遺伝的要因以外の栄養，睡眠，運動など種々の条件も身長に影響を与えるので一概にはいえないが，両親の身長から子どもの最終身長を予測する計算式があるので参考にしてほしい．

- 男子の身長＝〔父親の身長＋(母親の身長＋13)〕÷2±9
- 女子の身長＝〔父親の身長＋(母親の身長−13)〕÷2±8

*Ogata, Tsutomu, et al.："Target height and target range for Japanese children：revisited." Clinical Pediatric Endocrinology 2007；**16**：85-87.

表2 年齢別身長・体重の平均値

性別		男		女	
区分		身長(cm)	体重(kg)	身長(cm)	体重(kg)
幼稚園 5 歳		110.3	18.9	109.4	18.6
小学校	6 歳	116.5	21.4	115.6	20.9
	7	122.6	24.2	121.4	23.5
	8	128.1	27.3	127.3	26.5
	9	133.5	30.7	133.4	30.0
	10	139.0	34.4	140.2	34.2
	11	145.2	38.7	146.6	39.0
中学校	12 歳	152.8	44.2	151.9	43.8
	13	160.0	49.2	154.8	47.3
	14	165.4	54.1	156.5	50.1
高等学校	15 歳	168.3	58.8	157.2	51.7
	16	169.9	60.7	157.7	52.7
	17	170.6	62.5	157.9	53.0

(注)年齢は，4月1日現在の満年齢である．
(文部科学省：学校保健統計調査─令和元年度結果の概要．2019 より改変)

🔈学校健診での身体計測
学校における健康診断での身体計測は，集団としての評価に加えて個々の児童・生徒の成長評価の資料として活用される必要がある．平均と比較するだけでなく，個々の身長曲線・体重曲線でのパーセンタイル値(⇨p.78 参照)での評価が重要である．

3)体重

出生時体重の中央値は，男児 3.00 kg，女児 2.94 kg である(表1)．日齢2～3日までに出生時体重は 5～10% 減少する(生理的体重減少)．哺乳量の増加により，7～10日で出生時体重まで回復する．乳児期の体重増加率は高く，生後3か月ごろでは出生時体重(3 kg の場合)の約2倍，1歳ごろでは約3倍となる．その後緩やかになり，4歳ごろで約5倍，9歳ごろで約10倍になる．学童期後半・思春期では再び増加率は高くなる(表2)．

第3章 子どもの発育・発達と食生活

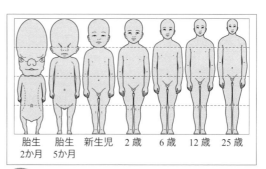

胎生
2か月　胎生
5か月　新生児　2歳　6歳　12歳　25歳

図3 身体のプロポーションの変化

4)胸囲・頭囲

　出生時胸囲の中央値は，男児 32.0 cm，女児 31.6 cm であり，出生時頭囲の中央値は，男児 33.5 cm，女児 33.0 cm である(表1)．出生時には胸囲より頭囲が大きいが，生後3か月～1歳6か月ごろにはほぼ同じになり，その後，2歳ごろに胸囲は頭囲よりも大きくなる．

5)四肢・骨

　下肢は，乳幼児は生理的に O 脚傾向にあり，2～3 歳ごろには X 脚の傾向がある．乳幼児期の O 脚に関しては，病的な所見(くる病)に注意する必要がある．

　骨の発育は，子ども期の身体発育の成熟度を示す指標となる．手根骨(しゅこんこつ)(手首にある短骨．手根を形成する)は 8 個あるが，その化骨数は年齢＋0～1 個である．

6)プロポーション

　頭長と身長の比率は発育に伴い変化する．出生時は 4 頭身，2 歳ごろには 5 頭身，6 歳ごろには 6 頭身，12 歳ごろには 7 頭身，成人になると7～8 頭身となる(図3)．

7)食べる機能の発達 (図4)

ⓐ歯の発達

　乳歯は，生まれる前の胎生 6 週目には歯胚が体の中でつくられ始め，胎生 4～6 か月には歯の石灰化が始まる．生後 7～8 か月くらいから下の前歯から生え始めるのが一般的であるが，個人差がある．12～18 か月で第一乳臼歯が生え始め，3 歳前後で上下 10 本ずつ(前歯は上下 6 本ずつ，奥歯は上下左右 2 本ずつ)の計 20 本となり，噛み合わせが完成する．6 歳くらいから永久歯が生え始め，11～13 歳ごろで第二大臼歯が生え，17～20 歳で第三大臼歯が生える(上下必ずしもそろわないこともある)．全部生えれば 32 本となる．

ⓑ 吸嘔(きゅうてつ)運動の発達

　子どもが生まれて初めてとる行動は，母親からの哺乳に対する，吸嘔

●手根骨

出生時　6か月　1歳

女2歳
男2歳6か月　　女5歳
男6歳

●生歯
　⇨p.95 参照

●歯並び
　近年，食生活の変化などにより，顎が小さい子どもが増加しているといわれている．顎が小さいと，永久歯が生える際に歯が並びきれず，歯列不正になることが多い(叢生(そうせい)，乱杭歯)．乳歯から永久歯に生え変わる時期には，乳歯の根は吸収されて次に生えてくる永久歯を誘導する．学校歯科検診でも齲歯(虫歯)だけでなく，歯列・咬合や顎関節のチェックが義務づけられている．

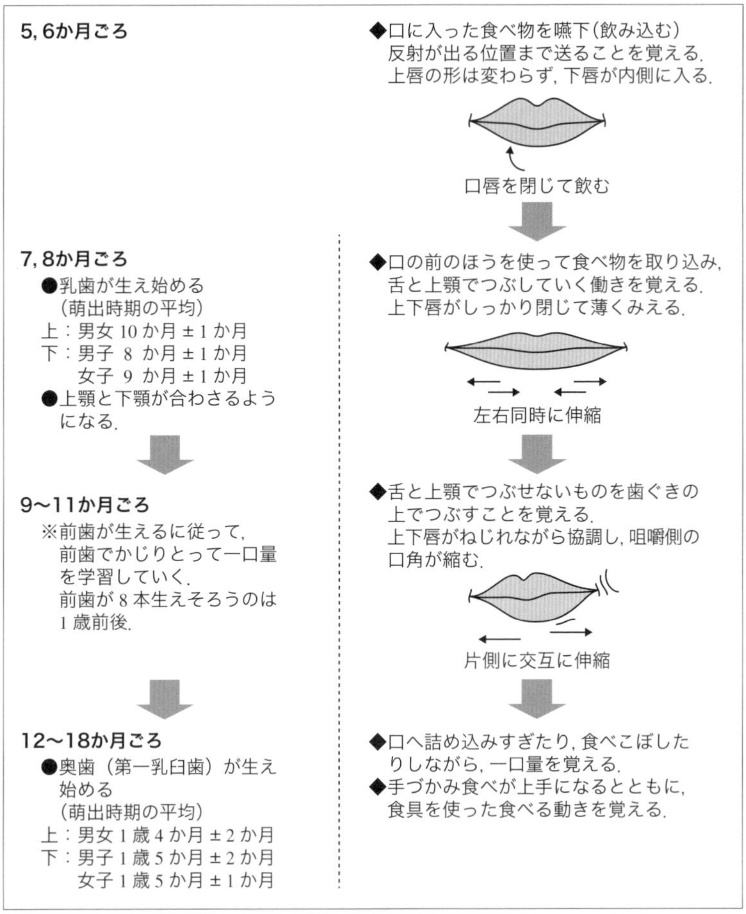

5, 6か月ごろ

◆口に入った食べ物を嚥下（飲み込む）
反射が出る位置まで送ることを覚える．
上唇の形は変わらず，下唇が内側に入る．

口唇を閉じて飲む

7, 8か月ごろ
- 乳歯が生え始める
  （萌出時期の平均）
  上：男女 10 か月 ±1 か月
  下：男子 8 か月 ±1 か月
  　　女子 9 か月 ±1 か月
- 上顎と下顎が合わさるよう
  になる．

◆口の前のほうを使って食べ物を取り込み，
舌と上顎でつぶしていく働きを覚える．
上下唇がしっかり閉じて薄くみえる．

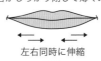

左右同時に伸縮

9〜11か月ごろ
※前歯が生えるに従って，
前歯でかじりとって一口量
を学習していく．
前歯が 8 本生えそろうのは
1 歳前後．

◆舌と上顎でつぶせないものを歯ぐきの
上でつぶすことを覚える．
上下唇がねじれながら協調し，咀嚼側の
口角が縮む．

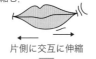

片側に交互に伸縮

12〜18か月ごろ
- 奥歯（第一乳臼歯）が生え
  始める
  （萌出時期の平均）
  上：男女 1 歳 4 か月 ±2 か月
  下：男子 1 歳 5 か月 ±2 か月
  　　女子 1 歳 5 か月 ±1 か月

◆口へ詰め込みすぎたり，食べこぼした
りしながら，一口量を覚える．
◆手づかみ食べが上手になるとともに，
食具を使った食べる動きを覚える．

図4 食べる機能の発達
（厚生労働省：授乳・離乳の支援ガイド．2019 を参考に作成）

運動である．これは原始反射である哺乳反射に基づいている．

　この吸啜運動は，成人が液体をストローで吸い上げる吸引運動とは異なり，舌によって乳首を上に押し上げて乳汁を圧出し，吸引して飲む乳児独特の運動である．この運動は，月齢とともに能率が上がり，哺乳量が増加する．生後 4〜5 か月ごろからは成人の吸引運動に変化する．

ⓒ 咀嚼機能，嚥下機能の発達

　乳児期は，上顎の歯の生えるあたりにある組織の内側に，乳首が収まる空洞があり，そこに乳首を入れ，舌でしごいて乳汁を飲む（蠕動様運動，波動状運動）．これが咀嚼の始まりである．

　生後 5，6 か月を経過し，離乳開始時期になると，口を閉じて舌の前後運動でごっくんと嚥下ができるようになる．生後 7，8 か月になると，離乳食を上顎と舌でつぶし，唇をもぐもぐ動かすことができるようになる．生後 9〜11 か月ごろになれば，歯ぐきで押しつぶして食物を食べることができる．

🍴**哺乳反射**

　口に入ってきたものを強く吸う吸啜反射，唇に乳首などが触れると首を回して探す探索反射，口のまわりに指が触れるとその方向に頭をまわし，唇と舌でくわえようとする捕捉反射，おっぱいを飲み込む嚥下反射，奥の歯茎に触れると口を閉じて噛みこむ咬反射など，一連の原始反射．哺乳反射は生後 5〜7 か月くらいから徐々に消失する．

ⓓ **食欲の発達**

　食欲は，大脳の視床下部外側野にある摂食中枢と視床下部内側野にある満腹中枢により調節され，大脳皮質の前頭葉や感覚野も関与し，感情と摂食の調節や，嗜好と食べ物の選択に関与している．

　摂食中枢では，血糖値が低下すると刺激されて食欲が起こる．また，楽しく食事ができる，食事の雰囲気がよい，家族関係がよい，食べ物の色彩がきれいである，いい匂いがするといった大脳皮質への刺激は食欲を増進させる．

ⓔ **味覚と嗜好の発達**

　食物に対する好き嫌い，嗜好の発達は味覚の発達によるところが大きい．味の基本型は，甘味・酸味・塩味・苦味・旨味である．新生児期から，甘い味を好み，苦い味を嫌がることがわかっている．しかし，いわゆる味覚として発達するのは離乳期からである．

8）消化吸収機能の発達

ⓐ **唾液における消化**

　口腔内におけるおもな消化液は唾液である．

　出生直後の新生児の唾液の分泌量は少ない．唾液の量は生後7日ごろから増加し，1歳で150 mL/日程度に達し，学童期は500 mL/日になる．成人は1～1.5 L/日といわれている．

　唾液中の消化酵素であるプチアリンは，グリコシド結合〔炭水化物分子（糖）と別の有機化合物とが結合した基〕を加水分解する酵素であるα-アミラーゼの一種であり，でん粉，デキストリン，グリコーゲンを分解して麦芽糖に変える．新生児期と乳児期前半の子どもでは，唾液に含まれるこの酵素の量はきわめて少ないが，離乳期になってでん粉食の摂取が始まると急速に増加する．

ⓑ **胃内における消化**

　胃液は胃粘膜の分泌細胞から分泌され，その主成分は塩酸とペプシン，リパーゼである．

　出生時の胃液は中性ないし弱アルカリ性であるが，生後3～6時間で塩酸の分泌が始まり酸性となる．その後，塩酸分泌量は1歳ごろまでに著明に増加する．

　ペプシンは，ペプシノーゲンが塩酸により活性化されることで発生し，たんぱく質消化酵素として働く．乳児期にはペプシン分泌量は少ないが，1歳ごろには新生児期の2～4倍に増える．2歳過ぎには成人並みの分泌量となる．

　リパーゼは凝乳（カード）中の脂質に作用し，脂肪酸とグリセリンに分解する．糖質は胃内では消化されない．

ⓒ腸内における消化吸収

消化吸収の大部分は小腸において行われる．小腸に運ばれた食物は，腸液，膵液，胆汁の作用によって消化分解され，吸収される．

▶腸液に存在する消化酵素

・エンテロキナーゼ

不活性状態の消化酵素であるトリプシノーゲンをトリプシンに活性化する．

・エレプシン

カゼイン，アルブモーゼ，ペプチドをアミノ酸に分解する．

・ラクターゼ

乳糖をぶどう糖，ガラクトースに分解する．胎生6か月より活性があり，出生時には成人レベルに達する．

・スクラーゼ

しょ糖をぶどう糖，果糖に分解する．胎生2か月で活性があり，出生時には成人レベルに達する．

▶膵液中に存在する消化酵素

・アミラーゼ

多糖類を麦芽糖に分解する酵素である．生後2〜3か月から増加し，2〜3歳で成人レベルに達する．

・マルターゼ

麦芽糖をぶどう糖に分解する酵素である．

・リパーゼ

脂肪酸エステルを脂肪酸とグリセリンとに加水分解する酵素である．生後1か月は分泌量が少ないが，2〜3歳で成人レベルに達する．

・トリプシン

たんぱく質をアミノ酸に分解する酵素である．2〜3歳で成人レベルに達する．

▶胆汁

肝臓は消化液として胆汁を分泌する．胆汁の主成分は，胆汁酸，ビリルビン，コレステロールである．

胆汁酸は，肝細胞でコレステロールから生成され，胆汁として胆嚢に蓄えられて十二指腸に分泌される．胆汁酸は回腸や結腸で再吸収され，肝臓に回収され再利用される（腸肝循環）．

▶小腸・大腸での吸収

炭水化物（糖質）のほとんどは小腸で，スクラーゼ，マルターゼ，ラクターゼなどの粘膜酵素によって分解され，ぶどう糖やガラクトースなどの単糖類になって吸収される．母乳中の乳糖は，乳糖分解酵素によりぶどう糖，ガラクトースに分解されて吸収される．

小腸でほとんど消化が完了し，吸収される．大腸では腸内細菌による未消化物の分解が行われる．水分や無機質（ミネラル）が吸収されて糞便がつくられる．

🔴活性化

特定の機能が活発になり，作用が高まること．たとえば，トリプシノーゲンはあまり作用しない状態で膵臓から分泌される．そして十二指腸から分泌されるエンテロキナーゼにより，分子端が切断されて（自己限定分解），トリプシンへと変化して，消化液のなかで活発に作用し，たんぱく質を分解するようになる．

🔴カゼイン，アルブモーゼ，ペプチド

どれも消化過程でのたんぱく質である．エレプシンは，これらの半消化されたたんぱく質をアミノ酸まで分解する．

🔴管腔内消化と膜消化

管腔内消化とは，食物が分泌された消化液と混和して消化酵素の作用で行われる消化のことをいう．管腔内消化が終わると，小腸管腔内を覆う細胞膜（小腸微繊毛膜）表面で最終的な消化である膜消化が行われ，栄養素が吸収される．

▶胎便

　小腸で消化・吸収された残りの内容物が大腸に達して水分が吸収され，腸内細菌による分解が進んで糞便が形成される．便の性状，回数は個人差が大きく，年齢，食物も関係する．

　新生児のほとんどが最初の便を生後24時間以内に排泄する．生後2，3日の間に排泄する便を胎便といい，子宮内で飲み込んだ羊水，腸の上皮細胞，胆汁色素などが含まれる．色は暗緑黒色で，ねばねばした粘着性をもち，ほとんど無臭である．生後2，3日を過ぎると次第に緑黒色調がうすくなり，緑褐色でべとべととした便に変化する．

　哺乳により黄色がかった移行便になり，やがて普通便になる．便の色は，最終物質であるビリルビンという色素によるもので，ビリルビン抱合中で，その時々の腸管細菌叢によって色が左右される．ビリルビンの一部は，大腸で腸内細菌の働きにより還元されてウロビリノーゲンに代謝され，酸化してウロビリンとなり便の色を決定づける．

▶母乳栄養児の便

　黄色から山吹色，しばしば緑色になることもある．生後1か月くらいまでは水様便で，回数は少量頻回であり，10回/日以上になることが多い．粘液が混じったつぶつぶの顆粒がみられることがある．1か月を過ぎると回数が少なくなり，軟便となる．

▶人工栄養児の便

　母乳栄養児のような水様便ではなく軟便である．やや白みがかった黄色だが，緑色の便も混じる．回数も個人差はあるが，母乳栄養児よりは少ない．

▶離乳食乳児の便

　離乳食を食べるようになると便が固まってくることが多い．色や臭いも大人の便に近づくが，にんじんやほうれんそうなどの不消化物が，そのまま出てくることもある．

▶幼児の便

　幼児期は幼児食をとっているので，ほぼ性状は大人の便に近くなってくる．回数は通常1〜3回/日で，固形便が多い．

▶異常便

・水様便

　下痢のときの便であり，常態が水様便である母乳栄養児を除き，異常である．粘液や顆粒（灰白色のつぶつぶ）が混じっていたり，幼児では不消化物が含まれることもある．

・血便

　便に血液が混じっているのは病的であるが，乳児において点状あるいは糸状に血液を認めることがあっても，これらは一過性であり，不消化便でなければ放置してよい．

　下痢便に血液が混入しているときは，腸管感染症を疑って検査を行う．腸重積症では，浣腸すると血便が出ることがある．

♣乳児期の便や尿の色

　乳児期の便の色はさまざまであり，便の色を気にする保護者は多い．黄色や茶色，つぶつぶ，黄白色は問題がない．また，便が酸性になり，胆汁が変色した緑色の便も病的なものではない．ニンジン，トマト，スイカなどの果汁を食した後の赤色の便も問題ない．すっぱい臭いの白い便（米のとぎ汁状），灰色，白色，黒色，血便は注意が必要である．また，健康な乳児の尿は，無色透明に近い色か，とても淡い黄色である．尿の色が濃い場合（濃褐色・紅茶色・麦茶色・ウーロン茶色）や，便の色が白い場合（うすいクリーム色，レモンイエロー，灰白色）は，胆道閉鎖症が疑われることがあるので注意が必要である．

胃や小腸上部で出血したときは，黒褐色のタール便(黒色便，メレナ)となる．新生児メレナは，ビタミンK欠乏のため凝固因子を体内で十分につくることができず，消化管出血を起こしタール便をきたした状態である．

9) 脳神経の発育・発達

新生児の脳重量は350〜400gであるが，3歳で1,000g，4〜6歳で1,200〜1,500gに発育する．大脳新皮質の脳細胞の数は約140億個で，出生時にほぼそろっており，出生後には増えない．しかし，3，4歳くらいまでに神経細胞の間のネットワークが複雑化し，脳細胞の働きを助けるグリア細胞が増加して脳の灰白質の体積が大きくなる．

10) 免疫機能の発育・発達

免疫には，母親の免疫グロブリンによる受動免疫と，体内の免疫臓器系による能動免疫とがある．また，消化管独自の免疫学的防御機構が存在する．

ⓐ受動免疫

胎盤を介して母体内の免疫グロブリンGなどが胎児に移行し，生後6か月ごろまでは種々の感染症を予防する．母乳哺育の場合は，母親が感染症に罹患すると，母乳中にその感染症に対する分泌型免疫グロブリンAが分泌され，乳児の感染症の予防に重要な役割をもつ．

ⓑ能動免疫

乳幼児の能動免疫は，ウイルスや細菌などの異物が体内に侵入し，抗原抗体反応を起こすことで成熟する．体内で作る免疫グロブリンGは出生時から存在するが，産出量が少ない．母親由来の免疫グロブリンGの急速な低下により，生後3か月ごろが一番低く，生理的免疫不全状態になりやすい．その後，産出量の増加により，10歳ごろに成人レベルになる．

ⓒ消化管の免疫学的防御機構

消化液中に産生された分泌型免疫グロブリンAは，体内に侵入した抗原と腸管腔内で複合体を形成し，腸管壁内へ転送されるのを防ぐ．分泌型免疫グロブリンAは腸管リンパ装置で産生され，全身免疫とは別の消化管独自の局所免疫を担っている．

(當仲　香，南里清一郎)

運動機能と睡眠機能の発達

1) 運動機能の発達

子ども期における運動機能の発達は，脳神経系の発達が基盤となって

🔖大脳新皮質，灰白質

灰白質とは，中枢神経系の神経組織のうち，神経細胞の細胞体が存在している部位である．これに対し，神経細胞体がなく，神経線維ばかりの部位を白質という．大脳や小脳の灰白質は，表面を薄く覆うように存在しており，大脳の場合は大脳皮質とよばれる．

大脳皮質には，古くから発達した大脳辺縁系と，進化的に新しく発達した大脳新皮質がある．大脳新皮質は，前頭葉・頭頂葉・側頭葉・後頭葉という4つの「葉」から構成されている．

🔖免疫グロブリン

免疫グロブリンは抗原刺激を受けたB細胞系細胞が分化・成熟して産生する血漿蛋白成分であり，IgG，IgA，IgM，IgD，IgEの5種類がある(⇒p.103も参照)．免疫グロブリンG(immunoglobulin G：IgG)は，血液中にもっとも多く含まれる免疫グロブリンであり，種々の抗原(細菌，ウイルスなど)に対する抗体を含んでいる．IgGの測定は，感染症，腫瘍，自己免疫性疾患を含むさまざまな抗体産生系に異常をきたす疾患の目安になる．免疫グロブリンA(IgA)は，人の腸管，気道などの粘膜や初乳に多く存在し，局所で細菌やウイルス感染の予防に役立っている．分泌型IgAは初乳に含まれ，新生児の消化管を細菌・ウイルス感染から守る働きをしている(母子免疫)．

いる．そのため何らかの原因で脳神経系の発達が阻害されると，運動機能の発達は大きく妨げられる．

　一方，運動機能の発達は，環境や学習の影響を大きく受けることもよく知られている．したがって，子ども期の最良の運動発達のためには，脳神経系の良好な発達と併せて，環境による適切な刺激と学習するチャンスを与えることが非常に重要である．

　子ども期における運動発達については，生後1年ごろまでにはおもに粗大運動（からだ全体の運動）が発達し，それと併行して微細運動（手を使った細かい運動）も発達する（図5）．

　粗大運動については，生後3～4か月で首がすわり，4～6か月で寝返りをし，7～8か月ではひとり座りができ，8～10か月では，はいはいとつかまり立ちができるようになる．1歳～1歳2か月ではひとり歩きをする．ただし，これはあくまで標準的な発達であり，実際には個人差が大きい．

　首のすわりでは6か月，ひとり座りでは10か月，つかまり立ちでは12か月，ひとり歩きでは1歳6か月を過ぎてもできない場合には，運動機能の発達障害を考慮する．

　その後，幼児期に入るとこれらの運動機能はますます発達し，2歳では階段の昇降，両足跳びができるようになり，3歳では片足立ちや三輪車に乗ること，4～6歳で片足跳び，スキップができるようになる．

　微細運動については月齢,年齢とともに発達する.5か月ごろには，しっかりガラガラを握るようになり，7か月ごろでクッキーを手にもって食べることができるようになる．8か月ごろには，親指と人差指で小さなものをつまみ，1歳ではなぐり書きができるようになる．1歳6か月では積み木を積んだり，スプーンで食物を口の中に運んだりできるようになる．2歳では簡単な衣服の脱ぎ着や，本のページをめくることができるようになる.3歳でははさみを使って紙を切ったり,人の絵を描くことができるようになる．4歳では線をなぞって描くことができるようになる．

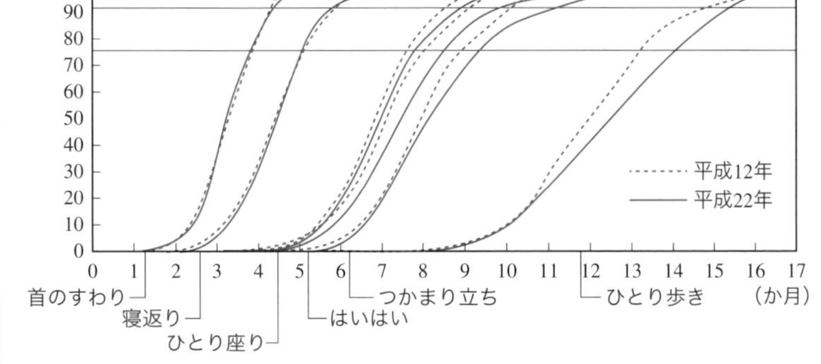

図5 乳幼児の運動機能通過率

（厚生労働省：平成22年 乳幼児身体発育調査．2010 より作成）

2) 睡眠機能の発達 ●●●●●●●●●●●●●●●●●

　胎児期では，約24時間周期で変動する生理現象である概日リズムは母体の概日リズムによる干渉のみならず，音や光などの影響を受け，妊娠30〜37週ごろに成熟する．とくに妊娠後期では，母親の生活リズムが胎児に影響することに留意すべきである．また，妊娠33週ごろまでにレム睡眠が出現する．

　新生児期では，総睡眠時間16〜17時間，睡眠周期50〜60分，レム睡眠50％となる．昼夜の区別なく，授乳と排泄で2〜3時間おきに覚醒する多相性睡眠となる．

　幼児期〜学童期には，総睡眠時間10〜14時間，睡眠周期60〜70分となる．1歳ごろは，多相性睡眠はあるものの，24時間周期の昼夜のリズムと同調できるようになり，睡眠は夜間に集中する．レム睡眠は2〜3歳の幼児期で急激に20〜30％程度に減少し，ノンレム睡眠とレム睡眠の区別が明瞭になり睡眠周期が完成する．10歳ごろには単相性睡眠となり，社会的要因の影響を受けて昼寝はしなくなる．

　夜間の受光量増大が，睡眠と覚醒のリズムを調整するホルモンであるメラトニン分泌量を減少させ，睡眠時間の減少や睡眠の質の低下が成長過程に影響するといわれている．

（當仲　香，南里清一郎）

D　こころの発達

1) 対人関係の発達 ●●●●●●●●●●●●●●●●●

ⓐ新生児期・乳児期

　新生児期において睡眠時に内発的に起こっていた微笑反応は，やがてまどろみのときに外から働きかけた人の声や鈴の音などの聴覚刺激に対して起こるようになる．そして生後2〜3か月ごろは，視覚的な刺激，とくに人の顔によって微笑が引き起こされる．スピッツ（René Arpad Spitz）はこの微笑を3か月微笑と名づけた．

　生後5か月ごろになると，微笑反応は特定の親しい人に対して選択的に積極的に示されるようになり，6〜8か月ごろには見知らぬ人に出会ったときに泣き出したり，母親の体にしがみつくなど，人見知りをするようになる．このことをスピッツは8か月不安と名づけた．

　微笑反応が選択的に行われるようになるころから，乳児は養育者，おもに母親に対して，ほかの人物に対するものとは異なった情愛的絆を結んでいく．これをアタッチメントという．

ⓑ幼児期

　幼児期になると，対人関係は乳児期の母親を中心とした関係から，家族以外の人や仲間との関係へと広がりをみせていく．

　まず，母親との関係において安定したアタッチメント関係を築いている子どもは，2歳ごろまでは，離れていく母親の後追いをしたり，母親

🔊概日リズム
　約24時間周期で変動する生理現象で，動物，植物，菌類，藻類などほとんどの生物に存在しており，サーカディアン・リズムという場合もある．明るい時間帯に目が覚めて暗くなると眠くなる，というような睡眠や覚醒の明暗サイクルに関係している．

🔊レム睡眠，ノンレム睡眠
　眠りに入ると，まず眠りの浅いレム睡眠が始まり，しばらくすると深いノンレム睡眠のステージに入る．新生児のころは，眠りの浅いレム睡眠の時間が多いので，大人よりも小刻みに睡眠と覚醒を繰り返す．

🔊参考図書
・小西行郎，ほか：なぜ発達行動学なのか　胎児期からの行動メカニズム．診断と治療社，2013

・川上文人，ほか：ヒトはなぜほほえむのか　進化と発達にさぐる微笑の起源．新曜社，2012

・玉川大学赤ちゃんラボ（編）：なるほど！　赤ちゃん学ここまでわかった赤ちゃんの不思議．新潮社，2012.

・遠藤利彦：赤ちゃんの発達とアタッチメント．ひとなる書房，2017

・南　徹弘（編）：発達心理学．朝倉書店，2007

第3章　子どもの発育・発達と食生活

📖参考図書
・S. R. アッシャー・J. D. クーイ（編）：子どもと仲間の心理学 友だちを拒否するこころ. 北大路書房，1996

・J・ピアジェ：ピアジェに学ぶ認知発達の科学. 北大路書房，2007

・開 一夫：日曜ピアジェ 赤ちゃん学のすすめ. 岩波書店，2006

・外山紀子，ほか：乳幼児は世界をどう理解しているか 実験で読み解く赤ちゃんと幼児の心. 新曜社，2013

とおもちゃなどの間を行き来しながら遊ぶなど，母親のそばにいようとする様子がみられる．そして2〜3歳前後からは，母親は離れていても必ず自分のところへ戻ってきてくれるという信頼感をもち，互いに自立した存在として協調関係をもつことができるようになる．一方，父親との関係も母親との関係と同様に，アタッチメント対象としてだけでなく，遊びを発展させたり，社会化を働きかける役割として重要になる．

　仲間とのかかわりの兆しがみえ始めるのは，およそ18か月以降である．初めは，一方が手にもっているおもちゃに対して他方が興味をもち，それを取り合うといったことから関係が始まる．そのような経験を通して，子どもたちは徐々に相手の行動に自分の行動を合わせるといったことを学ぶ．そのことによって，相手の行動や存在に興味をもつようになり，相手の意図や立場がわかるようになってくると，お互いに役割の交代ができるようになってきて，仲間同士の関係そのものを楽しめるようになる．遊び相手が大人から仲間へと移行していくのは2〜3歳ごろである（図6）．このように，幼児期は家族をはじめとした身近な人たちとの信頼関係を育てていく大切な時期である．

2) 知能の発達
ⓐ乳児期
　ピアジェ（Jean Piajet）は，新生児期〜2歳ごろまでを，自分のからだを通して経験的に事物との関係，事物間の関係を理解する時期であるとした．これを感覚運動期という．

　新生児期は，「吸う」「見る」「握る」などの生得的反射のみによって環境に働きかけ，反射を訓練していく時期である．その後，ばらばらだった知覚と動作が結びついていく．4か月ごろになると，自分の手をじっ

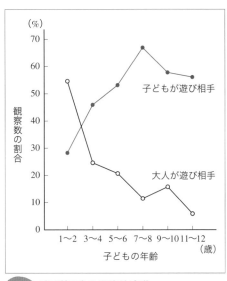

図6 遊び相手の発達的変化

（Ellis S, et al：Age segregation in children's social interactions. Developmental Psychology 1981；**17**：399-407）

と見つめたり，母親の声がすればそちらへ目を向けるなど，目と手，目と耳などの協応がみられる．このようにして，自分の身体を中心とした興味から，自分の周囲の環境へと関心を広げていく．4～8か月ごろには，ガラガラのひもに偶然手が触れて音が鳴ったりすると，同じ結果を得ようとしてその動作を繰り返そうとしたりする．そのような経験を経て，8か月～1歳ごろには，乳児はあらかじめ目標を立てて，その目標に到達するための手段を探索するようになる．ちょうどこの時期の赤ちゃんは，物が視野から完全に隠されていても，障害物を取り除いて物を取り戻すことができるようになる．これは，乳児自身が目の前の物が見えなくなっても，それは消滅したのではなく存在し続けているということ，すなわち「対象物の永続性」を理解していることを意味する．また，1歳ごろまでの物を扱う基本形は，目で見た物に手を伸ばし，つかんで口に持っていくという，目・手・口の組み合わせによるものである．

　1歳を過ぎると，ある目的に対して，すでにもっている手段が役に立たない場合は，試行錯誤をすることによって新しい手段を発見する．また，棒を使って物を引き寄せるなど，道具の使用もできるようになる．1歳半～2歳になると実際に試行錯誤することなく，言葉や記号，象徴を思考の表現手段として用いて，新しい手段を発明できるようになる．すなわち，この時期は感覚運動期から表象的思考への移行期となる．

ⓑ幼児期

　表象的思考の段階になった子どもは，感覚的な行動が内在化され，それに代わってイメージに基づく表象機能が現れてくる．このような時期をピアジェは前操作期としている．前操作期は次の操作段階の準備段階であり，思考に論理的な首尾一貫性がみられない時期である．

　この時期の思考の特徴として，自分の視点に縛られて物を見たり考えたりすることがあげられる．したがって，他者の見方や考え方の立場に立つということは困難である．このことをピアジェは自己中心性とよんだ．前操作期はさらに細かく，2歳ごろから4歳ごろを前概念的思考の時期，4歳ごろから7～8歳を直感的思考の時期として2つに分類される．

　前概念的思考の時期は，象徴機能が活発化し，遊びにも象徴機能が用いられたものが多くなる．たとえば葉をお皿に，砂をご飯に，木ぎれをはしに見立てて遊ぶようなごっこ遊びがそれである．

　直感的思考の時期では，概念的思考も徐々に発達し，事物を分類したり，関連づけたりすることがかなりできるようになっていくる．ⓒ学童期に例を示すが，その際の推理や判断はかなり直感的で，知覚の目立った特徴に左右されてしまう．

ⓒ学童期

　学童期の子どもは，自分が具体的に理解できる範囲のものに関しては，論理的な操作によって思考したり推理したりすることができるようになる．ピアジェはこのような時期を具体的操作期とよんだ．たとえば，

🔖参考図書
・外山紀子，ほか：やさしい発達と学習．有斐閣，2010

・桜井茂男，ほか：子どものこころ　児童心理学入門．有斐閣，2003

第3章　子どもの発育・発達と食生活

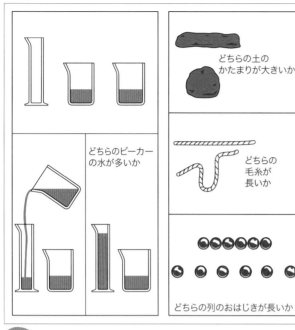

図 7 保存獲得のための例

〔石井澄夫, 松田淳之介(編著):発達心理学. ミネルヴァ書房, 1988〕

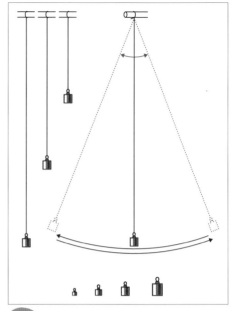

図 8 振り子の実験

〔石井澄夫, 松田淳之介(編著):発達心理学. ミネルヴァ書房, 1988〕

図 7 のような課題について, 前操作期の子どもは知覚的な情報に影響されやすい. したがって, それぞれ視覚的に長く見えたり, 高く見えたりする物のほうが, 長さが長く, 量が多いと判断する. 一方, 具体的操作期の子どもは, このような課題を可逆的に操作することによって, 長さや量に変わりがないことを理解していく.

およそ11〜12歳ごろから, 抽象的な対象についても論理的な思考ができるようになる. 物事がどのようになるか予測を立て, その予測が確かかどうかを具体的に実験などを行って確認するというような, 仮説演繹的な推理もできるようになる. このような時期を形式的操作期という.

たとえばいろいろな長さの糸といろいろな重さのおもりを与え, 振り子の速さを規定する変数が何かをみつけさせる課題を与えたとしよう (図 8). 具体的操作期の子どもは, 振り子の速さの規定因として, 糸の長さ, おもりの重さ, 手を離す高さなどを考えることはできても, 実際には変数を1つ1つ分離して試すことができず, 一度に2つ以上の変数を込みにして変化させてしまうために, 規定因をみつけだすことができない. 一方, 形式的操作ができる子どもは, 変数の組み合わせを考え, 系統だった実験を行うことによって規定因となっている変数を発見していく.

🔖**参考図書**
・須田 治:情緒がつむぐ発達 情緒調整とからだ, こころ, 世界. 新曜社, 1999

・今田純雄, ほか(編):現代心理学シリーズ 4 動機づけと情動. 培風館, 2015

3) 情緒の発達

ルイス(Michael Lewis)は, それぞれの情動は運動, 認知, 自己の発達と密接にからみ合いながら, 生後3年間に次第に分化し, 構成されていくと考えた. 彼は, さまざまな情動を大きく2つの段階に分けている. 第一はその情動が生起するのに自己意識を必要としない原初的情動であ

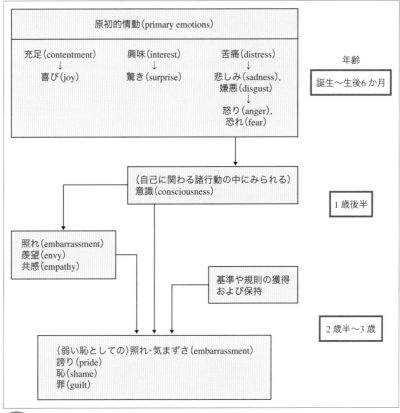

図 9　ルイスの情動の発達

〔Lewis M：The emergence of human emotions. In：Lewis M, Haviland JM（eds）, Handbook of emotions. Guilford Press,
1993：223-235 を翻訳〕

り，第二は自己に対する意識の集中の関与がなければ生起しない二次的
情動である（図 9）．

ⓐ原初的情動

　原初的情動は誕生時から生後 6 か月，遅くとも 8～9 か月までに生じ
る．まず，誕生時には満ち足りた状態である「充足」，環境への注意，興
味を示す「興味」，泣きやいらだちなどで現れる「苦痛」である．生後 3
か月ごろには人の顔などの親近性の高い対象を認めて表現する「喜び」，
肯定的な刺激の消失に対する「悲しみ」，口の中の異物や不快な味のする
ものを吐くことと結びついて表現される「嫌悪」が示される．生後 4～6
か月ごろになると，さまざまなフラストレーション状況と結びついて
「怒り」が現れるようになる．「恐れ」は「怒り」よりも少し遅れて現れ
る．「恐れ」は，望ましい状態の表象と今の状況の間を比較することがで
きて初めて生じるものとされる．また，「興味」から分化して「驚き」が
生じる．「驚き」は期待と現象との間にずれが生じたり，新たな発見が
あったときに出現する．

● 参考図書
・P. ロシャ：乳児の世界．ミネ
ルヴァ書房，2004

・M. レゲァスティ：乳児の対
人感覚の発達　心の理論を導く
もの．新曜社，2014

第3章
子どもの発育・発達と食生活

●参考図書
・谷田貝公昭，ほか：第 3 版
データでみる幼児の基本的生活
習慣 基本的生活習慣の発達基
準に関する研究．一藝社，2016

ⓑ**二次的情動**

　二次的情動は，自己に焦点化した行動や，鏡に映った自分の像を自分
だと認めることなどができるようになる 1 歳半以降に現れる．まず，「照
れ」「共感」と「羨望」が徐々に現れるが，これらに対応する明確な顔面
表情が必ずしもあるわけではなく，身体的な動きや声の調子などを総合
して判断する必要がある．次に，2 歳以降にある種の基準や社会的ルー
ルなどを内在化し，他者からの賞賛や叱責などにより自己評価ができる
ようになる．2 歳半から 3 歳にかけては，「誇り」「罪」「恥」と「照れ・
気まずさ」が出現するようになる．

4）基本的生活習慣の発達 ● ● ● ● ● ● ● ● ● ● ● ● ● ● ●

　乳幼児期の身体とこころの発達はめざましい．これらのことを基本的
習慣の視点からみていくと，表 3 のようになる．子どもの発達は，個人
差，環境差が著しい．したがって，標準的な発達はあくまでも 1 つの目
安としてとらえる必要がある．

（長谷川智子）

表3 基本的生活習慣の獲得時期の目安

月年齢	着衣	食事	排泄	清潔	あいさつ	片づけ
6か月					人の顔の判別 人見知り	
1歳		スプーンやフォークを握る 指でつまんで食べる			知らない人のあやしに対する，うれしさと恥じらい 手でバイバイをする	
1歳6か月	靴下を脱ぐ	スプーンを使って飲む	排便を知らせる			大人の模倣をする
2歳	興味をもつ 1人で脱ごうとする	茶わんを持つ	排尿を知らせる おむつ不要な子が出始める	口をゆすぐ 手を洗う 歯みがきの真似をする 泡石けん使用		そのたびごとの指示に従う(保育者は，よくできたらしっかりとほめる)
2歳6か月	1人で着ようとする ズック靴をはく	スプーンと茶わんを両手に持つ		固形石けん使用	促されるとあいさつをする	(記憶と理解が進むので，保育者はくり返し教える)
3歳	帽子をかぶる パンツをはく	食事のあいさつができる 大体こぼさない はしの使用開始	排尿が自立する	顔を洗う 顔を拭く うがい		おもちゃを片づける
3歳6か月	ズボンをはく シャツを着る	1人で食べられる (親の補助を求める)			知っている人にあいさつをする	おもちゃに加え，タオルや衣類を片づける
4歳	靴下をはく ボタンをかける 1人で脱ぐ	遊び食べがなくなる 食卓の支度を手伝う	夜尿がほぼなくなる	歯みがきの自立		積極的に行うときと，そうでないときの差が大きい
4歳6か月	1人で着る	一時期，好き嫌いが目立つ	排便が自立する	鼻をかむ	場を察してあいさつをする	
5歳		はし使いが上手になる		髪をとかす 痰を出す		(理解も進むので，保育者は片づけの動機づけをする)
5歳6か月		食べ物の栄養を理解する				
6歳	暑さ寒さの調節ができる	好き嫌いがはっきりする				
6歳6か月	ひもを片結びする	嫌いな物も食べる				

〔井狩芳子：小児各時期の健康づくりの実践．改訂・保育士養成講座編纂委員会(編)，改訂4版・保育士養成講座 第5巻 小児保健．全国社会福祉協議会，2002〕

●演習問題

①自分の両親の身長から，自分の身長を予測してみよう．

②両親の身長から予測された子どもの身長は，男児で±9 cm，女児で±8 cm の幅がある．遺伝的な要因以外で，身長の発育に影響する因子について考えてみよう．

③子どもの咀嚼や消化機能の発達と，食事の形態がどのように関係しているか話し合ってみよう．

④対人関係，知能，情動の領域について，どのような年齢でどのような特徴があるか，表を作成してそれぞれの領域の関係性を確認してみよう．

2 栄養評価（アセスメント）

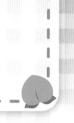 **発育の評価**

発育はどのように評価すればよいだろうか．ここでは，身長や体重などの計測値をもとに，性別や年齢別に評価する方法について述べる．

1) 発育パーセンタイル曲線 (図1)

乳幼児期の実測値としては，身長，体重，胸囲，頭位，それに生歯の数などが用いられる．学童期からは，学校保健安全法により定期健康診断で身長，体重を計測する．近年では小児メタボリックシンドローム予防の観点から，学童期から腹囲を計測する場合もある．

乳幼児期の身体発育値は発育パーセンタイル値で評価され，母子健康手帳にも用いられるが，発育速度の個人差を考慮して評価する必要がある．発育パーセンタイル曲線における評価は，母子健康手帳では 3〜97 パーセンタイルに入れば問題なしとするが，たとえそれから多少外れても，発育パーセンタイル曲線に沿って発育している場合が多いため，身長・体重のバランスが保たれている場合には経過を観察する．

2) BMI

計算方法：BMI＝体重 [kg]÷身長 [m]²

BMI は成人向けの体格を評価するための指数であり，計算式は世界共通であるが，判定基準は各国で異なる．

世界保健機関 (WHO) では 25 以上を過体重，30 以上を肥満と分類している．日本肥満学会では，22 を標準体重の目安とし，25 以上を肥満，18.5 未満をやせとしている．

疫学調査を基に，もっとも健康上の問題が少ない数値として 22 を標準値，およびその上下 15% 程度を標準範囲としている．成人の子ども期からの成長を評価する目安としては，BMI 基準値 (パーセンタイル成長曲線) が有用である (図2)．

3) カウプ指数 (図3)

カウプ指数は幼児期の体格を評価するための指数として用いられている．BMI と計算方法は同じであるが，基準値が成長段階に応じて調整されている．カウプ指数は生後 2 か月までは低値であるため，生後 3 か月以降が適用となる．

♠パーセンタイル (percentile)

パーセンタイルとは，データを小さい順に並べた際に，初めから数えて全体の 100α% $(0 \leqq \alpha \leqq 1)$ に位置する値を 100α パーセンタイル，中央値は 50 パーセンタイルと表す．たとえば，100 個の値があった場合に，50 パーセンタイルとは小さい順から数えて 50 番目の値，ということになる．母子健康手帳では，月齢ごとの身長や体重などの 3 パーセンタイル値と，97 パーセンタイル値を折れ線グラフで示している．そして，94% の子どもが線 (最大) と線 (最小) の間に入ると，手帳には説明されている．

♠座高測定

座高測定については，発育の評価に有用という側面があるものの，現状ではほとんど活用されておらず，学校保健安全法施行規則の改正により，2016 年 4 月から健診項目としては廃止された．

♠カウプ指数と BMI

カウプ指数＝10×体重(g)/身長(cm)²＝10×〔体重(kg)×1,000〕/〔身長(m)×100〕²＝体重(kg)/身長(m)²＝BMI

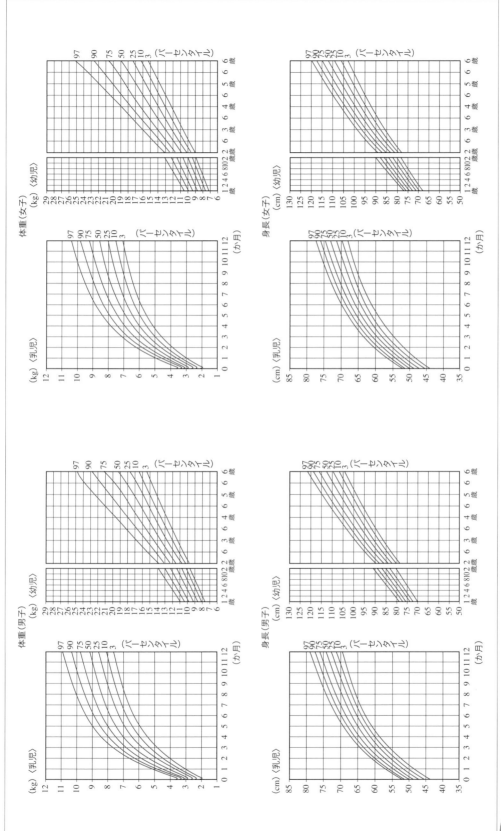

図1 乳幼児発育パーセンタイル曲線（体重・身長）

（厚生労働省：平成22年 乳幼児身体発育調査報告書，2010）

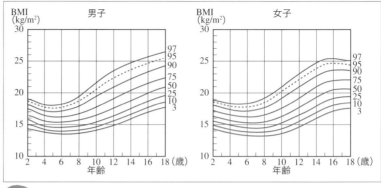

● BMI 基準値（パーセンタイル成長曲線）

子ども期の BMI は，標準値が年齢とともに大きく変動するため，一定値を肥満ややせの判定基準とできない．子ども期だけをみた場合には，BMI パーセンタイル曲線の評価では，標準的な身長の子どもにおいては肥満度による評価とよく一致するが，肥満度による判定との比較において，高身長では過大評価，低身長では過小評価する傾向にあるといわれている（日本小児内分泌学会・日本成長学会合同標準値委員会：日本人小児の体格の評価に関する基本的な考え方，2011）

図 2 日本人小児の性別年齢別 BMI 基準値（パーセンタイル成長曲線）

（Inokuchi M, et al：Standardized centile curves of body mass index for Japanese children and adolescents based on the 1978-1981 national survey data. *Ann Hum Biol* 2006；**33**：444-453 より引用改変）

乳児（3か月以降）	13	14	15	16	17	18	19	20	21
	やせ過ぎ		やせ気味		普通		太り気味		太り過ぎ
満1歳									
1歳6か月									
満2歳									
満3歳									
満4歳									
満5歳									

図 3 カウプ指数による判定

（今村榮一，ほか（編）：新・小児保健 第 7 版，診断と治療社，2003）

4）ローレル指数

計算方法：ローレル指数＝体重(kg)÷身長(m)³×10

ローレル指数は，学童期・思春期の体格を評価するのに用いる．身長の影響を強く受けるため，現在ではあまり使われていない．

5）肥満度（図 4）と標準体重

計算方法：肥満度(%)＝（実測体重－標準体重）÷標準体重×100

子ども期の標準体重の算定方法には 2 種類の方法がある（表 **1**，**2**）．成人（18 歳以上）については以下の通りである．

計算方法：標準体重(kg)＝22(BMI)×身長(m)²

肥満度は子ども期の体格を評価するために用いられる．0 が標準値で－10%〜＋15% が標準範囲である．幼児期は＋15% 以上，学童期は＋20% 以上を肥満，幼児期は－15% 以下，学童期は－10% 以下をやせと判定する（表 **3**）．文部科学省の学校保健統計調査では，肥満度が＋20% 以上を肥満傾向児，肥満度が－20% 以下を痩身傾向児と分類している（表 **4**）．

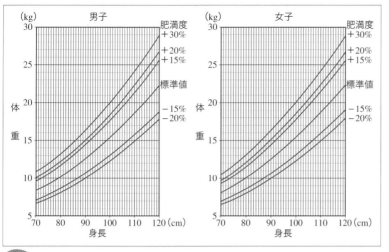

図4 肥満度判定のための幼児身長体重曲線

（厚生労働省：平成 22 年 乳幼児身体発育調査報告書．2010）

表1 成長期別・身長別標準体重の計算式　　　　　　X に身長(cm)を入れる．

男児

幼児期（6 歳未満，身長 70 cm 以上 120 cm 未満）
標準体重＝0.00206X²−0.1166X＋6.5273

学童期（6 歳以上，身長 101 cm 以上 140 cm 未満）
標準体重＝0.0000303882X³−0.00571495X²＋0.508124X−9.17791

学童期（6 歳以上，身長 140 cm 以上 149 cm 未満）
標準体重＝−0.000085013X³＋0.0370692X²−4.6558X＋191.847

学童期（6 歳以上，身長 149 cm 以上 184 cm 未満）
標準体重＝−0.000310205X³＋0.151159X²−23.6303X＋1231.04

女児

幼児期（6 歳未満，身長 70 cm 以上 120 cm 未満）
標準体重＝0.00249X²−0.1858X＋9.0360

学童期（6 歳以上，身長 101 cm 以上 140 cm 未満）
標準体重＝0.000127719X³−0.0414712X²＋4.8575X−184.492

学童期（6 歳以上，身長 140 cm 以上 149 cm 未満）
標準体重＝−0.00178766X³＋0.803922X²−119.31X＋5885.03

学童期（6 歳以上，身長 149 cm 以上 184 cm 未満）
標準体重＝0.000956401X³−0.462755X²−75.3058X−4068.31

（厚生労働省：平成 12 年 乳幼児身体発育調査報告書．2002，および伊藤善也：肥満度判定曲線，藤枝憲二（編）成長曲線は語る．診断と治療社，2005：39-43 より作成）

6）発達検査 ●

発達検査では，WISC-IV 知能検査（5 歳 0 か月〜16 歳 11 か月），田中ビネー知能検査 V（2 歳〜成人），新版 K 式発達検査（0 歳〜成人），KID 乳幼児発達スケール（0 歳 1 か月〜6 歳 11 か月）などが用いられている．

♠健診時の発達検査

　母子保健法に基づき制度化されている乳児健康診査，1 歳 6 か月児健康診査，3 歳児健康診査などの場では，潜在的な発達遅滞や発達障害の可能性を早期に発見することを目的とする発達検査が行われている．

81

表2 身長別標準体重を求める係数と計算式

係数 年齢	男		女	
	a	b	a	b
5	0.386	23.699	0.377	22.750
6	0.461	32.382	0.458	32.079
7	0.513	38.878	0.508	38.367
8	0.592	48.804	0.561	45.006
9	0.687	61.390	0.652	56.992
10	0.752	70.461	0.730	68.091
11	0.782	75.106	0.803	78.846
12	0.783	75.642	0.796	76.934
13	0.815	81.348	0.655	54.234
14	0.832	83.695	0.594	43.264
15	0.766	70.989	0.560	37.002
16	0.656	51.822	0.578	39.057
17	0.672	53.642	0.598	42.339

表3 体格指数（BMI）による判定

■ BMI を用いた小児肥満の評価
暫定的に，2000 年度データを用いた性別 BMI 成長曲線の 17.5 歳における BMI25 に相当するパーセンタイル値以上を過体重（あるいは肥満）と定義する.

■肥満度を用いた小児肥満の評価
肥満を肥満度 20％以上と定義する基準は歴史的であり，この基準を踏襲する．ただし，20％ という値に明確な科学的根拠があるわけではない．わが国においては肥満度算出のために用いる標準体重の算出方法に複数の方法が存在することに留意する.

（日本小児内分泌学会・日本成長学会合同標準値委員会，2011 より改変）

身長別標準体重(kg)＝a×実測身長(cm)−b
（日本学校保健会「児童生徒の健康診断マニュアル」(平成 27 年度改訂版)より作成）

表4 年齢別 肥満傾向児および痩身傾向児の出現率 (%)

区 分		男子			女子		
		令和元年度 A	平成 30 年度 B	前年度差 A−B	令和元年度 A	平成 30 年度 B	前年度差 A−B
肥満傾向児	幼稚園 5歳	2.63	2.58	△ 0.05	2.93	2.71	0.22
	小学校 6歳	4.68	4.51	0.17	4.33	4.47	0.14
	7	6.41	6.23	0.18	5.61	5.53	0.08
	8	8.16	7.76	0.40	6.88	6.41	△ 0.47
	9	10.57	9.53	1.04	7.85	7.69	△ 0.16
	10	10.63	10.11	0.52	8.46	7.82	0.64
	11	11.11	10.01	1.10	8.84	8.79	0.05
	中学校 12歳	11.18	10.60	0.58	8.48	8.45	0.03
	13	9.63	8.73	0.90	7.88	7.39	△ 0.51
	14	8.96	8.36	0.60	7.37	7.22	0.15
	高等学校 15歳	11.72	11.01	△ 0.71	7.84	8.35	0.51
	16	10.57	10.57	0.07	7.30	6.93	△ 0.37
	17	10.48	10.48	△ 0.08	7.99	7.94	△ 0.05

区 分		男子			女子		
		令和元年度 A	平成 30 年度 B	前年度差 A−B	令和元年度 A	平成 30 年度 B	前年度差 A−B
痩身傾向児	幼稚園 5歳	0.33	0.27	0.06	0.31	0.35	△ 0.04
	小学校 6歳	0.42	0.31	0.11	0.56	0.63	△ 0.07
	7	0.37	0.39	△ 0.02	0.45	0.53	△ 0.08
	8	0.73	0.95	△ 0.22	1.09	1.19	△ 0.10
	9	1.55	1.71	△ 0.16	1.65	1.69	△ 0.04
	10	2.61	2.87	△ 0.26	2.71	2.65	0.06
	11	3.25	3.16	0.09	2.67	2.93	△ 0.26
	中学校 12歳	2.99	2.79	0.20	4.22	4.18	0.04
	13	2.31	2.21	0.10	3.56	3.32	0.24
	14	2.40	2.18	0.22	2.59	2.78	△ 0.19
	高等学校 15歳	3.60	3.24	0.36	2.36	2.22	0.14
	16	2.60	2.78	△ 0.18	1.89	2.00	△ 0.11
	17	2.68	2.38	0.30	1.71	1.57	0.14

（文部科学省：学校保健統計調査—令和元年度結果の概要，2019 より作成）

（南里清一郎，當仲 香）

B 栄養評価

　健康の維持・増進を図るためには，個人または集団に合った望ましい食生活のあり方を打ち立てることが重要となる．そのためにはまず，それぞれの対象の栄養・食生活の現状を評価し，判定することが欠かせない．

1) 食生活・食事摂取調査の方法

　実際のエネルギー，各栄養素の摂取量の算出は不可能であるが，欠食回数，間食回数，外食の頻度など日常の食生活・食習慣，食嗜好，食べ方，食生活に関する意識などを調べることにより，栄養素等摂取の過不足につながる食行動・食生活上の問題点を明らかにすることができる．

　さらに「どのような料理や食品をどれだけ食べているか」を明らかにして栄養評価を行う．これは食事記録法（秤量記録法・目安量記録法），摂取した食事の24時間想起法，食物摂取頻度調査などを行って実際の食物摂取量を調査し，日本標準食品成分表（文部科学省）を用いてエネルギーおよび各栄養素の摂取量を定量的に算出する．

　その結果を「日本人の食事摂取基準（第2章-2-Ⓔ策定された食事摂取基準を参照）」が示すエネルギーおよび各栄養素の値に重ね合わせて評価する．食事は個人内でも日による変動が大きいので，通常，1日のみの調査結果によりエネルギーはじめ，各栄養素摂取の過不足を評価することには無理がある．それゆえ，複数日の調査による平均値を使う，または調査法が比較的簡易な食物摂取頻度調査などから算出される結果を使うこともある．

　乳児においては，哺乳量，離乳食の摂取状況を聞き取り，離乳食の進め方の目安と，幼児では1日または1食に摂取した食事を聞き取って食品構成と比較し，大まかに適正か否かを把握することができる．

2) 栄養評価

　食事調査と並行して健康状態を把握し，身体計測，成長曲線，発育指数，また場合により生化学的検査，臨床診査などの方法を用いて，総括的かつ客観的に栄養アセスメントを行う．それと同時に，食生活がもたらす満足感，充実感など，こころの面での評価の必要性も考慮する．

（水野清子）

◆食事記録法

　秤量記録法と目安量記録法があり，調査当日に行う．前者は対象者が摂取する前の飲食物の量を計量し，残量を計量して摂取前の重量から差し引き，正味の食品摂取量を記録する．対象者の負担は大きいが，もっとも真に近い値を求めることができる．後者は通常，食品を数える単位（杯・枚・切れ・個・本など）で聞き取り記録する．対象者の負担は少ないが，秤量記録法に比べ，誤差は大きくなる．

◆ 24 時間想起法

　調査前日の1日（24時間）に食べた食物すべての内容を思い出してその目安量を面接者に回答する．定量的に把握でき，対象者の負担は比較的少ないが，聞き取りに時間がかかること，正確に聞き取るための工夫と熟練が必要となる．

◆食物摂取頻度調査

　質問紙を用いて平均的食品の摂取頻度，目安量を選択回答させる．調査対象の負担が比較的少ないので，比較的長期間にわたる日常の平均的な食品摂取状況を把握できるが，定量性は低い．

●**演習問題**

①自分の身長，体重から BMI を計算してみよう〔18〜49 歳（男女共通）で目標とする BMI の範囲は 18.5〜24.9〕．

②身長 170 cm の男性の望ましい体重は何 kg か，計算してみよう．

③自分の昨日 1 日の食事・間食時刻，食べた料理名，食品名，調味料，既製品の有無，食べた場所を記録してみよう．

④保育所などの校外実習の機会に数人の子どもの発育状況を調べ，乳汁，離乳食，幼児食の摂取状況を重ね合わせて栄養評価をしてみよう．

第 **4** 章
成長期に対応した栄養と食生活

1 妊娠期の栄養・食生活

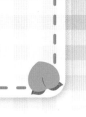

A 妊娠と胎児の発育

1) 妊娠と栄養・食生活の重要性

　生命の始まりは，卵子と精子が卵管で合体して受精卵ができた瞬間である．この受精卵が，子宮に到達して子宮内膜に着床し，妊娠が成立する．

　受精卵が分裂し，分化し胞胚となり，細胞数が増えて胎芽となり，妊娠8週を過ぎるころ人間らしい形となって胎児とよばれるようになる．

　それと並行して，神経系，心臓，腎臓，肝臓などが形成され，13週ごろまでに未熟ながら完成する．その後，胎盤が完成し，感覚器や皮膚も徐々に形成され機能するようになり，23週を過ぎると，NICU（新生児集中治療施設）のような施設で医療の十分な庇護が受けられれば，子宮外でも生存可能となる．さらに各臓器，機能が成熟の方向に向かい，妊娠40週で新生児の誕生となる．

　胎児は新生児として出生するまで，常に母体から栄養を供給されながら発育する．したがって栄養の供給源である母体の食生活は，胎児の発育にとって非常に重要である．

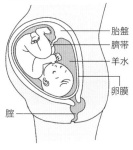

🍑胎児と母体

胎盤
臍帯
羊水
卵膜
腟

2) 胎児の体格評価

　胎児の大きさが正常であることは，子宮内での胎児環境が良好で，発育過程が正常であることを示唆する所見の1つと考えられるが，胎児予後に大きく関与する胎児成熟度とは必ずしも一致しない．妊娠中期以降の胎児計測は，妊娠週日が正しいことを前提として行われる．

ⓐ児頭大横径（BPD）

　胎児の頭蓋骨の横幅であり，基準となるラインが厳密に設定されている．

ⓑ大腿骨長（FL），上腕骨長（HL），脊椎長（SL）

　骨の長さを計測し，骨の発育の指標として用いられる．

ⓒ体幹周囲長（AC），体幹断面積（FTA），体幹前後径（APTD），体幹横径（TTD）

　体幹部分の計測は，軟部組織の発育の指標として用いられる．胎児の腹部は柔らかく，圧迫や胎児の向きによりその断面が常に完全な円形と

児頭大横径
（BPD）

大腿骨長
（FL）

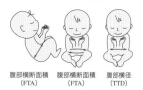

腹部横断面積　腹部横断面積　腹部横径
　（FTA）　　　　（FTA）　　　　（TTD）

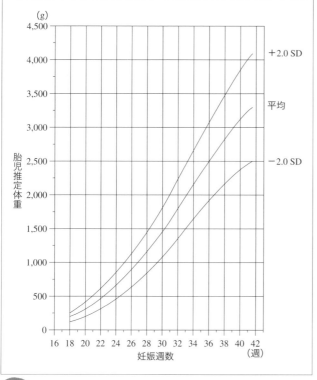

図1 胎児発育曲線

(「推定胎児体重と胎児発育曲線」保健指導マニュアル平成 24 年 3 月．地域における周産期医療システムの充実と医療資源の適正配置に関する研究．平成 23 年度厚生労働科学研究成果より作成)

は限らない．したがって測定の際に誤差が生じやすく，変動しやすい．

ⓓ妊娠週数別の胎児体重の基準値（超音波検査法による）(図 1)

図 1 の 3 つの線は＋2.0 SD，平均値，－2.0 SD を順に表している．
(SD：標準偏差)

正常発育児の 95.4％ が±2.0 SD の範囲に入る．

（正常児の約 98％ が一番下の線よりも上に入るということを表している．)

Ⓑ 妊娠中の母体の変化と注意点

1) 妊娠中の母体の変化 ● ● ● ● ● ● ● ● ● ● ●

妊娠中における母体の変化のうち，妊娠 20 週ごろまでは胎児・胎盤・羊水などの胎児側よりも，子宮・乳房・血液などの母体側の増加量が多いが，それ以降は母体側よりも胎児側の増加量が多くなる．

ⓐ乳腺の発育

乳腺は思春期にも発育するが，この時期は構造的にも機能的にも未熟である．妊娠中には，エストロゲン，プロゲステロンなどのホルモンの

第 4 章 成長期に対応した栄養と食生活

♠胎児の身長・体重

胎児の大体の身長を知りたいときには，妊娠 5 か月までは妊娠月数を 2 乗すればよい．妊娠 5 か月なら 5×5＝25 cm となる．妊娠 6 か月以後は，妊娠月数に 5 をかける．妊娠 6 か月なら 6×5＝30 cm となる(Hasse 法)．

体重は，妊娠 5 か月までは妊娠月数を 3 乗した数の 2 倍が胎児の体重といわれている．妊娠 4 か月なら 4×4×4×2＝128 g である．妊娠 5 か月以降は，妊娠月数を 3 乗した数の 3 倍が胎児の体重となる．たとえば，妊娠 6 か月なら 6×6×6×3＝648 g である(榊法)．

表1	妊娠中の体重増加指導の目安*		
	妊娠前の体格**		体重増加指導量の目安
低体重	18.5 未満		12〜15 kg
普通体重	18.5 以上 25.0 未満		10〜13 kg
肥満（1度）	25.0 以上 30 未満		7〜10 kg
肥満（2度以上）	30 以上		個別対応（上限 5 kg までが目安）

＊「増加量を厳格に指導する根拠は必ずしも十分ではないと認識，個人差を考慮したゆるやかな指導を心がける.」産婦人科診療ガイドライン―産科編 2020　A. 妊娠の管理 CQ010 より
＊＊体格分類は日本肥満学会の肥満度分類に準じた.
〔厚生労働省:「妊産婦のための食生活指針」改定の概要（2021 年 3 月）より作成〕

働きにより乳腺の大きさは非妊娠時の約 2 倍となり，乳腺導管先端部に乳汁を産生する腺房が発達する. 妊娠末期には乳汁の分泌が可能となる.

ⓑ子宮の増大

鶏卵よりもやや小さく，容量は 4 mL 程度であった子宮は，妊娠 15 週ごろには子どもの頭くらいの大きさになり，妊娠末期には約 4,000 mL の容量まで増大する.

ⓒ血液量の増加

妊娠前に比べ，妊娠末期の血液量は約 30〜50% 増加する.

ⓓ胎児の付属物の生成と増加

妊娠中には胎盤，臍帯，卵膜，羊水などが新生される.

2) 妊娠期における望ましい体重増加量

妊娠中の体重増加指導の目安は，普通体重で 10〜13 kg である（表1）.

近年，若い女性に強いスリム志向を抱く者が少なくない（第1章-2-ⓑ-6）若い女性のダイエットを参照）. ダイエットのための朝食の欠食，エネルギーや各種栄養素の摂取不足やアンバランスなどが話題になっている. 妊娠期において，必要なエネルギーや栄養素の摂取量が確保されない状態ではさまざまな障害を招く.

（南里清一郎，當仲　香）

ⓒ 妊娠期における栄養・食生活の実際

1) 妊娠期における食事摂取基準

妊娠期の食事摂取基準は第 2 章-2-ⓔ策定された食事摂取基準に示した. この時期における，エネルギーをはじめとする種々の栄養素は，非妊婦のその年代における値に妊娠中に必要な量を付加する形をとっている. 非妊婦の推定エネルギー必要量は身体活動レベル別に示されているが，妊娠各期におけるエネルギーの値も妊娠中の身体活動レベルを踏ま

♠若い女性のダイエット
非妊娠時に「やせ」に属する者，妊娠期に体重増加が著しく少ない者では，低出生体重児，子宮内胎児発育遅延，貧血，切迫早産や早産などのリスクが高まるといわれている.

えて対応する.

とくにビタミン A は，妊娠前 3 か月〜妊娠 3 か月の間に過剰に摂取すると，奇形児の発生率が高くなる．したがって妊娠を希望する前および妊娠 3 か月以内では，上限値を視野に入れ，ビタミン A を多く含む食品（各種内臓，うなぎの肝など）や補強剤の摂取に注意する.

さらに二分脊椎などの神経管閉鎖障害（しんけいかんへい さ しょうがい）のリスクを低減するために，妊娠を計画している女性または妊娠の可能性がある女性は，付加的に 400 µg/日のプテロイルモノグルタミン酸（葉酸）の摂取が望まれる．葉酸は，緑黄色野菜，いちご，オレンジ，だいずなどに多く含まれている.

非妊娠時の食塩（相当量）は 7 g/日未満とされているので，妊娠期間中も薄味調味を心がける.

2）妊産婦のための食生活指針

若い女性のスリム志向に派生する低体重（やせ）の者や朝食欠食者の増加，エネルギーはじめ種々の栄養素の摂取不足，「食」に関する知識や技術の不足といったことが，20 歳代および 30 歳代の女性において問題視されていることは周知のとおりである.

一方，近年では低出生体重児の出生割合や二分脊椎の発生率が増加傾向にあり，前者には妊娠前の体格や妊娠中の体重増加が，後者には葉酸の摂取不足がかかわっているといわれている．したがって，妊娠期および授乳期においても，母子の健康のために適切な食習慣の確立が急務である．そこでこのような現状を踏まえ，厚生労働省では順調な妊娠・出産をもたらすための「妊産婦のための食生活指針」を出している.

3）各期における食生活

ⓐ食品構成例

食事基準を充足し，日々の食生活を合理的に営むためには，食品グループごとの摂取目標を作成するとよい.

われわれが日常使用する食品は多数にのぼるが，栄養学的見地からそれぞれの特性を把握し，栄養成分の似通ったもの同士を集めていくつかのグループに分類する．そして各グループから 1 種類または数種類の食品を選び，それらを摂取して食事摂取基準を満たす．それぞれの食品グループから摂取したい食品の分量を示したものを「食品構成」という．表 2 に妊婦・授乳婦（身体活動レベル II「普通」）の食品構成例を示す．食品群の分類は厚生労働省が示す 6 群とし，食事摂取基準に沿って妊婦および授乳婦の量は非妊婦の値に付加する形をとった．これに基づいて 1 日の献立を作成すれば，食事摂取基準をほぼ充足することができる.

ⓑ妊娠各期における食生活の留意点

①妊娠初期（0 日〜13 週 6 日）

4〜7 週ごろから 70〜80% の妊婦に胸やけ，悪心（吐き気），食欲不振，だるさなどの変化（つわり）が出始め，15 週ごろには消失する．つわりの

●日常の食生活は大丈夫？

健康な赤ちゃんを産むためには，健康な母体が基本である．日ごろの食生活を振り返ってみよう.
・栄養を考えるよりも，食べたいものを食べている.
・インスタント食品やファストフードが好き.
・外食が 1 週間のうち 3 回以上.
・食事時刻が不規則.
・嗜好飲料などで満腹になることがある.
・サプリメントに依存気味である.
・ダイエットをしている.

●女性（母性を含む）のための食生活指針

1. 食生活は健康と美のみなもと
①上手に食べて体の内から美しく
②無茶な減量，貧血のもと
③豊富な野菜で便秘を予防
2. 新しい生命と母によい栄養
①しっかり食べて，一人二役
②日常の仕事，買い物，よい運動
③酒とたばこの害から胎児を守ろう
3. 次の世代に賢い食習慣を
①うす味のおいしさを，愛児の舌にすり込もう
②自然な生活リズムを幼いときから
③よく噛んで，よーく味わう習慣を
4. 食事に愛とふれ合いを
①買ってきた加工食品にも手のぬくもりを
②朝食はみんなの努力で勢ぞろい
③食卓は「いただきます」で始まる今日のできごと報告会
5. 家族の食事，主婦はドライバー
①食卓で，家族の顔見て健康管理
②栄養バランスは，主婦のメニューで安全運転
③調理自慢，味と見栄えに安全チェック
6. 働く女性は正しい食事で元気はつらつ
①体が資本，食で健康投資
②外食は新しい料理を知るよい機会
③食事づくりに趣味をみつけてストレス解消
7.「伝統」と「創造」で新しい食文化を
①「伝統」に「創造」を和えて，わが家の食文化

（つづく）

②新しい生活の知恵で環境の変化に適応

③食文化，あなたとわたしの積み重ね

〔厚生省：平成2年健康づくりのための食性活指針（対象特性別），1990〕

♠ プテロイルモノグルタミン酸

葉酸とは，狭義にはプテロイルモノグルタミン酸を指すが，広義には還元型，一炭素単位置換型およびこれらのポリグルタミン酸型を含む総称である．日本食品標準成分表に記載されている値は，広義の意味の葉酸値である．

妊娠を計画している女性，または妊娠の可能性がある女性は神経管閉鎖障害のリスクの低減のために，付加的にプテロイルモノグルタミン酸として400μg/日の摂取を推奨している．

♠ 妊産婦のための食生活指針

・妊娠前から，健康なからだづくりを．
・「主食」を中心に，エネルギーをしっかりと．
・不足しがちなビタミン・ミネラルを，「副菜」でたっぷりと．
・からだづくりの基礎となる「主菜」は適量を．
・牛乳・乳製品などの多様な食品を組み合わせて，カルシウムを十分に．
・妊娠中の体重増加は，お母さんと赤ちゃんにとって望ましい量に．
・母乳育児も，バランスのよい食生活のなかで．
・たばことお酒の害から赤ちゃんを守りましょう．
・お母さんと赤ちゃんの健やかな毎日は，からだとこころにゆとりのある生活から生まれます．

♠ 胎児への喫煙の影響

たばこを吸うと，血中のヘモグロビンが一酸化炭素と結びつき，血液中の酸素量が減少する．このため，胎盤を通じて行われる胎児への酸素や栄養補給が妨げられる．

また，たばこに含まれるニコチンは胎盤の血管を収縮させ，血液循環を悪くする．そのために早産児や低体重児の発現率が高くなる．受動喫煙の胎児への影響も明らかにされている．

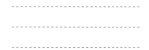

表2 妊婦・授乳婦を対象とした食品構成例　身体活動レベルII（普通）

（非妊時に対する付加量：g）

食品群	食事	非妊婦		妊婦		授乳婦*1
		18〜29歳	30〜49歳	中期	後期	
第1群	魚・肉	50	50	＋20*2	＋20*2	＋40
	卵	40	40	＋10	＋10	＋15
	豆腐（絹ごし豆腐）	30	30	＋20	＋20	＋30
第2群	牛乳	300	300			
第3群	緑黄色野菜	150	150			
第4群	その他の野菜	200	200			
	果物・海藻	150	150			
第5群	穀類*3	350	350	＋50	＋80	＋50
	いも類*3	80	80			
	菓子類*3	25	25	＋10	＋15	＋15
	砂糖*4	10	10			
第6群*5	油脂類（種実類を含む）	10	18		＋3	＋3

＊1：18〜29歳に対する付加量．
＊2：魚類に含まれるメチル水銀は，胎児の健康に悪影響を及ぼすとされている．
　　・キダイ，マカジキ，ユメカサゴ，ミナミマグロ，クロムツなどは，1回約80gとして週2回まで．
　　・キンメダイ，メカジキ，クロマグロ，メバチなどは，1回約80gとして週1回までとする．
＊3：非妊婦（18〜29歳）の穀類は米飯に換算すると，およそ660gに相当する．しかし，各人に必要なエネルギーは，生活や運動の仕方により大きく左右されるので，あまり分量にこだわる必要はない．空腹を補う程度で．
＊4：強いて用いる必要はない．とり過ぎないよう注意．
＊5：第5群と第6群はいずれもおもにエネルギー源となるので，両者の比率は個々の食習慣，嗜好などを尊重して，いくぶん増減する． （水野清子）

原因には諸説があるが，精子の異種たんぱく質が体内に入ったことによって起こるアレルギー説（拒否反応）とも考えられている．この時期にはつわりの状態に対応する食生活を営む．すなわち，本人が食べたいときに食べたいものを，消化のよいものを少量，時間をかけて摂取する．また，つわりは早朝の空腹時にみられることが多いので，胃を空にしないよう手軽につまめるものを用意しておくとよい．嘔吐が激しいときには体内の水分を失うので，冷たい飲み物を摂取して水分補給を心がける．

妊娠15週ごろにおける胎児の大きさは個人差があるものの，およそ120g前後であるといわれている．したがって，つわりのためにエネルギーや種々の栄養素の摂取量不足，またはバランスを欠いたとしても，胎児の発育に及ぼす妊婦の食事の影響は少ない．

②妊娠中期（14週0日〜27週6日）

この時期になると，つわりを経験した妊婦の多くはつわりが消失して食欲が出てくる．そこで胎児の発育を考え，栄養のバランスのとれた食事を摂取する．これまで欠食の習慣のある場合には，1日3食，規則的に摂取する習慣を，また偏食がある場合にはそれを是正する．また，食欲が亢進する時期なので，間食を摂取し過ぎないよう留意する．

貧血を予防するため，鉄を多く含む食品，鉄の吸収を促す栄養素を含む食品の摂取を心がけるとともに，妊娠高血圧症候群，肥満（過剰体重増加）を防ぐ点から，食塩，エネルギーの摂取過剰に注意する．また妊娠末期に起こりやすい便秘を予防するため，規則的な排便習慣をつける．

③妊娠後期（28 週 0 日～出産まで）

　この時期は貧血，妊娠高血圧症候群，妊娠糖尿病などの合併症が現れやすいため，たんぱく質，鉄，エネルギー，食塩の摂取に注意する．

　妊娠により自律神経の働きが変わったり，黄体ホルモンの分泌が増えると腸の働きが鈍り，便秘しやすくなる．また，この時期には子宮が大きくなり，そのために大腸が圧迫されて血液の循環が悪くなり，蠕動運動が低下して便秘になりやすい．食物繊維の多い食品，油脂類，ビフィズス菌の増殖を促す食品，水分の摂取などを心がける．

　子宮の増大のために胃が圧迫され，一度にたくさんの食事を摂取しにくくなることがある．このような場合には，4 回食の形式にしてもよい．

Ｄ　妊娠中にみられる症状別栄養・食生活の対応

1）貧血

　昨今では若年女性にダイエット志向が強まっており，そのために食事回数や食事量を減らしたり，菜食主義に走るなど，食生活上の問題が懸念されている．また女性は毎月，月経により血液を失うので貧血になりがちなうえ，妊娠中期・末期になると，循環血液量の増加に伴い赤血球量が増加する．一方，胎児および胎盤の発育のために鉄の需要が増加し，その量は 4 mg/日近くに達するという．これを満たすためには貯蔵鉄をはじめ，母体内の鉄が動員される．しかし，このときに貯蔵鉄も少なく，また摂取量も足りない場合には，鉄欠乏の状態に陥る．日本産科婦人科学会では，妊婦貧血の診断基準をヘモグロビン(Hb) 11.0 g/dL 未満，および/またはヘマトクリット(Ht) 33.0% 未満としている．

　鉄欠乏性貧血になると組織への酸素供給不足となり，疲労，めまい，脱力感などを感じやすくなる．また，出産時には微弱陣痛，遷延分娩，分娩時の異常出血などを招きやすく，さらに母体のヘモグロビン(血色素)量が少ないと，生後 2 か月過ぎに乳児に貧血が出現しやすい．

　貧血の予防および治療には食生活の面で以下の点に留意する．

①1 日 3 食を規則的に摂取する．

②鉄の多い食品，鉄吸収率の高い食品(ヘム鉄を多く含む食品：魚や肉の赤色をした部分，すなわち筋肉，内臓，血合い)，鉄の吸収を高める栄養素(ビタミン B_6，ビタミン C，葉酸，銅)を含む食品，および十分なたんぱく質の摂取を心がける．

③食事で十分に摂取しにくい場合は，鉄添加食品の利用なども工夫する．

2）妊娠肥満

　妊娠中にからだをいたわりすぎてエネルギーの消費量が減ったり，胎児が順調に発育する分もとらなくてはと食事を過剰に摂取すると，余分な糖質や脂質が皮下脂肪に蓄積されて肥満になる．妊娠肥満は，妊娠高血圧症候群，糖尿病，心臓病，腎臓病，出産時の異常(微弱陣痛，遷延分娩など)を発症しやすく，出産後の母乳の分泌にも影響を及ぼす．妊娠中

● アルコール

　妊娠中にアルコールを摂取した女性から生まれた子どもに，発育の遅れ，中枢神経の障害等を伴う先天異常がみられる場合があり，これを胎児性アルコール症候群という．妊娠中の飲酒は避けるべきである．

の適正な体重管理(第4章-1-⑧妊娠中の母体の変化と注意点を参照)を心がけ，妊婦の食事摂取基準，食品構成例を参考にし，以下の点に留意する.

①主食，菓子類，甘い飲み物，脂質の多い食品や料理は控える.

②栄養バランスのよい食事を用意して，朝食，昼食に重点をおき，よく咀嚼(そしゃく)して食べる.

③一度にたくさん摂取するよりも回数を増やす.

3)妊娠高血圧症候群 ●

妊娠20週以降，分娩後20週までに高血圧(収縮期血圧：最高血圧140 mmHg以上，拡張期血圧：最低血圧90 mmHg以上の場合は要注意)がみられる場合，または高血圧にたんぱく尿を伴う場合に，妊娠高血圧症候群と診断される. 妊娠高血圧症候群になると早産になりやすく，また低出生体重児の出生率が高くなる. 症状が進むと，出産後も母体に高血圧やたんぱく尿が残ることがある.

本症の予防には，良質のたんぱく質を含む食品の摂取，低エネルギー，うすい塩味調味(食塩は6〜7 g/日未満)の食生活を心がける.

4)妊娠糖尿病 ●

妊娠中は腎排泄閾(じんはいせついき)が低下するために，尿中に糖が排泄されやすくなる. これを妊娠糖尿病という. 妊婦の糖尿病には，本来糖尿病のある女性が妊娠する場合よりも，妊娠中のみ耐糖能が低下する妊娠糖尿病のケースが多い. 妊娠初期に高血糖が生じると奇形や流産を起こしやすく，後期においては巨大児の出産を招くが，とくに血糖コントロールが悪い症例では子宮内発育遅延，胎児死亡例もみられる.

妊娠糖尿病では医師，管理栄養士の指導の下に，エネルギー制限，食事内容(糖質，たんぱく質，脂質由来のエネルギー摂取比)，糖質の摂取量，食事回数などに関して望ましい食事指針を構築して治療の一環とする.

(水野清子)

Ⓔ 胎児期の低栄養とDOHaD仮説

1)DOHaD仮説 ●

バーカー(David Barker)らは，母子の健康状態や栄養状況が現代と比べて劣っていた1920〜30年代に生まれたヨーロッパ人の追跡調査で，胎生期から乳幼児期に至る栄養環境が，成人期あるいは老年期における生活習慣病発症リスクに影響していたと報告した. それに基づき，1986(昭和61)年にバーカーは，「劣悪なる子宮内環境では成人病素因が形成され，負の生活習慣が負荷されることで成人病は発症する」という，成人病胎児期発症説(バーカー仮説，胎児プログラミング仮説)を提唱した. さらにこの説は，グルックマン(Peter Gluckman)とハンソン(Mark Hanson)により，疾病および健康の素因は，受精時，妊娠中，

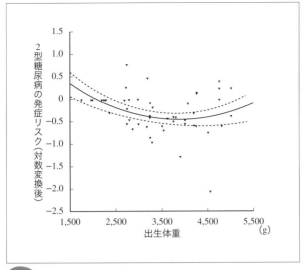

図2　出生体重と2型糖尿病発症リスク

平均値と95%信頼区間を示す.
（Harder T, et al：Birth weight and subsequent risk of type 2 diabetes：a meta-analysis. *Am J Epidemiol* 2007；**165**：849-857）

乳児期に決定されるという DOHaD 仮説(devolopmental origins of health and disease)に進展した.

　さらに近年の研究では，巨大児だけでなく，低出生体重児にも2型糖尿病の発症リスクが高いということがわかった(図2). また，冠動脈疾患，高血圧，脳梗塞，脂質異常症発症リスクとも関係していることが報告されている*.

　乳幼児期ばかりでなく，妊娠前からの女性の適切な栄養は，子どもの将来の健康のためにも重要であることが示唆されている.

（南里清一郎，當仲　香）

＊de Boo HA, et al.：The developmental origins of adult disease (Barker)hypothesis. *Austral New Zealand J Obstet Gynecol* 2006；**46**：4-14

①妊娠期は，母体と胎児の双方への栄養供給が必要である．胎児は母体から栄養供給されることから，妊娠期の栄養管理の重要性について話し合ってみよう．

②妊娠前・妊娠中のダイエットが胎児へどのような影響を及ぼすか調べてみよう．

③妊娠前にダイエットを行っていた女性が妊娠したとき，食生活の改善に向けて実行したいポイントをまとめてみよう．

④鉄を多く含む食品を10種類あげ，1回の食事で摂取可能な鉄量を把握し，妊婦の鉄の摂取基準値と比較してみよう．

2 新生児期・乳児期の発育・発達と食生活

 新生児期・乳児期のからだの発育・発達の特徴

1) 生歯（図1）

生後7〜8か月ごろから乳歯が生え始め，3歳前後で上下10本ずつ，合計20本となる．永久歯は6歳ごろから生え始め，合計28本となる．第三大臼歯（親知らず）を入れると合計32本となる．

2) 消化器官の発育・発達

ⓐ口腔

新生児の口腔には次のような特徴がある．

①口腔内が狭いのに舌が大きい．

②飲みこむとき以外は，後方で舌根と口蓋が非常に接近している．

③咽喉腔が狭く短い．

乳児期は鼻呼吸をしており，また舌が口腔の大半を占めるため，鼻閉塞があると呼吸困難を起こしやすい．しかし成長するにつれて，口腔内で舌の占める割合が減って喉頭が下降し，舌と軟口蓋の間に隙間ができる．

興味深いのは，新生児・乳児期前半では呼吸をしながら乳汁を飲むことができるが，それ以後は呼吸と嚥下を交代で行うようになり，同時に行わなくなることである．

ⓑ唾液腺

唾液腺には，耳下腺，顎下腺，舌下腺の3つの大きな唾液腺と多くの小唾液腺がある．これら唾液腺は，大きさ，機能ともに，糖質をとり始める離乳食以後で急速に増大する．

ⓒ胃（表1）

胃は紡錘形に拡大して形成され，新生児期・乳児期には立位をとると体軸に平行し，成人に比べ垂直に近い．また食道との移行部，噴門部が十分に閉鎖しないので，胃内容物を吐きやすい（溢乳）．

胃の十二指腸側，幽門部は発育とともに横に傾き，学童期に成人と同様の形をとるようになる（図2）．

♠臼歯，智歯

初めて生える永久歯が第一大臼歯，12歳前後で生えるのが第二大臼歯である．第三大臼歯は親知らずともいわれ，歯列の最後方に位置する．まったく欠如する人や埋もれたまま生えない人も多い．

♠舌小帯短縮症

舌小帯（舌の裏側の真ん中で口の底に向かっているヒダ）が付着異常を起こしている状態で，重度の場合は，「哺乳が上手にできない」，「話すときに舌がもつれる」，「硬いものが上手に食べられない」といった哺乳障害や器質的構音障害が生じる．

♠嚥下

食物を口腔から胃まで運ぶ運動（のみこみ運動）のこと．

♠唾液腺
①耳下腺，②顎下腺，③舌下腺

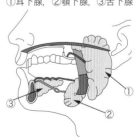

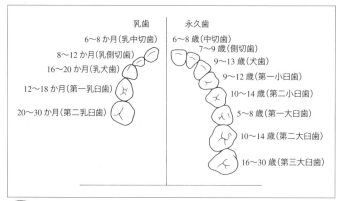

図1 歯の萌出期

表1 胃の容積

新生児	50 mL
3 か月	140〜170 mL
1 歳	370〜460 mL
5 歳	700〜830 mL
成人	1,000〜3,000 mL

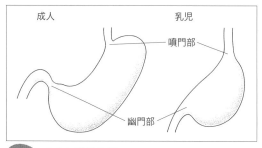

図2 成人と乳児の胃

表2 肝重量と膵重量

	肝重量	膵重量
新生児	100〜150 g	3〜4 g
1 歳	350〜400 g	12 g
5 歳	550〜620 g	25 g
10 歳	700〜800 g	30 g
成人	1,500〜1,800 g	80 g

d)肝臓・膵臓(表2)

肝臓・膵臓は発育するにつれて大きくなり，重量は年齢とともに直線的に増加する．肝臓の重量は1歳で新生児期の3倍程度になる．膵臓の重量は1歳で新生児期の3倍，5歳で6倍になる．

e)腸

腸は小腸，大腸とあり，小腸は十二指腸，空腸，回腸に分類される．腸の長さは，出生時には300〜350 cmで身長の約7倍あり，幼児で約6倍，成人で4〜5倍となる．

大腸の長さは，初めは腸全体の1/2を占めるが，成長するにつれて小腸が長くなり大腸は相対的に短くなる．新生児では40〜66 cm，幼児では100 cm，成人では120〜160 cmで，小腸の約1/5の長さとなる．

3)食事の形態，食べる機能の発達

乳児の食事は，乳汁(母乳あるいは人工乳)と離乳食である．生後5，6か月から離乳を開始する．

乳児は自分で食物を選んだり，食物を求めて移動することはできない．養育者が与えるものを受身で摂取する．食べる機能の発達については第3章-1-Ⓑ-7)食べる機能の発達を参照．

(南里清一郎，當仲　香)

B 新生児期・乳児期のこころの発達の特徴

1) 新生児の感覚能力

　出生直後の新生児はどのような感覚能力をもっているのだろうか.

　まず視覚に関しては, 視力は0.02程度といわれている. このような視力では, ものを見るときにもっとも焦点を合わせることができる距離は約30cmであり, この距離はちょうど母親が新生児に母乳を飲ませたり, 腕に抱いているときの母子間の目の距離に一致する. また, 単純な図形よりも人の顔に代表される複雑な図形をより長く注視する(図3).

　聴覚に関しては, 生後半日ほどの新生児は母親と母親以外の女性の声を弁別できるといわれている.

　味覚については, 甘味・酸味・苦味・塩味の4つを基本味として, 新生児がどのような味を好むのか, 摂取量や顔の表情から検討されてきた. その結果, 出生後数時間から, 新生児は甘味を好み, 苦味・酸味を嫌うことが明らかとなっている(図4). 一般に自然界では, 甘味は栄養が豊富でエネルギー源になるもの, 苦味は毒の入ったもの, 酸味は腐ったものであることが多い. これらのことから, 人間は生まれた直後から, 自ら生きる選択をしていることがわかる. 塩味については生後4か月ごろまでは蒸留水との区別がつかず, それらの摂取量は同程度であるが, 生後4か月ごろから塩味を好むようになる. これには塩味を知覚する機能の成熟と, 塩味摂取の経験の両方が影響していると考えられている.

　嗅覚については, 出生後数時間以内でも母親と新生児はにおいだけでもお互いを関知することができる. また, 自分の母親のにおいをかぐと, 頭や手の動きを止めて吸啜をするようになる. さらに, 3～10日間母乳を飲んで育った新生児は, 自分に母乳を与えてくれる母親がつけた胸パッドと, 授乳中のまったく知らない女性の胸パッドの2つが提示されると, 自分の母親の胸パッドのほうに向いている時間が長いことが明らかとなっている.

　以上のことから, 新生児は出生直後から母親を好んでいること, そして生きることに方向づけられていることがわかるだろう.

2) 授乳時のコミュニケーション

　人間の食の原点は哺乳である. 人間の哺乳はほかの霊長類と異なる. すなわち霊長類は, 哺乳するときは休みなく飲み続け, 満腹になったら飲まなくなるのに対して, 人間の乳児は母乳, 人工乳にかかわらず, 飲んでいる途中でときどき休む. この違いについては次のように説明することができる.

　野生の世界では敵がいつ押し寄せるかわからず, 一度哺乳するチャンスを逃すと次回いつ哺乳できるかわからない. ひどい場合は死んでしまう可能性がある. したがって, 霊長類は栄養摂取の効率のよさが生命維持のうえで何より優先される. 一方, 人間の赤ちゃんが哺乳を休むとき

● 参考図書
・大藪　泰：赤ちゃんの心理学. 評論社, 2013

・山口真美：視覚と心の発達学　赤ちゃんは顔をよむ. 紀伊國屋書店, 2003

・山本　隆：脳と味覚　おいしく味わう脳のしくみ. 共立出版, 1996

・子安増生, ほか(編著)：こころが育つ環境を作る　発達心理学からの提言. 新曜社, 2014

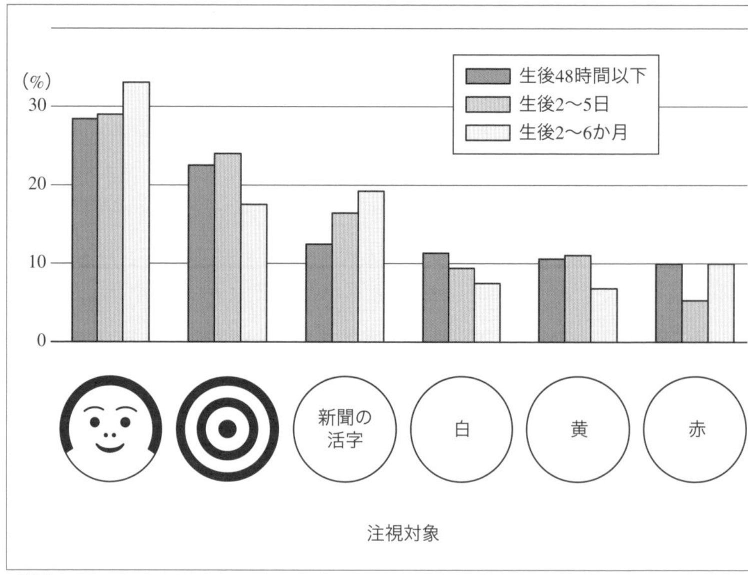

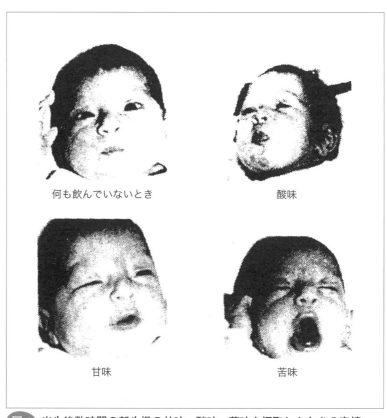

図3 図形に対する乳児の好み

生後48時間以下の新生児から2〜6か月の乳児にそれぞれの注視対象を一定時間提示し，その間の対象に向けられた注視時間を測定したところ，顔や同心円などのより複雑な図柄のほうを好む傾向がみられた．
（石井澄夫，ほか（編著）：発達心理学．ミネルヴァ書房，1988）

何も飲んでいないとき　　　　酸味

甘味　　　　苦味

図4 出生後数時間の新生児の甘味・酸味・苦味を摂取したときの表情

（Steiner JE：Human facial expressions in response to taste and smell stimulation. In：Reese HW, Lipsitt LP（eds），Advances in Child Development and Behavior vol. 13. Academic Press, 1979：257-295）

の母子の行動を観察すると，母親の側は身体を揺さぶり，揺さぶり終わると赤ちゃんは再び哺乳するといったことが繰り返される．このことから，人間の食には，ほかの霊長類とは異なり，コミュニケーションが埋め込まれているということがわかる．

3）言語発達：初語を話すようになるまで ● ● ● ● ● ● ● ●

　新生児が発声する声は泣き声である．生後1か月になるころには初めて泣き声以外の声を発声する．生後3〜4か月ごろになると，乳児は母親からの話しかけに対して，微笑や喃語で応答する．喃語とは無意味な音の連続のことであるが，発声を始めるころは「アーアー」「ウーウー」などの母音を発音し，その後子音，母音と子音の結合音が続くという順序性をもつ．そして生後10〜14か月に，初めて意味のある言葉を話すようになる．子どもが言語を獲得するためには，2つの要素が不可欠である．まず，人の話し声，とくに直接的な話しかけを聴くことができる状況である．これによって，乳児は言語がもつ独特のリズムやイントネーションを聴覚から学習する．もう1つは，乳児自身が大人と同じような方法で発声することである．生後7か月ごろになると，乳児は養育者からの呼びかけに対して積極的にそれを繰り返しまねるようになる．そうすることによって多様なメロディーパターンを学習する．

●参考図書
・正高信男：0歳児がことばを獲得するとき　行動学からのアプローチ．中央公論新社，1992

・竹下秀子：心とことばの初期発達　霊長類の比較行動発達学．東京大学出版会，1999

Step Up!

スマートフォンの普及と授乳

　2000年代半ば頃から，乳児を担当する保育士から「赤ちゃんに授乳をしているときに目が合わないお子さんが多くなりました．こちらから目を合わせようとしても，目をそむけてしまうこともあるんです」と相談されることが増えた．実際にどれぐらいの乳児がそのように授乳時に目が合わないのか，そのような行動が増えているのかは，調査がされていないので実態は定かではない．しかしながら，筆者は保育士の実感には授乳中の母親の行動が関係しているものと考えている．

　2000年頃からインターネット機能が付加された携帯電話が急増した．ちょうどその頃から，公園で幼い子どもが遊んでいると，母親は子どもと一緒には遊ばず，少し離れたベンチに腰かけ，ひたすら携帯電話を操作する姿が頻繁に見られるようになった．おそらく，子どもと一緒に過ごしているときに母親の意識が携帯電話のほうに向いているということが，子どもの誕生直後の授乳から始まっている，すなわち，「ながら授乳」が行われているということが考えられるのだ．第4章-2-B-2）授乳時のコミュニケーションの項で述べたように，授乳は単なる栄養摂取だけでなく，母子のコミュニケーションの場でもある．子どもが哺乳しながらじっと母親の顔を見ると，母親が声がけをしたり，髪や体をなでたりする．そのよう

（前ページより続き）

な相互作用も子どものこころの発達を促すのである．

　授乳中に母親の関心が携帯電話のほうに向いていると，子どものこころとの間にやりとりが生じない．そうすると子どものほうも哺乳中に母親に関心をもつことがない．家庭での授乳がそのようであるから，保育所での授乳も目を合わそうとしないという因果関係が容易に想定される．

　母親が物理的には子どものそばにいても，こころとこころが通じていない関係性を持続することは子どもの発達にとって望ましいことではない．この10年ほどはスマートフォンが普及した．スマートフォンには文字情報だけでなく動画コンテンツも豊富であるため，単に操作時間が長くなったということではなく，画面に引き込まれて視野が極端に狭くなった状態が長時間続く母親も少なくないものと考えられる．一瞬，一瞬の子どもの輝きを真正面から受け止めるようなかかわりが，親子の長い歴史に彩りを与える．1日のうちのいくらかの時間は，世の中の情報の入手や大人同士のネット上のコミュニケーションでは味わえない子どもとのコミュニケーションをこころから楽しんでほしい．

（長谷川智子）

Ⓒ 乳汁栄養

1) 母乳栄養
ⓐ母乳栄養の実態

　乳児を母乳で育てるのはもっとも自然な栄養法であり，乳児の発育，健康維持のためにもっとも優れていることは，古くからよく知られている．したがって人工栄養法が普及する以前は，母乳が十分でない場合，乳母によるもらい乳は子どもの発育にとって当然の処置であったと思われる．

　わが国の母乳栄養の変遷をみると，1940年代は食料事情が悪く，母乳分泌にも影響があり栄養失調の乳児が多かった．1955（昭和30）年ごろから，人工乳の改良・普及に伴って安易に人工栄養を求める傾向になり，母乳栄養児が急激に減少して混合あるいは人工栄養児が増加した．

　図5は，乳児がどのような栄養法で哺育されていたかを示したもので，1980（昭和55）年から10年ごとに，母乳・混合・人工栄養の比率を表している．

　これによると，1980（昭和55）年には1か月乳児の母乳栄養の割合は45.7％であったのが，10年後には44.1％と若干減少したが，2010（平成22）年には51.6％に増加した．2，3，4か月共に調査年毎に母乳栄養の割合が増加しており，2010（平成22）年では月齢が進んでも半数以上の乳児が母乳栄養であった．このような現象には，社会・経済に関するさま

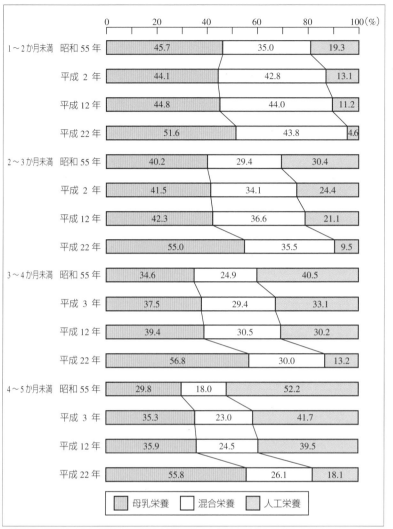

図5 月齢別，出生年次別乳汁栄養法の割合

（厚生労働省：平成22年乳幼児身体発育調査報告書，2010）

ざまな要因，指導指針などが影響を与えていることは明らかである．

　ほとんどの子どもが母乳で育てられた時代から，母乳の代用として人工栄養に人気が出てきた時代を経て，母乳栄養の意義を再認識して母乳哺育を推進しようという時代に移り変わってきている．2010（平成22）年では，10年前と比べて母乳栄養の割合が増加しており，これは「授乳・離乳の支援ガイド」（2007（平成19）年）により適切な支援がなされるようになったためと考えられる．

ⓑ母乳栄養の意義

①母乳の栄養学的意義

　母乳の組成すなわち各成分が，低出生体重児を含めた新生児，乳児の成長・発達にもっとも適していることは，母乳だけで少なくとも5か月は正常発育が期待できることから明らかである．

♠未熟児母乳

　低出生体重児（未熟児）を出産した母親の母乳（未熟児母乳）は，妊娠週数が短ければ短いほど，成熟児を出産した母親の母乳（成熟児母乳）に比べて，エネルギー量，たんぱく質量，ミネラル含有量が多く，脂質含有量が低い．これは在胎の短い児ほど出生後の体重増加が期待され，たんぱく質は脂質より消化吸収がよいので，合目的的であると考えられる．

　しかし，1か月後には成熟児母乳とほとんど差がなくなるため，この時期に急速な発育を期待するには，栄養学的に栄養成分を補充する必要があるといわれている．

表3 泌乳期別母乳の一般成分

（100 mL 中）

泌　乳　期	全固形分 (g)	エネルギー (kcal)	たんぱく質 (g)	脂質 (g)	乳糖 (g)	灰分 (g)	Ca (mg)	P (mg)	Fe (μg)	Na (mg)	K (mg)
初　乳（　3〜　5日）	12.7	65.7	2.1	3.2	5.2	0.31	29.4	16.8	45.1	33.7	73.8
移行乳（　6〜 10日）	12.7	66.6	1.9	3.4	5.4	0.32	30.1	18.6	42.0	27.5	73.3
成熟乳（121〜240日）	12.1	65.7	1.1	3.6	6.2	0.22	26.0	13.6	25.3	12.6	48.7

〔井戸田正，ほか：最近の日本人人乳組成に関する全国調査（第1報）——一般成分およびミネラル成分について，日本小児栄養消化器病学会雑誌 1991；**5**：145-58 を一部改変（冬期および夏期の平均値で示す）〕

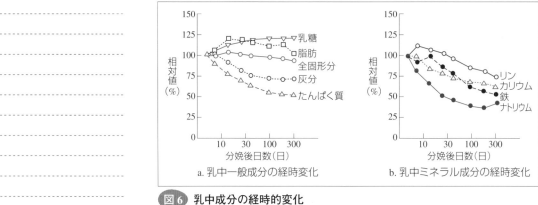

a. 乳中一般成分の経時変化　　b. 乳中ミネラル成分の経時変化

図6 乳中成分の経時的変化

分娩後3〜5日の含量を100％とし，相対値で示した.

最初の数日間の母乳を初乳，10日以降の母乳を成熟乳，初乳から成熟乳にいたるまでの母乳を移行乳という．母乳の組成は分娩後，日ごとに変化し，約10日後に一定の組成になる．その各々の組成を表3に，また，経時的変化を図6に示す．初乳は成熟乳に比べてたんぱく質，無機質（ミネラル）の濃度が高く，脂肪，乳糖は低濃度である．この組成の差は哺乳量と関係するものと思われる．

また，母乳栄養では小児期の肥満や，のちの2型糖尿病の発症リスクが低いといわれている.

ⅰ　たんぱく質

母乳には乳清たんぱく質が多く，カゼインが少ない．乳清たんぱく質とカゼインの比率は60：40である．その一方で，牛乳には母乳の約3倍のたんぱく質が含まれ，母乳とは異なりカゼインが多く乳清たんぱく質が少ない．母乳はカゼインが少ないので，胃酸やたんぱく質分解酵素で凝固しにくく，消化されやすい特徴をもつ．母乳のたんぱく質のアミノ酸構成は，乳児の発育に最適とされている．とくにタウリン含量が高いことが，神経や網膜の発達に有利といわれる.

ⅱ　脂質

脂質の含有量は，母乳，牛乳との間に差はないが，脂質を構成する脂肪酸組成が異なる．母乳中の脂質には，必須脂肪酸の長鎖多価不飽和脂肪酸（第2章-1-C-2）-ⓓ脂肪酸を参照）が多く含まれ，いろいろな体内の代謝機能に有利に働いている．後の知的発達にも影響する.

iii 糖質

母乳の乳糖含有量は，糖質の70%を占めている．また母乳中には，乳糖のほかにビフィズス菌増殖因子として30種以上のオリゴ糖が含まれている．

iv 無機質（ミネラル）

母乳のミネラル含有量は牛乳の1/3であるため，腎臓に負担がかからない．また，ミネラルの配分比率が適切であるため，利用率はよい．

②免疫学的感染防御作用

疫学的に，母乳栄養児のほうが人工栄養児より感染症にかかりにくく，重症化しにくいことが，明らかにされてきた．とくに胃腸感染症について，サルモネラ属菌，コレラ菌の感染症の発症に母乳の予防効果が認められ，ロタウイルス感染も母乳栄養児のほうが感染率が低いといわれている．呼吸器感染症についても，RSウイルスに関して母乳栄養児は感染率が低いといわれ，再発性中耳炎の発症率も低い．

その原因は，以下に示すような母乳中に免疫物質として含まれる多くの物質による．

i 免疫グロブリン

母乳中には，血液中と同様に多種類の免疫グロブリンが存在するが，そのなかでももっとも濃度が高く重要なのが，免疫グロブリンA（IgA）である．母乳中のIgAは大部分が分泌型IgAであり，とくに初乳中に多く含まれ，分娩後は粘膜面での感染防御に働く．次第に低下して一定量に達する．

分泌型IgAは血中のIgAと異なり，たんぱく質分解酵素やpHの変化に対し安定していて，各種細菌，たとえば大腸菌，ジフテリア菌，肺炎菌，サルモネラ属菌などに対する抗菌性ばかりでなく，ポリオI，II，IIIウイルス，コクサッキーウイルス，ロタウイルスなどに対する抗ウイルス性が認められている．また，分泌型IgAは細菌やウイルスが腸管から体内に侵入するのを防ぐ役目をもっている．

このように，母乳の感染症予防効果は非常に優れており，存在意義はきわめて大きい．

ii ラクトフェリン（糖たんぱく質）

ラクトフェリンは糖たんぱく質で，多くの哺乳動物の乳汁中（牛乳を含む）に含まれるが，人乳（母乳）中にもっとも多く，初乳中にはとくに多く含まれる．

ラクトフェリンは，病原性大腸菌などのグラム陰性菌のみならず，ブドウ球菌，連鎖球菌などのグラム陽性菌に対しても優れた抗菌作用を示すことがよく知られている．ラクトフェリンはこの抗菌作用のほかに，腸管での鉄の吸収調節，免疫系の調節，ビフィズス菌増殖など，多くの生理機能をもつことが認められている．

iii リゾチーム（酵素）

リゾチームは細菌の細胞壁のムコ多糖類を分解する酵素で，大腸菌やサルモネラ属菌を溶解し，殺菌することがよく知られている．また，母

乳中のリゾチームは, 牛乳よりはるかに多く含まれ, とくに初乳中に多く, 腸管内で感染防御作用を発揮する.

iv　ビフィズス菌増殖因子

　母乳中の乳糖含量は牛乳より非常に多い. 乳糖はエネルギー源になるばかりでなく, カルシウム吸収を促進したり, ビフィズス菌の栄養となることもよく知られている. したがって母乳栄養児の腸内細菌叢はビフィズス菌優位であり, ビフィズス菌が大腸菌などの有害な菌の増殖を抑制している.

v　補体系

　血液中の殺菌物質の役割をする補体は, ある種の抗体の抗菌活性を高め, 白血球や, マクロファージなどの貪食作用を活発にする. 母乳中にも微量の補体成分が認められ, 腸管粘膜の保護に有用といわれている.

vi　細胞成分

　母乳中には多数の生きた細胞が存在する. すなわち, ラクトフェリン, リゾチーム, 補体を生成するマクロファージや, 顆粒球, リンパ球などの細胞成分である. これらの成分は, 各種細菌を貪食, 殺菌するばかりでなく, 分泌型IgAの産生にもかかわる. マクロファージは, 抗原を処理する能力や低出生体重児に特有な壊死性腸炎を防ぐ役割も知られている.

　このように, 母乳中には生きた感染防御因子が含まれ, 互いに関連しあいながら, 新生児・乳児の感染症予防に強力に作用して, 母乳栄養の意義を高めているといえる.

③母子関係に関する心理および行動学的意義

　母乳哺育に関しては, 新生児や乳児に与える心理および行動学的影響あるいは効果について, いろいろな研究がなされてきた. しかし, 心理学上, 母乳哺育が子どもに利点があるかどうかを証明するのは非常に難しい.

　しかし, 最近, 母子相互作用という概念が提起され, 母乳哺育の確立が母子相互作用と密接な関連があるということで, その意義が重要視されるようになった(第3章-1-Ⓑ-1)Step Up! 母子のアタッチメントを参照). 母子相互作用とは, 母と子の間ですべての感覚を介在させて積極的に作用しあう発達過程をいうが, 出生直後の新生児にもすでに相互作用を行う機能があり, その代表的なものが母乳哺育といわれている. 母乳哺育における相互作用は, 乳児の吸啜行動と母親の接触行動, そしてその2つの行動の間に成立する関係が重要とされている.

　この母子相互作用の観点から母乳哺育と人工乳哺育を比較すると, 母乳の場合は乳児が吸啜中に声や音に反応して変化し, 自分で吸啜を続けたり, 止めたりしてコントロールするのに対して, 人工乳では母親が吸啜を支配して管理する傾向となる.

　母親の子どもに対する接触についても, 母乳哺育のほうがより多く子どもに語りかけ, 接触する場面が多いといわれる. さらに母親と子どもの関係についても, 母乳哺育では子どもが哺乳において中心的な役割を

果たし，母親に情報を送り母親がそれに応えて行動するという母子間の相互作用を成立させていく点がきわめて興味深い.

　現在，多くの施設で母子同室制がとられており，分娩後の早い時期から長時間にわたって母親と子どもが接触することによって，より多くの母乳哺育がなされ，新生児行動における順調な発達の進歩が期待されている.

ⓒ母乳栄養の推進

　わが国の母乳栄養の歴史のなかで，母乳不足の際に使用するために開発された育児用ミルクが，情報化社会の波にのって，あたかも母乳栄養よりも優れた発育を子どもにもたらすような錯覚を与えた時代があった. 実際，1960(昭和35)年から1970(昭和45)年にかけて母乳栄養が激減し，混合・人工栄養の乳児が急速に増加した. それはわが国ばかりでなく世界的な傾向であり，先進国から開発途上国にも浸透していった.

①WHOの決議

　1974(昭和49)年，世界保健機関(WHO)の総会で，世界的な母乳哺育の減少傾向が指摘された. さらに「乳児栄養と母乳哺育」の決議がなされ，すべての加盟国に「育児用ミルクの販売活動状況を検討し，措置を講じる」よう要請が行われた.

②母乳運動の3つのスローガン

　WHOの決議を受けて，1975(昭和50)年にわが国でも3つのスローガンを掲げて母乳運動を推進することとなった.

③WHOとUNICEFの提言

　国際児童年であった1979(昭和54)年に，WHOと国連児童基金(UNICEF)がジュネーブで乳幼児の食事に関する合同会議を開き，「唯一の自然な育児方法は母乳によるものであり，すべての国は母乳を積極的に奨励しなければならない」という乳幼児の健康と栄養の改善についての提言を採択した.

④「母乳育児の奨励および支援」WHOとUNICEFの共同声明

　1989(平成元)年にはWHOとUNICEFが共同声明を発表し，世界中の分娩を扱うすべての施設に対して，「母乳育児を成功させるための10カ条」を受け入れるようによびかけ，2018(平成30)年には表4のように改訂された.

⑤国連総会で「子どもの権利に関する条約」の採択

　1989(平成元)年，同条約が全会一致で採択されたが，そのなかに母乳栄養による育児は子どもの権利であることが明記されている. わが国でも1994(平成6)年に同条約が批准され，翌年発効された.

⑥「世界母乳の日」「世界母乳週間」

　1992(平成4)年以来，8月1日を世界母乳の日とし，同日から1週間を世界母乳週間とした.

⑦母乳育児に対する支援

　これまで取り組まれてきた母乳育児の推進をなお一層図る目的で，厚

♠母乳運動推進のための3つのスローガン
①1.5か月までは，母乳のみで育てよう
②3か月までは，できるだけ母乳のみで頑張ろう
③4か月以降でも，安易に育児用ミルクに切りかえないで育てよう

表4 母乳育児を成功させるための10カ条

> **「母乳育児成功のための10カ条」2018年改訂版**
> **WHO/UNICEF：The Ten Steps to Successful Breastfeeding, 2018**
>
> **施設として必須の要件**
> 1a.「母乳代用品のマーケティングに関する国際規準」と世界保健総会の関連決議を完全に順守する.
> 1b. 乳児栄養の方針を文書にしスタッフと親にもれなく伝える.
> 1c. 継続したモニタリングとデータ管理システムを確立する.
> 2. スタッフが母乳育児を支援するための十分な知識，能力，スキルを持つようにする.
>
> **臨床における必須の実践**
> 3. 母乳育児の重要性とその方法について，妊娠中の女性およびその家族と話し合う.
> 4. 出産直後からのさえぎられることのない肌と肌との触れ合い（早期母子接触）ができるように，出産後できるだけ早く母乳育児を開始できるように母親を支援する.
> 5. 母親が母乳育児を開始し，継続できるように，また，よくある困難に対処できるように支援する.
> 6. 医学的に適応のある場合を除いて，母乳で育てられている新生児に母乳以外の飲食物を与えない.
> 7. 母親と赤ちゃんがそのまま一緒にいられるよう，24時間母子同室を実践する.
> 8. 赤ちゃんの欲しがるサインを認識しそれに応えるよう，母親を支援する.
> 9. 哺乳びん，人工乳首，おしゃぶりの使用とリスクについて，母親と十分話し合う.
> 10. 親と赤ちゃんが継続的な支援とケアをタイムリーに受けられるよう，退院時に調整する.

〔2018年4月11日 WHO/UNICEF 共同声明（日本ラクテーション・コンサルタント協会 訳）〕

生労働省は2007（平成19）年に「授乳・離乳の支援ガイド」を策定し，2019（平成31）年3月に改定されている.

　それにより，妊産婦や育児に関わる保健医療従事者が，授乳の支援に関する基本的事項を共有し，授乳支援を進めていくことが期待される.

　このように，母乳哺育推進に関する運動は国内のみならず世界的な規模で行われている.

ⓓ 母乳分泌のメカニズム

　母乳分泌を良好にするには，母乳の分泌メカニズムやそれに影響を与える因子について十分理解する必要がある.

①乳腺の発育

　思春期になると女性ホルモンの分泌がさかんになる.

　卵巣からのエストロゲン分泌が増加して乳腺の発育を促す. 月経周期の確立とともに，プロゲステロンの分泌増加，エストロゲンによる下垂体からのプロラクチン分泌，プロゲステロンの乳腺発育に与える効果などが，乳腺の発育を完成に導く.

②妊娠中の乳腺とホルモン

　妊娠中は，胎盤からエストロゲン，プロゲステロンが分泌されて乳腺の発育はさらに促進される. プロラクチンは乳汁生成に不可欠なホルモンで，妊娠経過に従って増加し，妊娠末期に最大に達するが，エストロゲンの影響で乳汁の分泌は起こらない.

③母乳分泌のしくみ

　分娩によりプロゲステロンは減少し，胎盤からのエストロゲンも減少するため，プロラクチンの母乳分泌作用が発揮されるようになる.

　子どもが乳頭を吸うと，神経刺激により視床下部を通じて下垂体前葉からプロラクチンが分泌される．またオキシトシンも視床下部より下垂体後葉から分泌する．プロラクチンの増加が乳腺組織を刺激して乳汁を分泌させ，オキシトシンが乳汁を乳腺細胞から放出して射乳が起こる．そして空になった乳腺にまた乳汁がたまる．この乳汁分泌には，プロラクチン，オキシトシンの作用が必要である．

　さらに，母乳分泌にはこのような内分泌的なホルモンだけでなく，中枢神経系の刺激も重要である．またプロラクチン分泌についても，子どもの吸啜刺激以外にも，母親の心理的・精神的ストレスなどいろいろな因子の影響を受けることはよく知られている．したがって，授乳期間中は心身ともにリラックスした状態を保つことが非常に大切である．

ⓔ授乳の実際

①授乳開始

　母乳哺育成功のための要素として，母子同室，出生直後からの頻回授乳が重要といわれている．

　分娩直後は母親も休息を必要とし，母乳分泌も不十分である．子どもも最初は乳首を十分捕らえられず，吸啜が上手に行えない．そこで生後24時間以内は7〜8回，軽く練習させるように時間も2〜3分にとどめ，次第に日数とともに授乳時間を増やしていくようにする．

　最初の授乳は乳汁を与えるというより，子どもに乳首を含ませることで，母親としての意識を育てるのに役立つものと思われる．そのためには，空腹で泣くのを待って授乳するのでなく，子どもの表情，状態をみて乳首を与えるようにすることも大切である．

②授乳間隔

　生後1週以内は，母子ともに不慣れで，母乳の量も少ないので，間隔にこだわらずたびたび与える必要がある．

　生後1か月間は，授乳時間が定まりにくいので時間を決める必要はないが，2時間〜2時間半の間隔が多いようである．

　1か月を過ぎると，母乳の分泌もよくなり子どもの吸啜も十分になるので，授乳間隔はのびて3〜4時間ごとになる．さらに昼間は3時間，夜間は6〜7時間間隔といった昼夜のリズムが自然にできてくることが多い．

　子どもが欲しがるときに与える自律哺乳であれば，1日4〜5回の授乳で足りることもある．

③授乳時間

　1回の授乳時間は，母乳の分泌がよくなると片方10分ずつ，20分以内で飲み終わる．30分以上吸って乳首を離さないときは母乳不足を考える．

　最初の5分間で吸啜がよく分泌が十分であれば，哺乳量の50〜60%を摂取する．

第4章　成長期に対応した栄養と食生活

♠母乳分泌の維持
　母乳分泌を維持するには，以下のことを心がける．
①乳頭が適当なときに適切に吸啜刺激されること
②定期的に乳腺胞が空になること

♠授乳障害
①母親に原因がある場合
　・乳頭の異常：陥没乳頭，扁平乳頭，巨大乳頭，亀裂乳頭
　・乳腺炎
　・母親の病気：感冒，心疾患，腎疾患，精神疾患
②子どもに原因がある場合
　・哺乳力が弱い：低出生体重児，脳障害児
　・口腔の奇形：口唇裂，口蓋裂
　・口内炎

🌸冷凍保存による母乳の免疫物質の変化

　−20℃で3か月母乳を冷凍保存しても，ラクトフェリンは0%，リゾチームは0〜10%，分泌型IgAは0〜3%程度の減少であったという報告がある．

　一方，ラクトフェリン，分泌型IgA，リゾチームは加熱の程度により生理活性の損なわれ方が左右され，多くの感染防御因子は加熱に対してきわめてもろいという．母乳中の生理活性物質は低温よりむしろ加熱に弱いことから，以前は行われていた冷凍保存に先立って行われていた加熱殺菌は，現在では必要ないと考えられている．

🌸母乳を保存する際に守ること

①搾乳：手，指，腕をよく洗い，乳頭を清拭する．用手搾乳か，搾乳ポンプを用いる．

②母乳バッグ：専用の母乳バッグを用い，搾乳後ただちに移して，バッグの空気を出し封じる．

③冷蔵保存：4〜6℃で冷蔵するときは，24時間以内に加温し使用する．

④冷凍保存：−20℃保存では1か月以内に使用する．

⑤解凍：自然解凍または流水や40℃の保温槽中で解凍する．電子レンジや熱湯を用いて解凍すると，免疫物質の活性が失われるので禁止する．一度解凍した母乳や飲み残しは処分する．そのためには，小分けにして冷凍しておくとよい．

🌸人工栄養の変遷

　以前は母乳が出ない場合，人工栄養として一般に牛乳が用いられた．しかし，そこにはさまざまな問題がみられた．

　牛乳と母乳は成分が異なる．したがって人間の子どもに合うようにするには，多い成分を減らすため牛乳を希釈し，それに伴って不足する成分を補うために砂糖や穀粉を添加し，ビタミンCを補給しなければならない．最初は牛乳を希釈しすぎて栄養不良の問題を招くなどしていたが，牛乳を用いた人工栄養方式の基準が次々に出され，基礎を確立するにいたった．その後，それまで使われていた調製粉乳の改良が進み，人工栄養児の健康と発育は改善された．

④**母乳不足**

　出産後1週間は母乳の分泌が良好でなく，1週間を過ぎるころから次第に量が多くなってくる．したがってその間，子どもが泣くときに母乳不足といって簡単に調製粉乳を与えたりせず，母乳を頻回に吸わせて分泌を刺激することが大切である．

　生後1か月を過ぎたころからは，次のようなときに母乳不足を疑う．

・乳首をなかなか離さない．いつまでも吸っている．30分以上ダラダラ吸うときは，母乳が十分出ていない証拠である．

・授乳した後すぐ泣く．母乳が十分出ないときは，30分〜1時間でまた欲しそうに泣く．

・便の回数が減ってくる．1日〜2日おきになることもある．

・眠りが浅く，機嫌がよくない．

・体重の増加がよくない．

　体重は生後3か月までは1日30〜40g，ひと月で1kg増えるのが普通である．ただし体重を測定するときは，4〜5日以上の間隔をおかないと正確な値がわからないので，注意する必要がある．

　これらの状態がみられたら原因を調べ，必要があれば調整粉乳を補充して対応する．

⑤**母乳の保存**

　直接母乳を子どもに授乳できない場合，母乳を搾乳して保存し，必要に応じて授乳することができる（冷凍母乳）．

　たとえば母親が就労している場合，勤務先で搾乳して冷凍保存し，翌日保育者から授乳してもらう．あるいは，早産や低出生体重でNICU（新生児集中治療室）に収容された場合，母親が自宅で搾乳し，冷凍保存してNICUに持参し，必要に応じて解凍加温して子どもに与える．

　この方法の利点としては，次のことがあげられる．

・冷凍保存によって品質管理ができる．

・母乳の成分を損なうことが少ない．

・低出生体重児には栄養学的にその母の母乳が適しているので，適切な授乳ができる．

・自分の母乳を与えることで，母性によい影響を与える．

・退院後も母乳哺育が継続できる．

2）人工栄養

ⓐ人工栄養に用いられる乳汁の種類

①調製粉乳

　乳等省令によると，調製粉乳とは「生乳，牛乳若しくは特別牛乳，またはこれらを原料として製造した食品を加工し，また主要原料とし，これに乳幼児に必要な栄養素を加えた粉末をいう」と規定されており，成分規格は「乳固形分：50.0%以上，水分：5.0%以下，細菌数：50,000以下，大腸菌群：陰性」とされている．

　調製粉乳には以下のものが含まれる．

ⅰ　育児用ミルク

①成分組成上の特徴

　これまで育児用ミルクは，母乳が乳児栄養の理想であるという観点から，牛乳の成分をできる限り母乳に近いものに改良する工夫が重ねられてきたが，近年においてはその配合，組成の改変は大体において微変である．

- ・たんぱく質：たんぱく質の減量，とくにカゼインを減じて乳清たんぱく質を増加し，アミノ酸組成を母乳に近づけている．さらにタウリンやアルギニンを添加している．
- ・脂質：牛乳の脂質の大部分を植物油で置換して多価不飽和脂肪酸を増やし，脂肪酸組成を母乳に近づけている．さらに魚油の配合によりドコサヘキサエン酸（DHA）を強化し，また $n-6/n-3$ 比の改善，カルニチンなどの増強も行われている．
- ・糖質：大部分が乳糖に置換されているので甘味がうすい．一部，オリゴ糖などが加えられている．
- ・無機質（ミネラル）：無機質を減量して腎臓への負担を少なくし，またミネラルバランスを母乳に近づけ，さらに鉄を強化し亜鉛や銅を添加してある．とくに亜鉛については，早期に生まれる低出生体重児に欠乏症が認められたことから，銅とともに1983（昭和58）年の食品衛生法施行規則改正時に添加が認められた．
- ・ビタミン類：乳児の食事摂取基準を基本に各種ビタミン類が適正に配合されている．母乳栄養の場合，ビタミンKが不足しがちであるが，育児用ミルクには適量添加されている．また，ビタミンEの補給，β-カロテンの強化なども行われている．
- ・その他：ビフィズス菌，ラクトフェリンなどを添加し，感染防御を高める努力が払われている．

②使用上の特徴

- ・単品調乳：粉乳だけで調乳し，砂糖などを添加する必要はない．
- ・単一処方：特別な場合を除き，各月齢とも大体同一濃度で調乳する．
- ・自律授乳：母乳栄養に準じ，乳児の食欲に応じて欲しがるだけ飲ませる．

ⅱ　低出生体重児用ミルク

　低出生体重児も成熟児と同様に，栄養，免疫，感染防御の点から母乳栄養が原則とされている．しかし，何らかの理由で低出生体重児を人工栄養で育てる場合には，育児用ミルクか低出生体重児用ミルクが用いられる．出生体重が2kg以上あり，家庭で養育が可能な場合には，育児用ミルクが用いられるが，出生体重が1.5kg以下の場合には低出生体重児用ミルクが用いられる．

　低出生体重児用ミルクは育児用ミルクに比べ，たんぱく質，糖質，灰分，種々のビタミン類は多い．

ⅲ　離乳期・幼児期用ミルク（フォローアップミルク）

　牛乳に不足する鉄やビタミン類を補足し，牛乳の代替品として開発さ

●調製粉乳の変遷

　1951（昭和26）年に「乳および乳製品の成分規格等に関する省令」（乳等省令）が公示されたことで，調製粉乳の規格が改正され，品質はこのころから急速に改善された．

　1959（昭和34）年には牛乳のたんぱく質，脂質の置換が認められ，育児用ミルクの成分組成がより母乳に近づいた．

　現在，人工栄養児に用いられている調製粉乳の規格は，1979（昭和54）年に改正され，さらに1981（昭和56）年には乳児用調製粉乳の表示の許可基準がつくられた．

　また1983（昭和58）年には，母乳の代替食品である育児用ミルクに限って亜鉛と銅の添加が許可されるなど，わが国の育児用ミルクは内容，品質ともに優れ，安心して人工哺育を行うことができるようになった．なお，銅・亜鉛の添加は後述する離乳期・幼児期用ミルク（フォローアップミルク），特殊用途ミルクには認められていない．

　1996（平成8）年の栄養改善法の一部改正により，乳児用調整粉乳は「特別用途食品」のなかに位置づけられた．

れたものである．たんぱく質含有量は育児用ミルクと牛乳の中間程度まで増やしてあり，カルシウムも多い．鉄は若干多く，ビタミン類は育児用ミルク程度であるが，脂質は少ない．しかし，牛乳と比較してたんぱく質のアレルゲン性や無機質（ミネラル）が少ないといった点は改良されているが，育児用ミルクに比べ劣る．亜鉛と銅の添加は認められていない．

使用開始月齢は9か月からとしているが，「授乳・離乳の支援ガイド」（第4章-2-Ⅾ離乳期における栄養・食生活を参照）によると，1歳までは母乳または育児用ミルクを与えることが基本になっている．

ⅳ　ペプチドミルク

乳清たんぱく質の酵素分解物を窒素源とし，たんぱく質の分子量を3,500 Da（ダルトン）以下のペプチドにまで消化・分解して乳児の消化負担を軽減したものであるが，牛乳アレルギーの予防，または牛乳アレルギー疾患用ではない．親，兄姉に牛乳アレルギーがある場合に，牛乳アレルギーになりにくいことを配慮したものである．

②特殊用途ミルク

ⅰ　だいず乳

抽出だいずたんぱく質を原料とし，だいずに不足するヨード，メチオニンを添加し，さらにビタミン，無機質（ミネラル）を強化したものである．糖質としても乳糖は使用していない．牛乳アレルギーや一過性乳糖不耐症に用いられる．

ⅱ　カゼイン加水分解乳

牛乳アレルギーの原因となる牛乳のたんぱく質中のβ-ラクトグロブリンやα-ラクトアルブミンを分離除去し，カゼインを酵素分解して牛乳たんぱく質の抗原活性を失わせたものである．この粉乳のたんぱく質は分子量の小さいポリペプチドとアミノ酸で構成されているので，牛乳アレルギーのほか，二次性乳糖不耐症，難治性下痢症にも用いられる．

ⅲ　無乳糖乳

乳糖を除去してぶどう糖におきかえた粉乳である．先天的に乳糖分解酵素が欠損している場合，またはその活性が減弱している場合に用いられる．

ⅳ　アミノ酸混合乳

母乳のアミノ酸組成を参考に純粋な20種のアミノ酸をバランスよく混合した粉末にビタミン，無機質（ミネラル）を添加したもの．重篤なアレルギーの場合に用いる．

③特殊ミルク

先天代謝異常症は，先天的に体内の物質代謝を触媒するある酵素が欠損しているか，またはその活性が低下しているために起こる疾患で，フェニルケトン尿症，メープルシロップ尿症，ホモシスチン尿症，ガラクトース血症などがある．これらの疾患では中間代謝産物が脳などに蓄積するため，精神・運動機能の発達に影響する．これらの疾患については1977（昭和52）年10月から新生児に対してマス・スクリーニングが実

●新生児マス・スクリーニング
生後5〜7日の新生児の足のうらを穿刺して血液をろ紙にしみこませ，乾燥させた後に検査機関に送付して検査を行い，診断する方法である．
これで発見された疾病異常者は，小児慢性特定疾病治療研究事業により公費による治療が受けられるようになっている．

施され，これらの疾患の早期発見・早期治療が行われている．

　現在，先天代謝異常症に用いられる特殊ミルクはたんぱく質・アミノ酸代謝異常，糖質代謝異常，有機酸代謝異常，電解質代謝異常，吸収障害などを対象として多種類のものが提供されている．いずれの特殊ミルクも市販されておらず，その使用は医師の処方箋による．

ⓑ調乳

　調乳とは，牛乳または乳製品を用い，栄養，消化，衛生上からこれを乳児に与えられる状態に調製する操作をいう．

①調乳にあたっての心得

・衛生面に注意する

　調乳の全過程を通して細菌による汚染を避け，衛生的に処理する．

・正確に計量する

　ミルク・湯などの調乳材料をできるだけ正確に計量する．とくにミルクの計量は，缶に付属する専用のスプーンで計量し，他社製品のものは使用しない．

・能率よく作業を行う

　とくに保育所など集団の場で大量に調乳を行う場合には，一定の時刻に仕上げることが必要になる．そのためには手順などを前もってよく心得て，時間的，労力的に無駄のないようにする．これが結果的には，細菌の汚染を防ぐことにもなる．

②調乳法

　調乳法には次の2通りの方法がある．

ⅰ　無菌操作法

　ミルク自体が衛生的に安全で，殺菌の必要がない場合にとられる方法である．家庭で調乳する場合，または，保育所などにおいて乳児数が少ない場合にこの方法が用いられる．

　あらかじめ哺乳びん，乳首，調乳に用いる器具(ミルクを計量するスプーン，消毒した器具を鍋から取り出すはしなど)を消毒しておき，できるだけ細菌汚染を避けるよう取り扱いに注意して調乳を行う．乾いた哺乳びんに必要なミルクを入れ，<u>一度沸騰して70℃以上に保った湯(沸かして30分以上，放置しない)</u>を規定量の約1/2〜2/3入れ，哺乳びんを振ってミルクを溶かし，定量まで残りの湯を加えて再度振る(高温の湯を取り扱うのでやけどに注意する)．消毒した乳首をつけ体温程度まで冷まして与える．<u>調乳後2時間以内に使用しなかったミルクは捨てる．</u>

ⅱ　終末殺菌法

　ミルク自体に殺菌の必要があり，1日分または何回分かをまとめて調乳する場合にとられる方法である．乳児院や保育所など，集団で10名以上の乳児を扱っている場合には，安全性が高く，省力化にも役立つ終末殺菌法をとるのがよい．これは，きれいに洗浄した哺乳びんに調合したミルクを定量どおりに入れて，最後に加熱消毒する方法である．

● 人工栄養の衛生管理

　調製粉乳の製造工程を無菌にすることは困難であり，開封後も病原菌や微生物に汚染されるおそれがある．

　諸外国において，乳児用の調製粉乳を介するエンテロバクター・サカザキ菌による健康被害が報告されたことから，世界保健機関(WHO)および国際連合食糧農業機関(FAO)が生後12か月以下の乳児を対象としたガイドラインを作成した．これを受けて，わが国でも厚生労働省から「乳児用調製粉乳の安全な調乳，保存及び取り扱いに関するガイドライン」が出された．

● 調製粉乳の殺菌とビタミン類の消失

　一般に，多くのビタミン類は熱に不安定なため，加熱すると破壊される．

　調製粉乳の場合，無菌操作法で調乳すればビタミン類はほとんど破壊される心配はないが，終末殺菌法の場合にはその可能性がある．しかしこれまでの調査成績によると，95℃，10分間加熱した場合のビタミン類の残存率は，ビタミンA，B_1が約93%，B_2が100%，Cが約70%である．したがって終末殺菌法を用いても，乳児に十分ビタミン類を供給できる．

③調整粉乳の取り扱い

開缶後はきちんと蓋をして，室内の涼しい場所に保管する．調整粉乳は水分が少ないため，冷蔵庫に保存すると，冷蔵庫内の温度と室温の差により吸湿性が高くなる．

調乳の際には調整粉乳の上層部から静かにすくい，中をかきまわさない．計量用のスプーンは使用後は缶の中に入れず，きれいに洗浄しておく．また，乳児の哺乳量を考慮して，調整粉乳は1週間程度で使い切るサイズを購入する．

ⓒ授乳法

①飲ませ方

授乳は母親もゆったりとした気分で行う．調乳したミルクは体温程度に冷ましてすぐ与える．左上腕に乳児の頭がくるようにし，尻は母親の大腿部に乗るような楽な姿勢で抱く．乳首を深く含ませ，乳首が常にミルクで満たされるように哺乳びんを傾ける．1回の哺乳時間が10〜15分程度で終わるよう，乳児の月齢や吸引力を考慮し乳首を選ぶ．授乳中にかなりの空気を飲み込むので，授乳後は乳児がやや前かがみになるように抱いて排気をさせる．

授乳後，ただちに哺乳びんを洗浄できない場合には，哺乳びんと乳首を水に浸けておくとミルクの汚れが落ちやすい．

②授乳回数と哺乳量

人工栄養の場合も母乳栄養と同様に，乳児が欲しがるだけミルクを与える．すなわち，あらかじめ授乳量を決めないで，ほぼ一定の時刻に乳児が泣いたら与える自律授乳方式をとる．

授乳回数の目安は0か月では1日8回，1〜3か月では6回，4〜5か月では5回前後となる．これまでの調査成績から乳児の哺乳量をみると，4か月を最高に，その後は離乳の進行に伴って量が次第に減少する．しかし，かなりの個人差が認められる．

3) 混合栄養

ⓐ混合栄養の必要性

母乳のほかに育児用ミルクなどを用いて，両方で乳児の哺育を行うことを混合栄養という．混合栄養は次の場合に必要となる．

①母乳が不足するとき：乳児が発育するのに十分な量の母乳が分泌されないとき，不足分を育児用ミルクなどで補うことになる．

②母親が就労しているとき：母親が職業をもっていて，おもに日中家庭を離れるとき，保育者が代わって育児用ミルクなどを与えることになる．

ⓑ混合栄養の実際

①母乳不足の場合

育児用ミルクの足し方には2通りある．

🍼排気の方法

授乳後は立て抱きをし，背中を軽くさすって排気をうながす．

・母乳授乳の後に不足分を育児用ミルクで補う：1回の母乳の量が少ないときにはこの方法がよい．毎回母乳を吸わせて刺激していると，毎回育児用ミルクを足さなくてもよくなることがある．
・母乳と育児用ミルクを交互に与える：母乳の出が悪い時間帯に，母乳を休んで育児用ミルクを1日数回与える．しばらく休むと乳房が張ってくる場合は，この方法がよい．

また，育児用ミルクを嫌うときは，育児用ミルクを先に与えて母乳を後にする，空腹時をねらって与えるなどの工夫が必要である．

②母親が就労している場合

i　母乳の保存

母親が働いている間の授乳は，母乳が十分分泌し職場で搾乳ができる場合や，あるいは夜間などに，子どもに直接授乳したあと余分の搾乳ができる場合は，母乳を保存し(詳細は第4章-2-C-1)-ⓔ-⑤母乳の保存を参照)，保育者に授乳してもらう．

母親に代わって保育者が保存母乳を与える場合，保存母乳の管理や安全性について連絡の徹底が必要である．

ii　混合栄養

母親が働いている間は，多くの場合，育児用ミルクで哺育することになる．朝と帰宅後，夕方から夜間にかけては母乳を飲ませる．

勤務中も，授乳時間になって乳房が張ってきたら搾っておくほうがよい．そうでないと，母乳の分泌が悪くなったり，乳汁がうっ滞して乳腺にしこりをつくったり，乳腺炎を起こしたりする．

育児用ミルクの与え方は，量や回数について保育者とよく話し合って取り決め，結果についても報告を受け，常に連絡を密にしておいたほうがよい．

冷凍・冷蔵母乳の取り扱い

●保育所と家庭の連携

搾乳時，家庭での保存(温度管理の仕方)，家庭からの運搬の仕方といった留意点について，あらかじめ保護者と十分な打ち合わせを行い，衛生に十分注意する．

●保育所内での連携

冷凍・冷蔵母乳の受け取り後の扱い，保存法，解凍の仕方についての手順を定め，関連する職員間で認識を共有し，衛生的な取り扱いについての体制を整える．

D 離乳期における栄養・食生活

1) 離乳の必要性

母乳栄養，混合栄養あるいは人工栄養いずれの場合においても，これらの乳汁で乳児は生後5〜6か月までは健康を維持し，順調な発育を示す．しかし，そのまま乳汁栄養を続けていると，体重の増え方が緩慢化し，貧血傾向になったり，筋肉の弾力が失われる．

これには種々の原因が考えられる．母乳栄養の場合，多くの母親は6〜7か月になると母乳の分泌量が減少し，ついには分泌が停止するので，母乳だけでは乳児の栄養要求量を満たせなくなる．一方，人工栄養の場合も，たとえ十分に乳汁を与えることができても，水分の多い乳汁だけでは，乳児の成長に伴って増大する栄養要求量を満たすことは不可能になる．

また，乳児自身も乳汁以外の食物に関心を示すようになる．これは一般の食品に対する乳児の身体的，精神的要求のあらわれと考えられる．さらに，7〜8か月ごろには多くの乳児では歯が生え始め，これを機に乳

児は形のあるものを口に運び，歯ぐきや歯を刺激することを好む．これは乳汁のような液状の食物ではなく，形のある食物を要求している一現象ととらえることができよう．そこで適切な時期に離乳を開始しないと，乳汁以外の食物に対して興味を失い，離乳の開始が困難になる．したがって，乳児はその成長過程のどこかで乳汁栄養から離乳栄養に切り換えなければならない．

2) 離乳食の役割

ⓐ栄養補給

　乳児は胎生末期の1～2か月の間に，種々の栄養素を母体からもらって貯蔵する．しかし，この余剰蓄積は大体生後5～6か月間に使い果たす．このうちもっともよく知られている例は鉄であるが，エネルギーやたんぱく質，その他いくつかの栄養素についても同様なことがいえるであろう．乳児の発育・発達はめざましいので，それに合わせて乳汁以外の濃厚な食物を与え，栄養補給を図らなければならない．

ⓑ消化機能の増強

　離乳期には唾液分泌量の増加，生歯（せいし）などがみられるが，離乳食供与により体内では消化酵素が活性化することが認められている．このような消化機能の発現の機会を逃がさずに，上手に利用して乳児に乳汁以外の食物を与えれば，乳児の離乳食への興味を喚起し，同時に消化力の増強を図ることができる．

ⓒ摂食機能の発達を助長

　乳児の摂食機能は，乳汁を吸うことから，どろどろ状の食物を飲み込み，次第に形のあるものを舌と上顎，歯ぐきでつぶして飲み込むことへと発達する．また，乳児自身にも固形物を口に入れ，それを噛もうとする動作があらわれる．これらは乳児の体内に乳汁以外の食物をとり入れる準備が整えられつつあることを示唆している．そこで適当な時期に離乳を開始し，離乳各期にふさわしい調理形態を備えた食物を与えれば，乳児の摂食機能の発達は促され，形のあるものを噛むことや飲み込むことを習得することができる．

ⓓ精神発達の助長

　離乳食は乳汁とはまったく異なる味，におい，触感，色，形を有する．離乳食を与えることにより乳児の味覚，嗅覚，触覚，視覚などが刺激され，これらの発達を促す可能性がある．また，授乳とは異なる食事の授受形式を通して摂食行動の発達も促される．

ⓔ正しい食習慣の確立

　離乳食は食物に対する第一印象を形成する重要な時期である．離乳食に用いる食品の適切な選択と調理法，上手な与え方，望ましい食リズム

の形成によって，将来のよい食習慣の基礎がつくられる．

3) 離乳に関する言葉の定義　●　●　●　●　●　●　●　●　●　●　●　●　●　●　●

　2019(平成31)年に公表された「授乳・離乳の支援ガイド」(厚生労働省)によると，離乳に関する言葉は次のように定義づけられている．

ⓐ離乳とは

　成長に伴い，母乳または育児用ミルクなどの乳汁だけでは不足してくるエネルギーや栄養素を補完するために乳汁から幼児食に移行する過程をいい，そのときに与えられる食事を離乳食という．この間に乳児の摂食機能は，乳汁を吸うことから，食物を噛みつぶして飲み込むことへと発達し，摂取する食品は量や種類が多くなり，献立や調理形態も変化していく．また，摂食行動は次第に自立へと向かっていく．

ⓑ離乳の開始とは

　なめらかにすりつぶした状態の食物を初めて与えたときをいう(その時期は生後5，6か月が適当である)．

　発達状況の目安としては首のすわりがしっかりして寝返りができ，5秒以上座れる，スプーンなどを口に入れても舌で押し出すことが少なくなる(哺乳反射の減弱)，食物に興味を示すなどがあげられる．

ⓒ離乳の完了とは

　形のある食物を噛みつぶすことができるようになり，エネルギーや栄養素の大部分が母乳または育児用ミルク以外の食物からとれるようになった状態をいう．その時期は生後12〜18か月ごろである．

　食事は1日3回となり，そのほかに1日1〜2回補食を必要に応じて与える．母乳または育児用ミルクは子どもの離乳の進行および完了の状況に応じて与える．なお，離乳の完了は，母乳または育児用ミルクを飲んでいない状態を意味するものではない．

4) 離乳の進め方　●　●　●　●　●　●　●　●　●　●　●　●　●　●　●
ⓐ進め方の原則

①常に乳児の発育，機嫌，食欲，皮膚の状態，便通などに注意しながら，順を追って進める．このためには，ある程度計画的に離乳を進めることが必要となる．

②はじめはアレルギー性の低い，消化しやすい食品を選ぶ．

③離乳の開始時においては，新しい食品は1種類ずつ増やす．これは新しい食品に対する乳児の耐容性を知るうえで大切なことである．

④離乳開始時には離乳食の分量は原則として数日に1さじずつ増やし，急激な増やし方は避ける．また，離乳食の回数は1日1回から2回，3回と次第に増やす．

⑤離乳食の形態は，はじめは噛む必要のないなめらかにすりつぶした状

●離乳の開始前のチェック

①授乳時刻の調整

　生活のリズムを形成することは大切である．ことに乳児の場合，未熟な消化器で，成人に比べ体重1kg当たりで大量のエネルギーや栄養素量を処理しなければならない．したがって不規則な授乳や食事は消化器に負担となり，消化器障害の原因になりやすい．離乳を開始するにあたって，あらかじめ授乳時刻を大体4時間おきに調整しておく．

②健康状態の確認

　低出生体重児の場合，または生後の発育が思わしくない，皮膚にトラブルがある，下痢などの症状がみられるといった場合には，離乳に先立って医師に相談することが望ましい（詳細は第4章-2-Ｅ低出生体重児の特徴と栄養，第7章 特別な配慮を要する子どもの食と栄養などを参照）．

●離乳の準備と果汁

　以前，わが国では離乳の準備として離乳開始前に果汁を与えていたが，海外の研究により果汁を与える必要性のないことが示唆され，わが国においてもこれに準じる結果となった．

　その理由は，

・果汁の摂取により乳汁の摂取量が減少し，その結果，たんぱく質，脂質，ビタミン類や鉄，カルシウム，亜鉛などのミネラル類の摂取量低下が危惧されること．

・乳児期以降における果汁の過剰摂取傾向と低栄養や発育障害との関係が報告されており，果汁の栄養学的意義が認められていないこと．

・咀嚼の発達の観点からも，通常生後5〜7か月ごろにかけて，哺乳反射が減弱・消失していく過程でスプーンが口に入ることも受け入れられていくので，スプーンなどの使用は離乳の開始以降でよいこと，などがあげられている（厚生労働省：授乳・離乳の支援ガイド．2007）．

　また，2019年の授乳・離乳の支援ガイドには乳児には乳汁がもっとも適している栄養であり，果汁は栄養学的意義が認められていないと記されている．

態とし，次第に固さ，粗さを増していく．

⑥乳児の個人差を考慮し，無理強い，型通りの一律な進め方は避ける．

ⓑ進め方の実際

①離乳初期（5〜6か月ごろ）

　離乳食は1日1回，与える時刻は昼前後の授乳時刻を選ぶ．しかし，母親の都合や乳児の食欲や機嫌などによっては，落ち着いて離乳食を与えられるほかの時刻でもよい．

　この頃は離乳食を飲み込むこと，その舌ざわりや味に慣れさせることがおもな目的であり，離乳食から補給される栄養素量は少ない．

　離乳食は最初アレルギー性の低いかゆ類から始めるとよい．なめらかにすりつぶした状態に仕上げたものを1さじから始め，2〜3日に1さじの割合で増やし，3〜4さじになったら野菜か果物類を1種類1さじを与える．野菜や果物類にも慣れ，量が増えたら，豆腐，白身魚，牛乳・乳製品，卵黄などから1種類を1さじから始め，次第に量を増やす．最終的には穀類，野菜または果物，たんぱく質性食品を同時に摂取するようになる．離乳食の後に母乳または育児用ミルクを，乳児が欲するままに与える．

②離乳中期（7〜8か月頃）

　離乳食は2回食に進め，食事のリズムを確立していく．食事時刻は2回目と4回目の授乳時刻，または2回目と3回目などが適当であろう．最初は2回目の食事は1回目より少なめに，次第に乳児の食欲に合わせて1回目の食事量に近づける．このころから1回の離乳食に穀類，野菜・果物類，たんぱく質性食品をそろえて，離乳食に用いる食品は幅広く選択し，また家族の食事から薄味のものを適宜とりいれ，調理法，献立に変化をつける．

　このころになると乳児の消化力が増し，また多くの乳児には生歯がみられる．まだ，本格的な咀嚼は不可能であるので，離乳食は舌でつぶせる固さに調理する．また，玩具やビスケットなどを手にもって口に運ぶことに興味を示す乳児もいる．このような場合，大人がそばについて安全な食物をもたせて食べることに興味をもたせるのもよいであろう．

　食後には母乳または育児用ミルクを与え，このほかに授乳のリズムに沿って母乳は子どもの欲するままに，育児用ミルクは1日3回程度与える．

③離乳後期（9〜11か月ごろ）

　離乳食は1日3回にし，食欲に応じて離乳食の量を増やす．最初は増やした食事を軽食とし，次第に3回食のパターンに慣れさせる．食事時刻はこれまでの授乳時刻に合わせてもよく，また，乳児や親の都合によって朝・昼・夕の家族に合わせた時刻にしてもよい．離乳食の固さは歯ぐきでつぶせる固さとし，家族の食事からうす味のものを積極的に利用し，親の調理の負担も軽減したい．

　この頃に多くの乳児に「手づかみ食べ」が始まる．手づかみ食べを通

して食物の固さや触感を体験し，食べ物への関心を引き出し，この食行動は1歳過ぎの子どもの発育・発達にとって積極的にさせたい行動であるといわれている．食事に時間がかかる，周りが汚れるなど親の都合で禁止させないよう，親に働きかけることが求められている．

　食後に母乳または育児用ミルクを与え，このほかに授乳のリズムに沿って母乳は子どもの欲するままに，育児用ミルクは1日2回程度与える．

④離乳完了期(12〜18か月ごろ)

　生活リズムを整え，1日3回，朝・昼・夕に食事を摂取することを習慣化し，家族の食事の仲間入りを心がける．

　食事は歯茎で噛める固さのものを用意し，咀嚼の基礎づくりを行う．また，最初は失敗も多いが，子どもに関心があれば食物を手にもたせ，自分で食べる稽古をさせる．必要に応じて補食は食事に影響を及ぼさない範囲で，1日1〜2回程度与える．

　乳汁は1日300〜400 mL程度を目標として調理に使用したり補食や就寝時に与える．日中はコップで与える．

　「授乳・離乳の支援ガイド」に示されている離乳食の進め方の目安を図7に示す．また，各時期における離乳食と乳汁の量的バランスを示す(表5)．乳汁を白，離乳食を色で示すが，色の部分，すなわち離乳食の内容は，離乳開始当初を除き，栄養素等のバランスをとる．

5)離乳食調理

ⓐ調理の原則

①衛生的に，清潔に調理し，迅速に与える

　離乳食は栄養に富み，水分が多いので，細菌がいったん侵入すると繁殖が早く腐敗しやすい．また，離乳食は乳児が消化しやすい形態に調理するため，調理に手数がかかり，それだけ細菌汚染の機会が多い．一方，乳児は細菌に対する抵抗力が弱いので，離乳食づくりには衛生的な配慮がとくに必要となる．また，空気中も冷蔵庫内も無菌状態ではないので，つくったものは乳児に迅速に与える．

②消化しやすく調理する

　調理形態の急激な変化は，乳児の消化器に対する負担を増す．そこで最初はなめらかにすりつぶした状態に調理し，次第に舌でつぶせる固さとし，さらに噛みごたえのある形に変えていく．

③うす味に調理する

　離乳初期には調味料は必要ない．離乳の進行に応じて塩，砂糖，しょうゆ，みそ，ときには酢などが用いられるが，なるべくうす味にし，それぞれの食品の持ち味を活かした味つけにする．大体においてうす味の塩分濃度は0.3〜0.5%程度のものであるが，WHO/FAOでは乳児の食事の食塩濃度は0.5%以下としている．砂糖についてはとくに決められていないが，うすい甘みといわれるものは1〜3%程度のものである．はちみつは乳児ボツリヌス症予防のため，満1歳までは使わない．

第4章
成長期に対応した栄養と食生活

●離乳食で困ったこと，わからないこと

　約75%の保護者は離乳食で困ったことを経験している．そのおもなものは「もぐもぐ，かみかみが少ない(丸のみしている)」28.9%，「食べ物の種類が偏っている」21.2%，「作るのが負担・大変」33.5%，「食べる量が少ない」21.8%，「食べ物を嫌がる」15.9%である．わからないこととしては，「乳汁と離乳食のバランスがわからない」17.1%，「作り方がわからない」5.3%などであった．
(「平成27年度乳幼児栄養調査」厚生労働省，児童関連調査研究等事業報告書より)

●ボツリヌス中毒

　ボツリヌス中毒は腸詰中毒の意味で，ボツリヌス毒素によって末梢運動神経の麻痺を起こし，呼吸失調で死亡する致死性中毒である．

　ヒトの中毒には3つの型があり，その1つに乳児ボツリヌス症がある．これは1歳未満の乳児の腸管内で産生された毒素による中毒である．世界各国で多くの事例が報告されているが，約1/3の事例では「はちみつ」が媒介している．ボツリヌス菌は通常の調理の加熱では死なない．

		離乳の開始 ➡️ 離乳の完了			
以下に示す事項は，あくまでも目安であり，子どもの食欲や成長・発達の状況に応じて調整する．					
		離乳初期 生後 5 〜 6 か月頃	離乳中期 生後 7 〜 8 か月頃	離乳後期 生後 9 〜 11 か月頃	離乳完了期 生後 12 〜 18 か月頃
食べ方の目安		○子どもの様子をみながら 1 日 1 回 1 さじずつ始める． ○母乳や育児用ミルクは飲みたいだけ与える．	○1 日 2 回食で食事のリズムをつけていく． ○いろいろな味や舌ざわりを楽しめるように食品の種類を増やしていく．	○食事リズムを大切に，1 日 3 回食に進めていく． ○共食を通じて食の楽しい体験を積み重ねる．	○1 日 3 回の食事リズムを大切に，生活リズムを整える． ○手づかみ食べにより，自分で食べる楽しみを増やす．
調理形態		なめらかにすりつぶした状態	舌でつぶせる固さ	歯ぐきでつぶせる固さ	歯ぐきで噛める固さ
1 回当たりの目安量					
I	穀類（g）	つぶしがゆから始める． すりつぶした野菜等も試してみる． 慣れてきたら，つぶした豆腐・白身魚・卵黄等を試してみる．	全がゆ 50〜80	全がゆ 90〜軟飯 80	軟飯 80 〜 ご飯 80
II	野菜・果物（g）		20〜30	30〜40	40〜50
III	魚（g）		10〜15	15	15〜20
	又は肉（g）		10〜15	15	15〜20
	又は豆腐（g）		30〜40	45	50〜55
	又は卵（個）		卵黄 1〜 全卵 1/3	全卵 1/2	全卵 1/2〜2/3
	又は乳製品（g）		50〜70	80	100
歯の萌出の目安			乳歯が生え始める．	1 歳前後で前歯が8 本生えそろう． 離乳完了期の後半頃に奥歯（第一乳臼歯）が生え始める．	
摂食機能の目安		口を閉じて取り込みや飲み込みが出来るようになる．	舌と上あごで潰していくことが出来るようになる．	歯ぐきで潰すことが出来るようになる．	歯を使うようになる．
※衛生面に十分配慮して食べやすく調理したものを与える．					

図 7　離乳食の進め方の目安

〔「授乳・離乳の支援ガイド」改定に関する研究会：授乳・離乳の支援ガイド（2019 年改訂版）〕

④広範囲の食品を利用する

　離乳食はとかく単調に流れやすい．なるべく広範囲の食品をとり入れて，乳児に偏った嗜好を植えつけないよう注意する．

⑤毎食栄養のバランスに気を配る

　離乳食に慣れ，1 日 2 回食に進むころには，毎食穀類，野菜・果物，たんぱく質性食品を組み合わせて栄養素等のバランスをとる．調理にあたっては栄養成分の損失をできるだけ防ぐよう，ゆで汁，煮汁を利用し，

表5 離乳の進行形式

○：乳　●：食事

月齢／時刻	5〜6か月ごろ		7〜8か月ごろ		9〜11か月ごろ			12〜18か月ごろ
午前6時	○	○	○	○	○	朝食	●	●
10時	◓	◓	◒	◒	◒	10時	(少)	(少)
午後2時	○	○	○	○	◒	昼食	●	●
6時	◓	○	◒	◒	◒	3時	⊖	⊖
						夕食	●	●
10時	○	○	○	○	10時		○	(◌)

（水野清子）

調理操作にも注意を払う.

⑥離乳食は適温で与える

　熱過ぎず，また冷た過ぎず，体温程度に仕上げる．しかし，暑いときには冷たいものが喜ばれる．季節や献立に合った離乳食調理を心がける.

⑦離乳食づくりが負担にならないよう心がける

　離乳食づくりは毎日のことなので，手数がかかりすぎて母親の負担となることは好ましくない．家族の食事の取り分け，電子レンジの利用，フリージングの試み，ベビーフードの使用などを工夫する.

ⓑ食品の選択と調理法

①穀類・いも類

　一般に離乳の開始時には米がゆが勧められるが，調理のしやすさ，食べやすさを考慮すると，いも，パン，ベビーフードのかゆ製品やバナナが調理しやすく，また食べやすい．いずれの食品も，最初は牛乳や育児用ミルク，スープを用いてなめらかな状態に調理し，次第に水分を少なくしてつぶつぶ状に仕上げる．麺類は7か月前後から，細かく刻み煮込んで与える．離乳の進行とともに，米がゆは硬がゆ，軟飯，ご飯へと進める．パンがゆはスープや牛乳に浸したり，小さく切ってそのまま与える．7〜8か月ごろから牛乳に浸してやわらかくしたコーンフレーク，9〜10か月ごろからホットケーキやトースト，クラッカーなどが形のあるまま与えられるようになる.

②野菜・海藻・果物類

　乳児に食べやすくするための調理の手数や家族の嗜好などによって，用いられる野菜や果物の種類が限られるが，とくに食物繊維が多く消化しにくいものを除けば，季節に出回る多くのものを使用することができる．離乳開始時には，つぶしやすくなめらかに仕上がるかぼちゃ，かぶ，にんじん，トマトなどがよく用いられるが，離乳の進行とともに，根菜類，葉菜類，瓜類なども使うことが可能となる．最初はやわらかく煮てすりつぶしたもの，次第に細かく刻んだり粗くつぶしたもの，粗く刻んだもの，煮くずれたものへ移る．果物はすりおろす，細かく刻む，粗く

刻む，うす切りと進める．調理法によって，離乳中期ごろから海藻類も用いることができる．

　トマト，にんじん，きゅうり，だいこんなどは生のままおろして用いてもよい．

③豆類・卵・乳類・魚類・肉類

　豆腐は比較的アレルギー性の低い食品として勧められる．調理の手数がかからず，そのうえ味も淡泊で消化もよい．しかし二次汚染の機会が多いので，汁の実や煮豆腐にするなど必ず加熱して与える．刻んで加熱した納豆，やわらかく煮てつぶしたいんげん豆は7～8か月ごろから与えられる．

　魚は白身魚から始め，赤身魚は7～8か月ごろから，とくにアレルギーの心配がなければ青背魚は9か月を過ぎたら使うことができる．煮てすりつぶす，ほぐすなどして食べやすく調理する．

　牛乳，全脂無糖のヨーグルト，チーズは離乳の開始時から使うことができる．牛乳はかゆ類に用い，ヨーグルトはそのまま，または果物と和える．チーズはかゆ類，いも類，野菜類と一緒に調理し煮溶かして与える．

　卵，とくに卵白はアレルギー性が高いので，与える場合には最初は固くゆでた卵黄を用いる．よくすりつぶしてペースト状にしたもの，またはみそ汁，じゃがいも，米がゆ，野菜類に混ぜてなめらかにして与える．離乳の進行とともに全卵を使用する．卵黄または全卵を与えて湿疹が出た場合には，素人判断で除去せず，必ず医師の診断を受ける．

　肉類は7～8か月ごろから与える．最初は脂肪が少なく肉質のやわらかい鶏ささみを用いる．フリーズしたものをそのまますりおろす，または生のまま包丁の背でたたいてひき肉状にし，かゆ，麺，いも，野菜に混ぜて調理する．豚や牛のひき肉の使用は少し遅らせる．

④油脂類

　離乳開始後1か月ごろからバターや各種植物油類を用いることができる．最初はかゆ，いも類，かぼちゃに混ぜて使用するが，次第にシチューや炒め物，煮物などの副材料として使う．ピーナッツバターは8か月ごろから，マヨネーズや炒ってよくすりつぶしたごまなどは9か月ごろから使用することができる．

⑤その他

　乳児用に衛生的につくられた砂糖，塩含量の少ない菓子類が用いられる．ビスケット，せんべい，ボーロ，スティックなどは栄養源というより歯がためとして与える．したがって固いもの，衛生的なもの，手にもちやすいもの，安全なものを選ぶ．

　咀嚼発達段階別，代表的な食品の調理形態の目安を表6に示す．

6)ベビーフード ●●●●●●●●●●●●●●●●●●●

　ベビーフード製品は離乳食づくりの苦手な母親や働く母親にとって心強い援軍となる．また，離乳開始時には離乳食のゆるめ方，その後にお

●ベビーフードの使用状況
　「乳幼児栄養調査」(厚生労働省)によると，ベビーフードをよく使用した者は1985(昭和60)年9.7%，1995(平成7)年13.8%，2005(平成17)年28.0%と増加の一途をたどっている．

　また，別の調査から使用理由をみると，献立に変化をつける，栄養のバランスをとる手段に用いられるなど，以前に比べその様相はかなり変化している．

表6　咀嚼発達段階別　調理形態の目安

食材＼月齢	5〜6か月ごろ	7〜8か月ごろ	9〜11か月ごろ	12〜18か月ごろ
調理形態	なめらかにすりつぶした状態	舌でつぶせる固さ	歯茎でつぶせる固さ	歯茎で噛める固さ
米	粉末（ベビーフード）・すりつぶし	軟らかいかゆをそのまま	硬かゆ→軟飯	軟飯→ご飯
パン	煮てすりつぶす	ちぎって液体に浸す→そのまま	ちぎってそのまま→トースト	小さくちぎったトースト
うどん	やわらか煮をすりつぶす	みじん切り→長さ1cm	長さ1cm→2cm	長さ2〜5cm
いも	すりつぶしてゆるめる	つぶしてゆるめる→くずす	くずす→小塊そのまま	小塊そのまま
豆腐	すりつぶし	つぶし	1〜2cm角	2〜3cm角
納豆		みじん切り→粗く刻む	みじん切り→粗く刻む	粗く刻む→半つぶし
チーズ	粉末→煮溶かす	煮溶かす・みじん切り	粗刻み	1〜2cmの塊
魚	裏ごし・すりつぶし	ほぐして他の食品に混ぜる	ほぐす→粗ほぐし	粗ほぐし
肉		ベビーフード・裏ごし→鶏ひき肉を他の食品に混ぜる	ひき肉を他の食品に混ぜる→うす切りを刻む	ひき肉・うす切りを刻む
卵（卵黄）	固ゆで（卵黄）をつぶしてゆるめる	かき卵・卵とじ	卵とじ・ゆで卵刻み・卵焼き	オムレツ・卵焼き・目玉焼き
根菜類	裏ごし→すりつぶし	すりつぶし→みじん切り	粗刻み	粗刻み→1〜2cm大
葉菜類	裏ごし→みじん切り	みじん切り→粗きざみ	粗刻み	粗刻み→1〜2cm大
りんご	すりおろし	すりおろし	粗おろし→うす切り	うす切り→4〜6割り

（水野清子）

いては離乳食メニューの参考になる.

ⓐベビーフードの種類

①ウェットタイプ

レトルトパウチ，びんまたはその他容器の製品がある．いずれも裏ごし状と粒状とがあり，開ければそのまま食べられるので便利である．しかしいずれの製品も，離乳開始時においては一度に使い切ることが難しい．レトルトパウチ製品はびん詰め製品に比べ味もよく，調理形態に対する配慮がされているが，価格が高い.

②ドライタイプ

調理したものを熱風で乾燥させた噴霧乾燥製品と，あらかじめ調理したものを真空凍結乾燥などにより乾燥させた製品がある．前者の製品は，製造上の特性から離乳の開始時に用いるものが多く，後者はペースト状に仕上がったものと粒状に仕上がったものがある．いずれも適量の熱湯を加えて使用する．乾燥した状態なので，必要なだけ使用し，残りは保存できる利点がある．噴霧乾燥製品に比べ，真空凍結乾燥製品は味はよいが，価格は高い.

ⓑベビーフードの使い方

①月齢や固さの合った製品を選ぶ.

②賞味期限を確認し，購入後は直射日光の当たらない涼しい場所に保管する.

🔔ベビーフードの賞味期限

●ウェットタイプ
　びん詰：2年6か月
　ラミネート容器：1年6か月

●ドライタイプ
　1年6か月

③用途に合わせて上手に選ぶ.

④料理名や原材料が偏らないように選ぶ.

⑤用いられている材料と調理形態を確認し，手づくりの離乳食と適宜組み合わせ，栄養量や形態の適正をはかる.

⑥開封後の保存に注意する．ウェットタイプの製品は必要な分を清潔なスプーンで取り分けて，残りは蓋をするかしっかり包んで冷蔵庫に保管し，2～3日以内に加熱して使う．ドライタイプのものは開封後は密封容器に入れて冷蔵庫に保管し，できるだけ短期間内に消費する．衛生面の観点から，食べ残しやつくりおきは与えない.

ⓒベビーフードの問題点

①エネルギーおよびたんぱく質等の栄養量

　離乳食を通して，乳児に適切なエネルギーおよび栄養素を供給することが重要であることはいうまでもない．母親がベビーフードに求めるものの1つに栄養のバランスをあげているが，現在のところ，いずれの月齢においてもベビーフードだけで乳児が必要とするエネルギーおよび栄養素量を満たすことは難しく，家族の食事から取り分けたものと組み合わせることによって満たすことができる.

②製品の調理形態

　現在，種々の調理形態の製品が製造されているが，筆者らの調べで以下のことが認められた．生後5～6か月ごろにベビーフードの使用頻度の高い者は，離乳食の回数および調理形態双方の面で順調に進んでいたが，逆に9～11か月，12～15か月ごろでは製品に依存傾向の高い者では，離乳食回数，調理形態ともに遅延傾向があった.

　生後9か月以降は乳児の咀嚼の発達を促す面から，やはり手づくりの離乳食との組み合わせが望ましい.

③幼児期における摂取食品数に及ぼす影響

　「平成17年乳幼児栄養調査」（厚生労働省）によると，離乳期にベビーフードをよく使用した者は，ときどき使用した，またはほとんど使用しなかった者に比べ，幼児期における1日の摂取食品数は少ない傾向にあった．ベビーフードには1つの製品で何種類もの食品を使用しているものが多い．したがって，ベビーフードを使うことに慣れてしまうと，そのほかに用意する食品数は減ってしまうのであろう．とくに幼児期には偏食が目立ってくるので，離乳期から多種類の食品摂取を心がけたい.

7）離乳食の与え方

ⓐ離乳食を与えるときの環境

　乳児の食欲は，食事を与えるときの母親の対応の仕方や雰囲気により左右される．離乳食を与えるときには母子ともにゆったりとした気持ちで，楽しくおいしく食事ができるような環境，雰囲気づくりを心がける.

ⓑ清潔を保つ

離乳食を与える者は清潔な身支度をして手を洗う．また乳児の顔や手も清潔にし，抱くまたは椅子に腰かけるなどして乳児を安定させる．

ⓒ与える時刻

乳児が空腹で機嫌のよい時刻を選び，授乳の前に与える．

ⓓ与え方

離乳食を少量さじですくって口の中ほどに入れ，それが嚥下（えんげ）されてから次の一口を入れる．しかし最初は，乳児は離乳食を飲み込むことに慣れていないので，離乳食を口の外へ押し出してしまうことがある．これは離乳食が嫌なのではなく，一種の反射作用によるものである．最初は離乳食を舌の奥のほうに入れると，次第に上手に飲み込むようになる．

ⓔ嫌がった場合の対応

嫌がるときは強制は避ける．離乳食のゆるめ方，味つけ，温度，スプーンの大きさ，形，与える速度などの検討を試みる．

ⓕ摂食行動の発達に合わせる

自分で食べることに興味をもち始めたら，手にもって食べやすい食物を用意してもたせ，失敗しても焦らずに自主性を尊重する．

（水野清子）

E 低出生体重児の特徴と栄養

1）低出生体重児とは

出生体重 2,500 g 未満の児を低出生体重児と呼ぶ（表7）．

出生体重別でみると，1980（昭和55）年では 3,000 g 以上が 69.1% だったが，2010（平成22）年では 52.1% と減少した．2,500 g 未満児（低出生体重児）の出生率は，1975（昭和50）年まで年々低下を続けたが，1980（昭和55）年を境に上昇し，1980（昭和55）年で 5.2%，2010（平成22）年 9.6% と割合が増加しているが，2005（平成17）年以降は増加傾向に歯止めがかかったようにみえる．1,500 g 未満の子どもは 1980（昭和55）年の約 6,000 人から 2000（平成12）年に約 8,000 人となり，その後横ばいである．低出生体重児の割合は，単胎児（2017年：8.17%）に比べて多胎児（2017年：71.65%）では格段に大きくなっている（図8）．

2）低出生体重児の背景要因

①母体側

妊娠高血圧症候群，常位胎盤早期剥離，子宮頸管無力症，前置胎盤，母体の感染などがある場合の早産，また，妊娠中の喫煙本数が多いと出生体重が少ないといわれている．

●妊娠中のダイエットと低出生体重児

妊娠前の体格が「低体重（やせ）」や「ふつう」であった女性で，妊娠中の体重増加量が 7 kg 未満の場合には低出生体重児を出産するリスクが有意に高いことが報告されている．妊産婦のみならず妊娠前の適切な体重管理や食生活が重要である．
⇨P.92　第4章-1-E 胎児期の栄養と DOHaD 仮説　参照

表7 出生児の分類

定義	分類	名称
出生体重からの定義	4,000 g 以上	高出生体重児 high birth weight infant
	2,500 g 以上 4,000 g 未満	正出生体重児 normal birth weight infant
	2,500 g 未満	低出生体重児 low birth weight(LBW)infant
	1,500 g 未満	極低出生体重児 very low birth weight(VLBW)infant
	1,000 g 未満	超低出生体重児 extremely very low birth weight(ELBW)infant
在胎週数に応じた身体の大きさからの定義	身体も体重も 10 パーセンタイル未満	small for gestational age(SGA)infant small for dates(SFD)infant
	身体も体重も 10 パーセンタイル以上 90 パーセンタイル未満	appropriate for gestational age(AGA)infant appropriate for gestational date(AFD)infant
	身体も体重 90 パーセンタイル以上	large for gestational age(LGA)infant large for dates(LFD)infant
出産週数からの定義	在胎週数 42 週以上で出生	過期産児　post-term infant
	在胎週数 37 週から 42 週未満で出生	正期産児　full-term infant
	在胎週数 37 週未満で出生	早産児　preterm infant
	在胎週数 34 週から 37 週未満で出生	後期早産児　late preterm infant

（厚生労働省：平成 30 年度子ども・子育て支援推進調査研究事業；小さく産まれた赤ちゃんへの保健指導のあり方に関する調査　研究会）

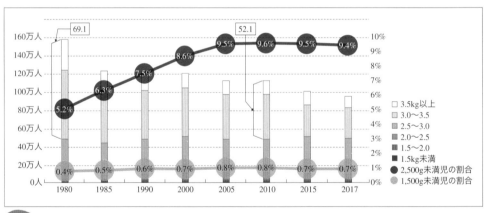

図8　出生体重別出生数：人口動態統計

（厚生労働省：平成 30 年度子ども・子育て支援推進調査研究事業；小さく産まれた赤ちゃんへの保健指導のあり方に関する調査　研究会より一部改変）

②子ども側

　双胎や多胎妊娠，羊水過多症，羊水過少症，子どもの疾病などの早産など.

3）低出生体重児の特徴

ⓐ体温

　低出生体重児は，未熟性が高度であればあるほど，皮下脂肪が少なく，低体温になりやすい．したがって保温が重要である.

ⓑ水分・電解質バランス

　低出生体重児は，体重の 80％ 以上が体液であり，そのほとんどは細胞外液である．水分排泄が順調でないと呼吸循環障害の原因となりやすい．また皮膚が薄いので，不感蒸泄量は非常に大きく，温度，湿度を適切に保たないと電解質異常を起こし，脱水症になりやすい．

ⓒ呼吸器系

　呼吸器系の未熟性から無呼吸，呼吸障害，肺サーファクタント（肺界面活性物質）不足の呼吸窮迫症候群（respiratory distress syndrome：RDS）を起こす．出生直後から呼吸障害がみられ，症状は徐々に進行して 24〜48 時間後にもっとも重症となる．十分な呼吸運動ができないときは，呼吸器を使った補助呼吸が必要となる．

ⓓ循環器系

　動脈管開存などの循環器系の未熟性および心筋の収縮能力の未熟性から循環障害を起こしやすい．また，腎臓機能が未熟なため，水分の貯溜が起こりやすく，電解質異常をきたしやすい．

ⓔ感染免疫

　出生時に母体から移行する免疫抗体は少なく，出生後の抗体産生能力も低いので感染防御機能はきわめて弱い．超低出生体重児は，免疫不全状態にあるといってもよい．したがって感染予防対策は，重要なポイントである．予防接種に関しては，暦月齢で開始するのが望ましい．

4）低出生体重児の発育 ●●●●●●●●●●●●●●●

　胎児発育曲線をみることで，在胎週数に応じて，おおよその体重を推定することができる．（第 4 章-1-Ⓐ-2 胎児の体格評価　参照）

　低出生体重児の発育が，在胎期間別出生時体格標準値や乳幼児身体発育基準値を下回る場合には，神経学的異常や発達障害のリスクが高いことは諸外国の報告から明らかになっている＊．一方で，出生後早期にキャッチアップした低出生体重児，特に SGA（small-for-gestational-age）児，体重が在胎期間に対して 10 パーセンタイル未満の乳児）に生活習慣病のリスクが高くなるという指摘もあり，低出生体重児の望ましい発育については明確な結論が得られていないため，指針はない（表8）．

　生活習慣病のリスクは小児期や成人期を通じて適切な食事や運動などによりコントロールすることが可能であることを考えると，出生後できるだけ早期に在胎期間別出生時体格標準値に近づけるようにしたほうがよいというのが現在広く認識されている考え方である．

　低出生体重児，特に極低出生体重児は，脳性麻痺などの運動障害や，知的能力障害などの合併症の頻度が高いことが知られている．明らかな障害のない児であっても，運動発達や言葉の発達が遅く，後から追いついてくる場合もあり，その発達過程は一人ひとりで異なる．乳児期から

第4章　成長期に対応した栄養と食生活

🍬水分・電解質バランス

　電解質とは，電気を通すという意味に由来し，水に溶ける物質のなかで電価をもったイオンとして解離するものをいう．

　ナトリウムやカリウムなど，人の血液中の電解質は常に一定の値を保っている．電解質は，酸塩基平衡，水分の保持，細胞膜の電位差など生理的な動きに重要な役割を果たしている．低出生体重児に限らず，新生児は体内の水分量が多く，これらをコントロールする腎機能などが未熟であり，発汗や嘔吐・下痢による水分・電解質の喪失などにより水分・電解質バランスが崩れ，脱水症をきたす．

🍬呼吸窮迫症候群（respiratory distress syndrome：RDS）

　肺を膨らませておくために必要な肺サーファクタントという肺界面活性物質が，量的にも機能的にも不足しているために起こる呼吸器疾患．出生直後から呼吸障害がみられ，症状は徐々に進行して 24〜48 時間後に最も重症となる．

＊ Morse SB, et al. J Pediatr 123：e622-e629. 2009

🍬知的能力障害

　知的能力障害（ID：intellectual disability）は，医学領域の精神遅滞（MR：mental retardation）と同じものを指し，論理的思考，問題解決，計画，抽象的思考，判断，学校や経験での学習のように全般的な精神機能の支障によって特徴づけられる発達障害の 1 つ．

表8 低出生体重児の発育支援のポイント

極低出生体重児や超低出生体重児の発育は		
出生後できるだけ早期に在胎期間別出生時体格標準値に近づける.	しかし，むやみにカロリーの高い人工乳に変更するなどは行わずに，母乳の利点を生かした栄養摂取を.	急激な体重増加は，筋肉量や骨塩量の増加より脂肪の蓄積が増えてしまうことも.

≫

むやみに体重増加を急がずに，母乳を中心に.

（厚生労働省：平成 30 年度子ども・子育て支援推進調査研究事業 平成 31 年 3 月小さく生まれた赤ちゃんへの保健指導のあり方に関する調査研究会 低出生体重児保健指導マニュアルより作成）

♣低出生体重児栄養の推奨値

エネルギー(kcal/kg/日)	120
たんぱく値(g/kg/日)	3.5〜4.0
脂肪	総エネルギーの 40〜50% 以内
炭水化物(g/kg/日)	——
Ca(mg/kg/日)	200〜250
P(mg/kg/日)	110〜125

（Gartner LM, et al：Breastfeeding and the use of human milk. *Pediatrics*；**115**：496–506, 2005）

 表9 低出生体重児の運動発達指標の獲得時期：出生体重別の運動機能獲得の 90 パーセント通過月齢

運動発達指標	ひとり座り		つかまり立ち		ひとり歩き	
	暦月齢(か月)	修正月齢(か月)	暦月齢(か月)	修正月齢(か月)	暦月齢(か月)	修正月齢(か月)
出生体重						
1,000 g 未満	12.9	10	14.6	12.1	19.6	16.5
1,000〜1,499 g	11.4	9	13.4	10.9	17.3	15.3
1,500〜1,999 g	10	8.4	12.5	11.1	16.2	14.9
正期産児（厚生労働省調査）	8.4		10		14.6	

（河野由美，三科潤，板橋家頭夫．小児保健研究 **64**：258–264，2005 より改変）
（厚生労働省：平成 30 年度子ども・子育て支援推進調査研究事業；小さく産まれた赤ちゃんへの保健指導のあり方に関する調査　研究会より一部改変）

表10 正常乳児の運動発達 key month の神経生理学的意味について

	生理学的基盤	獲得する能力
月齢 4 か月	原始反射からの離脱	頸定手と口・手と手の協調追視腹臥位での肘支持咀嚼
月齢 7 か月	立ち直り反応の優位性確立	寝返り手と足の協調運動座位下肢への過重物の持ち替え
月齢 10 か月	平衡反応の出現	四つ這いつかまり立ち安定した座位での両手遊び

（宮田広善：改訂第 2 版ハイリスク児のフォローアップマニュアル　ハイリスク児フォローアップ研究会　河野由美，平澤恭子，石井のぞみ，竹下暁子編．メジカルビュー社．83．2018 より改変）
（厚生労働省：平成 30 年度子ども・子育て支援推進調査研究事業；小さく産まれた赤ちゃんへの保健指導のあり方に関する調査　研究会）

幼児期前半にかけては，発達の評価も修正月齢（第 3 章-1-Ⓐ-2）発育・発達のリズムと成長スパート 参照）で行う．在胎期間が短いほど，修正月齢と暦月齢の差は大きく，より長い期間修正が必要となる（表9，10）．また，早産児・低出生体重児の精神発達（認知能力）は必ずしも良好な経過をたどるとはいえず，知的能力が境界領域であったり，知的能力障害

の割合が高い.

5）低出生体重児の栄養 ● ● ● ● ● ● ● ● ● ●

ⓐ母乳栄養

　低出生体重児に対する母乳栄養は，成熟児以上に感染防御や発達への効果が認められている．母乳を推奨するが，水分制限がある場合は強化用ミルクを添加して与える場合もある．母乳が与えられる状況であっても，生後1か月から低たんぱく血症やくる病予防のために特殊調製粉乳を併用したり，添加物質を用いることが多い．

　また，低出生体重児の栄養戦略のために「ドナーミルク」を確保する「母乳バンク」がある．母乳がたくさん出る母親から母乳を提供してもらい，その母乳を低温殺菌処理したうえで，必要な乳児に提供する．乳児のドナーミルクによる感染から守るために，母乳バンクは母乳や血液から感染する病原体（HIV1/2，HTLV-1，B型肝炎，C型肝炎，梅毒）の感染症検査を実施している．

ⓑ離乳食

　成熟児では離乳の進行は精神運動発達と密接な関連性があることが知られている．低出生体重児については修正月齢を参考にしながら，発達とともに食べる機能（摂食機能）の評価も併せて離乳をすすめる．低出生体重児をもつ保護者はしばしば体重が増えないことを心配するが，発達が修正月齢相当であれば体重より発達や摂食機能の成熟が重要であることを理解してもらい，焦らずに進めていくようにアドバイスする．離乳食の摂取量については，低出生体重児に対して十分に吟味された摂取量は明らかでないため，成熟児を対象とした各離乳期の摂取量を一応の目安にする．

（南里清一郎，當仲　香）

　乳児期の栄養・食生活上の問題

1）ミルク嫌い ● ● ● ● ● ● ● ● ● ● ● ●

　人工栄養のたんぱく質含量が多かった時代に比べ，育児用ミルクのたんぱく質レベルが低くなった今日では，育児用ミルクを嫌う乳児は減少している感がある．しかし，生後2〜3か月ごろにミルク嫌いを示す場合，その多くは混合栄養で母乳は飲むが育児用ミルクを飲まない例である．とくに疾患が隠れていることはなく，発育が順調であれば育児用ミルクを無理強いせず，ムラ飲みのあることを理解し，焦らずにしばらく様子をみる．そのうえで育児用ミルクや乳首の検討，授乳のタイミング，飲ませ方，授乳時の環境などを工夫する．

2）嚥下困難 ● ● ● ● ● ● ● ● ● ● ● ●

　離乳を開始したころでは，乳児は上下の口唇をしっかり閉じることが

強化用ミルクでの栄養管理
　母乳単独では，たんぱく質，カルシウム，リンなどが不足しがちになることから，母乳に強化物を添加して与える．

低たんぱく血症
　血中たんぱく質が病的に低い状態のこと．浮腫，貧血，食欲不振，慢性下痢，胸腹水，心機能低下，易感染症などの症状が現れる．

くる病
　骨や軟骨の石灰化障害．ビタミンD欠乏や代謝異常により生じる．日本では戦後の一時期などに多くみられたが，食料事情の改善とともに減少した．しかし近年，ビタミンD含有量が不足している母乳だけの授乳，食物アレルギーによる栄養素の偏り，日光浴をさせない習慣，それに低出生体重児の増加などの複合的要因により，くる病患者が増加している．

できないので，口に入った離乳食を口から出してしまうことがある．しかし，離乳を開始して1か月も経過すると，上下の口唇でスプーンをとらえ，唇を閉じて嚥下するようになるので，口から食物が出ることが少なくなる．しかしこのころになっても，離乳食をなかなか上手に飲み込まず口から出す場合には，離乳食のゆるめ方や調理形態（固さ，つぶし方，粘性など）が適切か，離乳食の味が乳児の好みに合っているか，保護者が焦っていないか，といった点をチェックする．離乳食に慣れるまで，乳汁や汁物と交互に与えてみる方法もある．

3）離乳の進行：食事回数

生後5〜6か月未満では，約5割の乳児が離乳を開始している．生後1年3〜4か月未満では，8割を超える幼児が離乳を完了している．離乳食の回数は，1回食で生後5〜7か月未満，2回食で7〜9か月未満，3回食では9か月以降で多くなっている．

平成22年乳幼児身体発育調査（厚生労働省）によると，5か月代に約半数の乳児が離乳を開始し，13か月代に8割以上が離乳を完了しており，おおむね「授乳・離乳の支援ガイド」に沿っていた．しかし，1歳半以降を過ぎても「離乳中」の幼児がみられたことは気にかかる．

一方，供与されている離乳食回数は，授乳中期においても1回食，後期2回食の幼児がみられた．乳汁依存傾向，間食の供与など，その進行が遅れている背景を把握して，離乳各期にあった質・量ともにバランスのとれた離乳食供与が望まれる．

4）食欲不振

離乳食が1日3回になり，哺乳量が次第に減ってくる生後9か月ごろになると，健康上問題のない乳児でも食事の中だるみ現象，いわゆる「乳児期の食欲不振」がしばしばみられるようになる．乳児の発育速度はこれまでに比べて緩慢化するので，以前に比べ必要なエネルギーや栄養素量は次第に減少する．

一方，このころになると個人差も大きく，また，味覚，嗅覚，触感などが敏感になり，摂食行動も手づかみ食べを好むなど，幼児期のそれに近づいてくる．これまで与えられてきた離乳食では満足しない場合があるので，調理形態のステップをあげる，使用食品の範囲を広げる，あるいはうす味の家族の食事の利用などを試みる．しかし無理強いをすると，かえって食欲を減退させるので注意する．

5）ベビーフードへの依存

以前に比べ，ベビーフードを使用している保護者が増加していることは前述した．ベビーフードは就労している保護者や調理が不得手な保護者にとって心強い援軍であろう．しかし，ベビーフードのみで栄養の量的バランスをとることは難しい．ベビーフードはうす味にできており，和風・洋風・中華風のさまざまなメニューがあるものの，1品の製品に

数種類の食材が混ざっており，食品それぞれの味を単独で味わわせることは難しい．また，多くの乳児は9〜10か月を過ぎると手づかみで食べることを好む．摂食行動の自立，咀嚼のトレーニングなどの視点から，手づかみ食べは重要であると考える．その点，ベビーフードは手づかみ食べが不可能なものが多く，このように考えると，家族から取り分けたものと上手に組み合わせて使用することが望ましい．

6）離乳食と家族の食事との連携 ❀❀❀❀❀❀❀❀❀❀❀❀❀

　筆者らの調査によると，乳児をもつ多くの保護者は，献立に変化をつける手段としてベビーフードを使用していた．このような傾向は，離乳食回数が増えると調理の負担感が増すためであろう．昨今では出来合いの食事に依存している家庭が目につくが，このような食事は栄養的・衛生的な見地からは問題が少なくない．

　離乳食が1日2回になるころには，栄養バランスのとれた家族のうす味の食事から取り分けて離乳食のバリエーションをつけることが勧められている．しかしむしろ，現代ではバランスのとれた離乳食づくりから家族の食事をイメージして見直すのもよいだろう．

7）アトピー性皮膚炎と除去食 ❀❀❀❀❀❀❀❀❀❀❀❀❀

　以前に比べ，アトピー性皮膚炎，食物アレルギーの子どもが増えている．こうした状況で，発疹が出ると素人判断でアトピー性皮膚炎と判断したり，その原因を食物アレルギーと判断して卵，牛乳・乳製品，だいず・だいず製品，小麦粉・小麦粉製品などの使用を禁止している例がみられる．これらの食品は発育期の乳児にとって良質のたんぱく質源，エネルギー源となる．素人判断でこれらの食品の一部を除去した結果，子どもの発育はもちろん，精神発達にも影響を及ぼしたという報告がある．

　発育のさかんな時期では，誤った食事の供与は影響が強く現れるので食物アレルギーであるか否か，除去食を行う必要があるか否かは，医師の指示を得る必要がある（第7章-2-Ⓑその他のアレルギーを参照）．

（水野清子）

①新生児期・乳児期の消化吸収機能の発達と食事の形態には深い関係がある. なぜ乳汁, 離乳食, 普通食の段階が必要なのか, 消化吸収機能の発達面から話し合ってみよう.

②高度経済成長期から現在までで, 子育てを取り巻く社会的な環境はどのように変化しているのかを調べ, そのような社会の変化が現代社会における子育てにどのような影響を与えるのか話し合ってみよう.

③混合栄養の場合, 乳首(哺乳びん)嫌いの対策を考えてみよう.

④数種類の育児用ミルクを規定通りに調乳して, 味を比較してみよう.

⑤市販されている特殊用途ミルクの栄養的特徴, 成分をまとめ, それぞれの味を育児用ミルクと比べてみよう.

⑥離乳開始が早まった場合, 遅くなった場合のデメリットを考えてみよう.

⑦低出生体重児には, 早産で在胎週数が短いために出生体重が小さくなる場合と, 子宮内発育不全のために出生体重が小さくなる場合がある. 子宮内発育不全はどんな理由で生じるのか調べてみよう.

⑧9か月児で, なめらかなおかゆが嫌いだが, 魚やひき肉の口あたりを嫌がり, 嚥下が下手な場合の対応を考えてみよう.

3　幼児期の心身の発育と食生活

 幼児期のからだの発育・発達の特徴

1）からだの発育・発達

　乳児期に比べて身体発育のスピードがゆるやかになり，活動量が増すとともに皮下脂肪が減少し，体脂肪率は低下する．

　運動および言葉に関する発達はめざましく，幼児期前期には，歩行の開始と言葉の獲得がある．歩行を開始することにより行動範囲が拡大する．また，言葉の獲得により知的能力を高めていく．

　幼児期後期には，基本的動作はおおむね獲得し，身辺の行動は自分1人でできるようになる．

2）運動機能の発達

　第3章-1-ⓒ-1）運動機能の発達を参照．

3）消化吸収機能の発達

　乳児期に生え始めた乳歯は2歳ごろまでに生えそろい，咀嚼機能は次第に完成する．また，体内においても各種消化酵素の分泌量が増加し，消化吸収機能が発達する．

　しかし，消化管は成人に比較して未熟であるにもかかわらず，多くの食物を処理しなければならない．食物を食べ過ぎたり，無理に与えたりすると，嘔吐や下痢を起こす．また，感染によっても同じく嘔吐や下痢などの消化器症状を起こしやすい．

4）免疫力

　母体内で経胎盤的に獲得した免疫や，母乳経由で獲得した免疫は，幼児期に入るころにはほとんど効力を失う．加えて幼児期初期においては，自分自身でつくり出す免疫は十分でないため，病原微生物に対する抵抗力は弱い．

　一方，幼児期は他人との接触が急激に増えるので，種々の感染症にかかりやすい．したがって，非特異的免疫力を増強するための栄養についての配慮とともに，手洗いの習慣に関する注意を徹底し，感染を防ぐことが望ましい．

🦔**非特異的免疫力**
　病原体等を異物として認識し，無差別に排除しようとする免疫力．

🦔**特異的免疫力**
　病原体を構成するたんぱく質の一部を特定の異物として認識し，強力に排除しようとする免疫力．

🦔**手洗い**
　日常手洗いはトイレ後，食事前，外出後，咳やくしゃみを手で押さえた後などに行うよう習慣づける．石けんと流水による方法で十分な場合が多い．一般には石けんやハンドソープなどで，手の平・手の甲・指先・指の間・親指・手首，の順番で洗う．石けんを水で流し，タオルやハンカチなどで手についた水をよく拭き取る．

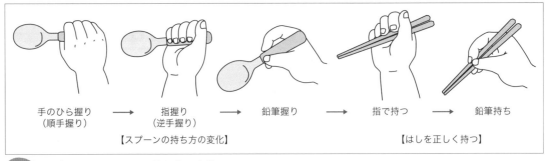

図1 スプーンからはしへの持ち方の変化

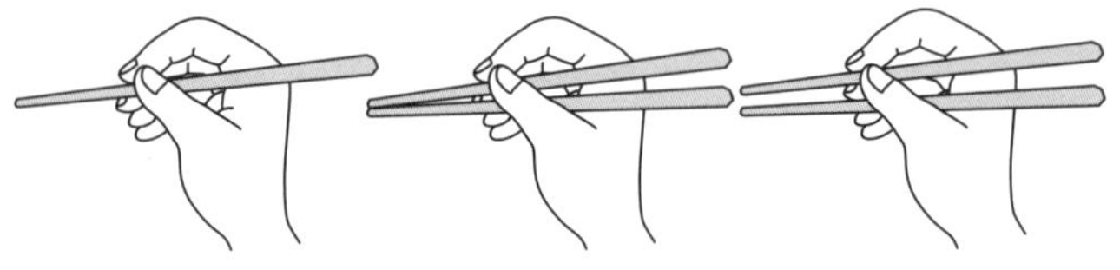

【スプーンの持ち方の変化】

手のひら握り（順手握り） → 指握り（逆手握り） → 鉛筆握り

【はしを正しく持つ】

指で持つ → 鉛筆持ち

1. えんぴつのようにはしを1本持つ
2. もう1本のはしを親指のつけ根と薬指の先ではさむ
3. 上のはしを動かす下のはしは動かさない

図2 正しいはしの使い方

（文部科学省：食に関する指導の手引. 2007）

● **歯みがき**

乳児期前半は歯みがきの準備の意味で、口のまわりや口の中を触られるのに慣れさせておくと、ガーゼみがきや歯ブラシの導入がスムーズである。乳児期後半〜幼児期には、乳歯がみられたら歯みがきを始める。基本的には親がみがくが、幼児期後半から学童期までに徐々に歯みがきの自立ができればよい。

● **参考図書**

・数井みゆき、遠藤利彦（編）：アタッチメント―生涯にわたる絆. ミネルヴァ書房, 2005

5）食べる機能の発達

1歳を過ぎると微細運動である手先の細かい運動が上手にできるようになるので、食物を自分でもって食べることに興味を示す。2歳ごろにはスプーンやフォークを使い、容器をもつようになる。3歳を過ぎると、はしを上手に使うようになる（図1, 2）。

2〜3歳ごろまでには乳歯20本が生えそろう。2〜3歳から齲歯（虫歯）をもつ子どもが急増し、6歳児の約45%に齲歯がみられる。

（當仲　香, 南里清一郎）

B 幼児期のこころの発達の特徴

1）幼児期のアタッチメント

ボウルビィ（John Bowlby）はアタッチメント理論の提唱者である。アタッチメント理論では、養育者との間に安定したアタッチメント関係を育てていれば、3歳前後になった子どもは、それまでの養育者とのやりとりを通して、養育者がどのような感情をもち、どのような行動をするかについてある程度予測することが可能となる。このような、養育者に対する確信やイメージを内的作業モデルという。安定したアタッチメントをもつ人の内的作業モデルは、「自分は望まれているし、能力があり、価値があり、愛されうる。養育者は自分の欲求に対して適切に応答してくれるし、信頼に値する。自分の人生については、この世は安全で、

表1 各アタッチメントタイプの行動特徴と養育者のかかわり方

タイプ	ストレンジ・シチュエーションにおける子どもの行動特徴	養育者の日常の関わり方
Aタイプ（回避型）	養育者との分離に際し，泣いたり混乱を示すということがほとんどない．再会時には養育者から目をそらしたり，明らかに養育者を避けるような行動がみられる．養育者がだっこしようとしても子どもの方から抱きつくことはなく，養育者がだっこすることをやめてもそれに対して抵抗を示したりはしない．養育者を安全基地として実験室内の探索を行うことがあまりみられない．	全般的に子どもの働きかけに拒否的にふるまうことが多く，ほかのタイプの養育者と比較して，子どもと対面してもほほえむことや身体接触することが少ない．子どもが苦痛を示していたりすると，かえってそれを嫌がり，子どもを遠ざけてしまうような場合もある．また，子どもの行動を強く統制しようとする働きかけが多くみられる．
Bタイプ（安定型）	分離時に多少の泣きや混乱を示すが，養育者との再会時には積極的に身体接触を求め，容易になだめられる．実験全般にわたって，養育者や実験者にポジティブな感情や態度を示すことが多く，養育者との分離時にも実験者からの慰めを受け入れることができる．養育者を安全基地として，積極的に探索活動を行うことができる．	子どもの欲求や状態の変化などに相対的に敏感であり，子どもに対して過剰なあるいは無理な働きかけをすることが少ない．子どもとの相互交渉は，全般的に調和的かつ円滑であり，遊びや身体接触を楽しんでいる様子が随所にうかがえる．
Cタイプ（抵抗/アンヴィヴァレント型）	分離時に非常に強い不安や混乱を示す．再会時には養育者に身体接触を求めていくが，その一方で怒りながら養育者を激しくたたいたりする．全般的に行動が不安定で，用心深い態度がみられ，養育者を安全基地として安心して探索活動を行うということがあまりできない．	子どもが送るアタッチメントのシグナルに対する敏感さが相対的に低く，子どもの行動や感情状態を適切に調整することがやや不得手である．子どもとの間でポジティブな相互交渉をもつことも少なくはないが，それは子どもの要求に応じたものというよりも養育者の気分や都合に合わせたものであることが相対的に多い．結果的に，子どもが同じことをしていても，それに対する反応が一貫性を欠いたり，応答のタイミングが微妙にずれたりすることが多くなる．
Dタイプ（無秩序・無方向型）	近接と回避という本来ならば両立しない行動（例：顔を背けながら養育者に近づこうとする）が同時にあるいは継時的（例：養育者にしがみついたかと思うとすぐに床に倒れ込んだりする）にみられる．不自然でぎこちない動きを示したり，タイミングのずれた場違いな行動や表情をみせたりする．さらに，突然すくんでしまったり，うつろな表情を浮かべつつ，じっと固まって動かなくなってしまったりする．どこへ行きたいのか，何をしたいのかが読み取りづらい．時々，養育者の存在におびえているようなそぶりをみせることがあり，初めて出会う実験者等により自然で親しげな態度をとるようなことも少なくない．	Dタイプの子どもの養育者の特質に関する直接的な証拠は少ないが，Dタイプが被虐待児や，抑うつなどの感情障害の親をもつ子どもに非常に多く認められることから，以下のような養育者像が推察されている．多くは，外傷体験などの心理的に未解決な問題を抱え，精神的に不安定なところがあり，突発的に表情や声，あるいは言動一般に変調をきたし，パニックに陥るようなことがある．すなわち，子どもをひどくおびえさせるような行動を示すことが相対的に多く，ときに通常一般では考えられないような（虐待行為を含めた）不適切な養育を行うこともある．

〔遠藤利彦，田中亜希子：アタッチメントの個人差とそれを規定する諸要因．数井みゆき，遠藤利彦（編）：アタッチメント―生涯にわたる絆．ミネルヴァ書房，2005 を引用改変〕

人生は生きるに値する」というものである．

エインスワース（Mary Ainsworth）は，ボウルビィのアタッチメント理論に基づいて，アタッチメントの質を測定するストレンジ・シチュエーション法（strange situation procedure：SSP）を開発した．SSPは，子どもを新奇な実験室に招き，見知らぬ人と対面させたり，養育者と分離させたりして，幼児を比較的ストレスの多い状況におくことによって，子どものアタッチメント対象とのかかわりや，その対象を安全基地として利用することができるかを測定する実験的な方法である．

SSPにおいてみられる子どもの行動のなかで，養育者との分離や再会場面でみられる行動を中心として，子どものアタッチメント行動の典型的なタイプをA，B，Cの3つに分類した．そして，それぞれのタイプの子どもの養育者が，日常生活において子どもにどのようにかかわっているか，各家庭での母子相互作用を観察して特徴を示した（表1）．その

● 参考図書
・森口祐介：おさなごころを科学する 進化する乳幼児観．新曜社，2014

後，メイン(Mary Main)によってこれら3つの対応に加えて，Dタイプが提唱された．Bタイプ(安定型)の子どもの養育者は，ほかのタイプの養育者と比べて，子どもの行動に対して感受性，情緒的応答性が高く，そのようなかかわりが一貫している．このような養育者の働きかけがあると，子どもは養育者の行動が予測しやすいため，強い信頼感を寄せることができる．

2)言語発達：文章を話すまで ● ● ● ● ● ● ● ● ● ● ● ● ● ● ●

　1～1歳半になると，子どもは「ウマウマ」「ママ」など，1つの単語だけを用いてコミュニケーションをとるようになる．このころは，単語のようではあるが，発音の仕方によって「ウマウマがほしい」「ママはどこ？」などの欲求や質問の意味を含んでいる．

　最初の数語を獲得した直後の2～3か月間は，言語の発達に目立った変化はない．その後，単語数は増加し，2歳ごろになると「ママおうち」など2つの単語を並べて表現するようになる(図3)．この時期には，物には名前があることに気づき，知りたい欲求が強くなり，「これなあに」としきりに名前を聞いては覚えていく．単語の種類は名詞を中心として，動詞，形容詞なども豊富になり，主語・述語という形をなしていく．また，2～3歳で会話のルールを学習することにより，会話のしかたが急速にうまくなる．

　3歳ごろになると助詞，接続詞が使われ始め，3語程度からなる言葉を話し，文法的にはほぼ正しくなっていく．しかし，言葉の間違いや，発音の乱れなども少なくない．このような間違いをそれとなく正してやることによって，4歳ごろにはその国の言語の諸規則に合った発音，語彙，文法を獲得するようになる．

●参考図書
・正高信男：子どもはことばをからだで覚える　メロディーから意味の世界へ．中央公論新社，2001

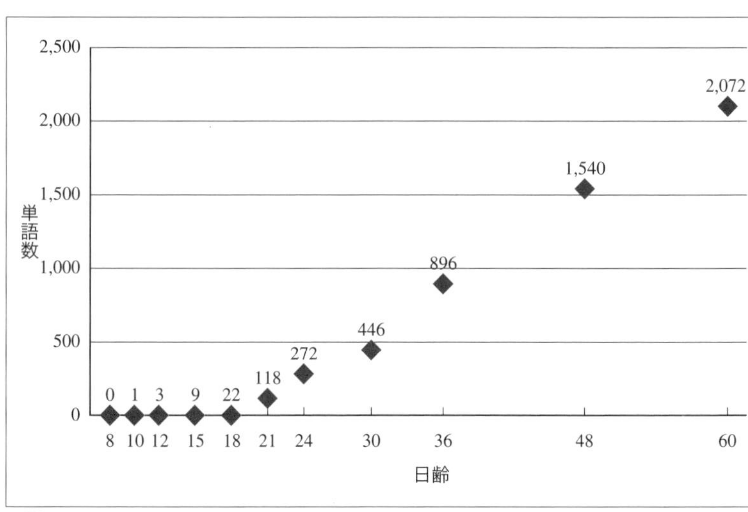

図3 各月齢での語数

(ロバート・S・シーグラー：子どもの思考．誠信書房，1992より作成)

3）幼児期における食事中の母親とのやりとり

外山は，幼児期の母親と子どもの食事場面の行動観察に基づいた自身の研究[1] について紹介している．

離乳期は，子どもが言葉にはならない声を発したら，それを母親が食行動に関係のある言葉に意味づけをしながら食事が進んでいる．

1歳になると，子どもと母親の食事場面の発話は「あーん→（食べる）→おいしい？」というパターンでやりとりがある．最初の「あーん」は，子どもの注意を食べ物に向けており，子どもが口を開けるとそのタイミングに合わせて，母親は食べ物を口に運ぶ．子どもが食べた後の「おいしい？」は，子どもが食べたことのフィードバックになっている．すなわち，このようなやりとりは「注意喚起」→「摂食」→「フィードバック」という3つの要素から構成されている．

2〜3歳になると，子どもが多様な話題に関するおしゃべりをもちこみ，母親は子どもの食欲に応じておしゃべりを調整する役割を果たしている．具体的にみてみると，子どもに食べる意欲がないときは，子どもから話しかけられても発話を返さない．返すとしても「ああ，そうなの」といった単純な了承で終わらせてしまう．一方，子どもに食べる意欲があるときには，母親はほとんどの場合に発話を返し，「あら，そう，それでどうなったの？」などと問いかけ，会話をさらに発展させようと働きかけ，食事はやりとりの場となっていく．

「どんな食事を心がけているか」と母親が問われると，多くは「食事をしながら，楽しくおしゃべりをしたい」と答えている．しかし，実際の食事場面での母子間のやりとりは大人主導で生起するのではない．外山は，食物摂取という食事本来の機能からみると，おしゃべりは「遊び」にあたるものであり，その「遊び」を子どもがもちこみ，母親は「遊び」を食事本来の機能と両立できるように調整することによって，団らんの場としての食事がつくりあげられるととらえている．

4）子どもの肥満と母親のかかわり

肥満とは，摂取エネルギーが過多で消費エネルギーが少ないことから生じる生理的現象である．しかしながら，著者による保育園児を対象とした調査[2] では，幼児期に肥満度が高い子どもには，アタッチメント関係に起因する，保育所における適応の観点からの行動問題があることが明らかとなっている．

肥満の子どもの行動問題として共通しているのは，遊びや日課などの多様な場面において1つのことに注意を持続することができず，それに伴う失敗が多く，やればできるというコンピテンスを育てることが難しいということである．このほかについては2つのタイプがある．1つめは依存・攻撃行動を示すタイプであり，見知らぬ人の前で目立つような言動を行ったり，ほしいものが手に入らないときに友だちに手を出したり，暴言を吐いたりする．2つめは逃避行動を示すものであり，やればできることでも手を出さない，嫌なことでも自分の気持ちを言葉にする

*1 外山紀子：発達としての共食 社会的な食のはじまり．新曜社，2008

●参考図書
・外山紀子，野村明洋：食をつなげる，食でつながる 八国山保育園の食．新曜社，2014

*2 長谷川智子：子どもの肥満と発達心理学．川島書店，2000

●**コンピテンス**（competence）
環境に対して効果的に働きかける能力と，環境に対する働きかけにおいて有能さを追求しようとする意欲．

ことができない.

このような子どもの母親は，①子どもが母親に注意を向けていないときに乱暴な言動で子どもに対応すること，②子どもが危険なことをしていたりして，注意が必要な状況であっても何もしないといった子どもへの無関心，③子どもの要求に対して初めはだめといっていても，しつこくせがまれると最終的には子どものいいなりになるというような甘やかし，などが特徴としてみられる.さらに，そうした母親は保育所での提出物などをうっかり忘れることが多かったり，子どもの身だしなみに配慮がなかったりと，日常生活においてだらしない傾向もみられる.

また肥満の子どものなかには，幼児期のある時点から急激に太ってきた子どもも数多くいる.その子どもたちの太り始めの時期には，家庭における生活の変化，たとえば保護者の仕事が多忙になった，きょうだいが生まれた，両親が離婚した，家族が病気になったなど，当該の子どもへの家族の関心やかかわりが薄くなるような状況で，その子どもがストレスを多く抱え込むようになっていたことが示された.

安定したアタッチメント・システムが育っている子どもは，何らかのストレス状況に陥ったときも，アタッチメント・システムを活性化させて，アタッチメント対象に接近したり，遊ぶことによって不安，緊張を解消させていくことができる.しかし急激に太り始めた子どもには，それ以前に安定したアタッチメント・システムが育っておらず，ストレスが生じることによって子どもを食べることに向かわせていると考えることができる.

この子は食べ過ぎているから太っているんだと単純にとらえるのではなく，子どもがおかれているさまざまな状況に注意を向ける必要がある.

(長谷川智子)

幼児期における栄養・食生活

1)食生活の特徴 ● ● ● ● ● ● ● ● ● ● ● ● ● ● ● ● ● ●
幼児期とは，乳児期を終了し学童期に移行するまでの，1〜6歳までの時期をいう.この時期においては，まだ乳児期の名残をとどめる幼児初期と，学童に近い幼児終期とでは，栄養・食生活の様相がかなり異なる.しかもこの間は精神発達が著しく，食生活の場面では乳児期とまったく異なる様相を示す.幼児期の栄養・食生活では以下の点に配慮する.

ⓐ大人に比べ，栄養必要量が多い
発育速度は乳児期に比べ緩慢化するものの，表2に示したように，幼児が必要とする体重1kg当たりのエネルギーや各種栄養素量は，成人に比べ数倍多い.このことは，発育にいかに多くのエネルギーや栄養素量を必要とするかを示唆している.

●参考図書
・藤枝憲二(監修)，加藤則子(編)：現場で役立つラクラク成長曲線，診断と治療社，2007

表2 体重1kg当たりのエネルギーおよび栄養素の概量

		エネルギー(kcal)	たんぱく質(g)	カルシウム(mg)	鉄(mg)
1〜2歳	男性	83	1.7	39	0.4
	女性	82	1.8	36	0.4
3〜5歳	男性	79	1.5	36	0.3
	女性	78	1.6	34	0.3
18〜29歳	男性	42	0.9	13	0.1
	女性	39	1.0	13	0.2
30〜49歳	男性	39	0.9	9	0.1
	女性	38	0.9	12	0.2

ⓑ消化吸収の機能が未熟

この間に乳歯は生えそろい(第4章-3-Ⓐ幼児期のからだの発育・発達の特徴を参照), 咀嚼機能は次第に完成する. また, 体内においても各種消化酵素が増強して消化機能も整ってくる. しかし, 消化器は未熟であるにもかかわらず, 成人に比べれば多くの食物を処理しなければならない. 食べ過ぎたり, 食物を無理に与えたりすると嘔吐や下痢を起こす. また感染によっても, 嘔吐や下痢などの消化器症状を起こしやすい. したがって, 体調, 食物の種類や量, 調理法などに十分気を配る必要がある.

ⓒ衛生面への配慮

幼児期初期においては, なお免疫力が弱いことはすでに述べた(第4章-3-Ⓐ-4)免疫力を参照). しかし, 歩行の確立とともに子どもの行動範囲は広くなり, 保護者の目の届かないところで食物を口にする機会が多くなる. また, 食事づくりに対する配慮とともに, 食事のマナーに関する注意を徹底して感染の危険を防ぐ.

ⓓ基本的食習慣の確立への重要な時期

生活リズムに合わせた食生活のリズムをつくる重要な時期である.

早起き, 早寝の習慣をつけ, 朝食は欠食にせず, 昼食, 夕食とのバランスを考えて, 食事のリズムをつくる.

3回の食事では栄養素等の摂取が不十分なことがあるので, 間食を補食として, 決めた時間に内容を考慮したものを1日1〜2回用意する.

できるだけ家族そろって食事をするように心がけ, 会話をしながら楽しい雰囲気のなかで食事を進める.

食事前後のあいさつやテーブルマナーを教えたり, 食事前の手洗いや食後の歯みがきの習慣をつける時期でもある.

ⓔ摂食行動の発達

摂食行動の発達はめざましい. 詳細は第4章-3-Ⓐ-5)食べる機能の発達を参照.

f) 食事行動上の問題に対する配慮

　家族の食習慣をまねたり，自分の好き嫌いをはっきり意志表示する時期でもあり，偏食の問題が起こる．また，遊び食い，ムラ食い，小食，食欲不振などの問題も発生しやすい．子どもの心理状態を把握し，望ましい食事環境をつくる．また，家族の問題としてその対応には十分配慮することも大切である．

2) 栄養・食生活の実際 ●●●●●●●●●●●●●●●●●●●●●

ⓐ 食事の目標（食品構成）

　第2章-2-ⓔ策定された食事摂取基準に示す幼児期の基準を満たすためには，食事摂取基準に基づいた食品構成を策定しなければならない（食品構成については第4章-1-ⓒ-3）各期における食生活を参照）．厚生労働省が示している「6つの基礎食品」をもとに策定した幼児期の食品構成例を表3に示す．

　この食品構成をもとに1日または1食の献立を作成すると，栄養バランスのとれたものが簡単にできる．また，これを用いて栄養素等摂取量の評価を合理的に行うこともできる．

①1日の目安

　食事摂取基準も表3の食品構成も1日単位で示されている．これを3回の食事と間食とに配分するわけであるが，その配分比はいろいろ考えられる．幼児期には朝食と昼食に重点をおき，夕食を軽くするのが理想的であるが，昨今の成人の食習慣を重ね合わせて考えると，朝食20〜25%，昼食30%，夕食25〜30%，間食10〜20%の範囲が妥当であろう．

②1食における食品の組み合わせ

　1回の食事ごとにたんぱく質性食品，野菜および果物類，穀類および

　　　食事の構成
　　　──主食・主菜・副菜

　バランスよくエネルギーや栄養素を摂取するため，またバラエティーに富んだ食事にするためにも，どの料理についても組み合わせに留意して食事を考えることが大切である．

　日常の食事の構成は，材料を主食・主菜・副菜として整えることが基本である．

主食…米飯，パン，麺類などの穀類が中心で，糖質性のエネルギー源となる．

主菜…魚，肉，卵，だいず製品，牛乳・乳製品など，良質なたんぱく質と脂肪の源となる．

副菜…主食や主菜に不足しがちなミネラル・ビタミン類を補う重要なもので，野菜，茸類，海藻，果物などが使われる．

表3　幼児の食品構成

(g)

食品群	食品類	1〜2 歳（男・女）	3〜5 歳（男・女）
第1群	魚・肉	30	40
	卵	30	40
	豆類（絹ごし豆腐）	20	20
第2群	乳類（牛乳として）	200	200
第3群	緑黄色野菜	100	120
第4群	その他の野菜・海藻・果物	200	230
第5群[*3]	穀類[*1]	170	200
	いも類	40	60
	菓子等[*1]	10	20
	砂糖[*2]	5	7
第6群[*3]	油脂類（種実類を含む）[*2]	5	7

＊1：各人に必要なエネルギー量は体格，遊びなどによって大きく左右されるので，あまり分量にこだわる必要はない．

＊2：強いて用いる必要はない．とり過ぎないよう注意する．

＊3：第5群と第6群はいずれもエネルギー源となるので，両者の比率は個々の食習慣，嗜好などを尊重していくぶん増減するが，動物性油脂（魚類を除く）のとり過ぎに注意する．

（水野清子）

いも類，油脂類の各群から1種類以上の食品を選び栄養バランスをとる．表3の食品構成から1食当たりのおおよその分量を算出すると次のようになる．

▶たんぱく質性食品

表3の乳類のうち，牛乳150 mL を間食に使用することを前提にすると，魚・肉，卵，豆類などのたんぱく質性食品からたんぱく質量として1〜2歳で約4 g，3〜5歳で約5 g摂取すればよい．

▶野菜・果物類

3回の食事に分けると，1〜2歳で約100 g，3〜5歳で約120 gになる．しかし間食に果物類を用いれば，食事時のこれらの使用量を減らしてよい．とくに野菜嫌いを訴える幼児にとっては，このような配慮により心理的な負担が軽減されるであろう．野菜には緑黄色野菜の使用を心がける．

▶穀類・いも類

いも類は主菜のつけあわせ，汁物の具，副菜，間食などに使う場面が考えられる．そこで表3に示した「穀類」を3食に分けると，1〜2歳で約170 kcal，3〜5歳で約210 kcalとなる．これを米飯に換算すると，1〜2歳で約100 g(子ども茶碗1杯)，3〜5歳で約130 g(子ども茶碗山盛り1杯程度)となる．

▶油脂類

この群には表3に示した種実類のほかに，マヨネーズ，ドレッシング，ベーコン，生クリームなどの多脂性食品も含まれる．

1回の食事に1品，油脂を用いた料理を用意する．しかしとり過ぎには注意する．

ⓑ献立・調理

①献立に対する配慮

これまでに行われてきた子どもの嗜好調査をみると，好まれる料理の上位には脂肪含量の多い洋風料理が列挙され，逆に嫌われる料理には，魚，豆，野菜を使用した従来の和食料理があげられている．洋風の食生活を続けていくと，心筋梗塞，高血圧，糖尿病，肥満などの生活習慣病が増加して欧米型の疾病パターンを誘発する可能性が示唆されている．生活習慣病を予防し，将来の健康づくりを考えて幼少時から和風料理を日常の食卓に取り入れたい．

②調理・盛りつけに対する配慮

離乳が完了し，幼児期に入ったころは，まだ食物を十分に咀嚼することが難しく，材料の切り方，柔らかさなどを配慮しないと食事のトラブルを起こしかねない．また，1回の食事ごとに水分の多いものと少ないものなど，食べやすい料理との組み合わせを配慮する．次第に食べる技術が向上したら，スプーンですくいやすい大きさ，フォークで刺しやすい大きさにする．また，年齢によって食べやすい料理とそうでないものとがある．幼児の場合，食事は単に栄養素等の摂取のみならず，自分の意志で食欲を満たし得たという心理面での満足感を与えることも必要で

ある．したがって，幼児の摂食行動の発達状況を把握したうえで，材料の切り方，料理法を考えることも必要であろう．

幼児期になると，家族の食事を共有することが多くなる．味つけは離乳食よりいくぶん濃くしてもよいが，大人も子どもも生活習慣病予防の視点からうす味を心がける．

幼児は色彩に敏感で，それによって食欲も左右されやすい．赤・黄・緑色の食品を選んで，色彩の組み合わせ，子どもに魅力的な盛りつけを心がける．

ⓒ供食上の留意点
①与え方
食事行動の発達には2～3か月の個人差がみられるが，種々の食事行動について，75％以上の者ができる初年齢を表4に示す．

1歳前半では自分でコップをもって飲むことができるものの，コップに入れる液体の量を加減するなどの配慮は必要である．スプーンやフォーク，はしのもち方の変化は第4章-3-Ⓐ-5）食べる機能の発達に示した．1歳後半には1人で食事をしようとするが，まだ介助が必要であり，1人で大体食事ができるようになるのは2歳後半である．

3～4歳は食事の自立の時期であるが，このころでも情緒はまだ不安定で，ちょっとしたことで食べたり食べなかったりする．食事の自立を上手に促すには，それぞれの時期における食事行動の発達をとらえ，それをうまく援助するような食事の与え方が大切である．また，保護者や周囲の者のこころのゆとりや子どものこころの状態などが自立に関与することはいうまでもない．

②生活リズムの確立
生活様式の多様化に伴い，通常の生活リズムから逸脱している家庭も少なくない．そのような大人の生活の影響を受けて，子どもの生活が早寝・早起きから遅寝・遅起きに移行している例もみられる（第1章-2-Ⓑ-1）生活リズムと食事時刻を参照）．就寝時刻が遅くなれば，それに伴い起床時刻も遅延する．とくに保育所や幼稚園などで集団生活を送っている子どもでは，起床してから朝食までの時間が短くなり，食事時に食欲が

表4　食事行動の発達状況

食事行動	初年齢	食事行動	初年齢
自分でコップを持って飲める	1歳前半	汁物をこぼさないように飲める	2歳前半
自分でスプーン・フォークを持って食べられる	1歳後半	食事のあいさつができるようになる	2歳前半
1人で食事をしようとする	1歳後半	1人で大体食事ができる	2歳後半
家族と一緒に食事ができる	1歳後半	はしを使って食べる	3歳
1人で汁物が飲める	1歳後半	はしと茶碗を両手で使うことができる	3歳
スプーンと茶碗を両手で使うことができる	2歳前半	食事をこぼさないように食べる	4歳
		完全に1人で食事ができる	4歳

わかなかったり，場合によっては朝食を欠食することにもなりかねない．欠食は発育期の子どもにとって問題であることはいうまでもない．

また，家庭で過ごす子どもでは，起床・就寝時刻の遅延は食事時刻の乱れを起こす結果となる．食物の消化・吸収・利用といった一連の代謝パターンに対し，不規則な脱リズム的要素が加われば，消化・吸収に関与する臓器に負担がかかることになる．健康や良好な食欲を維持するため，食事を含めた規則的な生活リズムを確立することが大切である．

③食事環境

食事に集中できるよう心がける．また近年，子どもの孤食(子どもが1人で，または子どもたちだけで食事をとる)が問題視されている(第1章-2-⑧-3)食事環境を参照)．できるだけ家族そろって，楽しくおいしく食事ができる環境づくりを心がけたい．食卓は家族がこころを重ね合わせるかけがえのない場であり，家族がともに囲む食卓が子どものこころを育てることにもなる．

④食器，テーブル，椅子に対する配慮

食器は安全で，形や色彩が簡素で子どもの扱いやすいものを選ぶ．食器の形によってスプーンですくいやすいものとそうでないものとがあるので，食事行動の発達にあわせて食器を選択することも必要である．また，テーブルと椅子の高さも無理なくからだに合うよう工夫したい．

3)間食(おやつ) ●●●●●●●●●●●●●●●●●●●●●

子どもにとって間食は種々の面からその必要性が論じられているが，与え方によっては健康上，さまざまな問題を引き起こす．

ⓐ間食の意義

①栄養面

幼児期の食事摂取基準を体重1kg当たりに換算して成人のそれと比較すると，エネルギーをはじめ種々の栄養素量は成人の数倍にもなる(表2)．しかし，幼児の消化器は未熟であるため，それを3度の食事だけで満たすことは難しい．したがって，間食を食事の一部と考えてエネルギーや栄養素の補給を行う．また，第2章-1-Ⓗ水分で述べたように，子どもの水分要求量は成人よりもはるかに多い．間食は水分を補給する機会でもある．

②心理面

幼児にとって，間食は食事とまったく異なる性質を備えている．すなわち，間食は活発な幼児の生活に休息を与え，気分転換の場となり，また食べることの楽しみを味わえる貴重なひとときとなる．さらに，友だちと同じものを食べる喜びは，精神面にさまざまな効果を与える．

③しつけなど食育面

手洗い，あいさつ，食べ方など食習慣のしつけは，食事の時間よりも間食のときに無理なく自然な形で習得させることができる．また年長児には，保護者と子の間食づくりを通して素材に触れさせたり，間食がで

🍚食具

摂食行動の発達にはかなりの個人差がみられるが，子どもが扱いやすく，食事が楽しくなるような食器の選択も大切である．

①安全で使いやすい材質のものを
・ある程度表面が固く傷がつきにくい．
・熱に強い(電子レンジで使えると便利)．
・汚れがつきにくい．
・変色したり，色落ちしない．
・重過ぎない．

②茶碗・お椀は安定性のよいものを
1〜2歳の子どもの多くは片手で食器をもって食べることができず，食卓に食器を置いたままスプーンまたは手をもっていく食べ方をする．そのため，ある程度ずっしりした安定性のよいものが食べやすい．

③皿はへりが垂直なものを
スプーンで食物をすくいやすいように，へりの部分ができるだけ垂直に近いもので，底は平らなものがよい．

④カップ
小さな手でもちやすいような形状の取っ手が，両手でもちやすいように2個ついていて，軽いものがよい．飲み口は少し外側にそり気味のほうが最後まで飲みやすい．

⑤スプーン・フォーク
自分で食べることに意欲的になってきたら，食物をすくったり刺す部分がプラスチック製のものよりもステンレス製のほうが扱いやすい．けがをしないように先は丸みのあるもの，握り手はある程度太めで短いものを用意する．

⑥はし
材質はプラスチック，木製など．太過ぎると握りにくく，細過ぎるとかじって折れやすい．先は尖り過ぎないものにする．実際に握らせて選ぶことが大事である．

きるまでのプロセスをみせることは，貴重な体験学習の機会になると同時に，創造性を高め，「食」に対する関心を喚起する貴重な食育の場ともなりうる.

ⓑ間食の扱い方

①間食の量

　間食の適量は子どもの年齢，体格，日課，食欲，遊び具合などにより異なるため一概にはいえないが，成書によると，1〜2歳では1日に摂取するエネルギーの10〜15％，3〜5歳では15〜20％程度といわれている．1〜2歳ではおよそ90〜140 kcal，3〜5歳ではおよそ190〜260 kcalとなる.

②望ましい間食の素材

　牛乳・乳製品，季節の果物・野菜類，穀類，いも類，豆類など自然の味を活かしたものが望ましい．市場には子どもに魅力的なたくさんの菓子類が出まわり，手軽さゆえにそれらに走りがちになる．市販品を用いる場合には甘味や塩味をおさえ，脂質含量の少ないものを中心に，また，手づくりの間食や保護者と子でつくることなども導入したい.

③与え方

　間食の実態は第1章-2-ⓑ-4)間食（おやつ）に示したように，その与え方はさほど望ましい方向に進んでいない.

　間食は子どもの遊び具合や食欲に応じて1日に1〜2回，時間を決めて規則的に与えることを習慣づける．手洗いを奨励し，食卓で食べさせる．祖父母が間食を与える場合や，他家の子どもに間食を出す場合には，保護者への伝達を心がける.

ⓒ間食と健康

　幼児にとって間食の内容がふさわしいものでなければ，健康上さまざまな弊害をもたらす.

①食欲，栄養素等摂取量との関係

　間食からエネルギーをたくさん摂取すれば，食事のときに空腹にならず，結果的に食欲不振を引き起こす．また，与える間食の内容に留意しないと，エネルギーや脂質，砂糖，食塩などのとり過ぎになる可能性がある．間食に依存して食事をきちんと摂取しなければ，結果的に栄養素等摂取量のバランスを欠くことになりかねない.

②齲歯との関係

　砂糖の消費量は齲歯(虫歯)の発生と相関すること，頻回の間食摂取は齲歯を増加させることなどが明らかにされている．同量の砂糖でも，食事のときに与えた場合にはその影響は少ないが，食間に摂取すると齲歯は増加する．また同量の砂糖を含む食品でも，粘着性の強いものほど齲歯誘発能が高い.

③肥満との関係

　子どもの遊び時間の減少が問題視されるなかで，消費するエネルギー

🍪間食の与え方7か条

①間食の回数は1日1回が基本──早起き，食欲が旺盛のときには2回にしてもよい.
②食欲のない場合は間食は控えめに.
③水分補給だけで十分なときもある.
④果汁や牛乳もりっぱな間食.
⑤子どもの要求に負けないように.
⑥食べた後にはお茶か水を──口腔内の掃除を習慣に.
⑦他家の子どもに間食を与えた場合は，保護者に間食の内容を伝える.

表5 子どもの食事で困っていること

(%)

困っている事 / 年齢	食べるのに時間がかかる	偏食する	むら食い	遊び食べをする	食事より甘い飲み物やお菓子を欲しがる	小食	早食い、よく噛まない	食べ物を口の中にためる	食べることに関心がない	食べ過ぎる	食べ物を口から出す	その他	特にない
2～3歳未満 (n=455)	23.3	32.1	33.4	41.8	24.8	11.0	16.3	11.0	5.1	4.4	13.0	6.6	13.0
3～4歳未満 (n=661)	32.4	30.6	27.1	27.4	21.6	16.3	8.8	6.2	5.4	5.7	5.3	6.8	16.8
4～5歳未満 (n=694)	37.3	32.9	25.5	23.2	16.1	18.4	7.8	6.2	5.8	4.5	2.3	5.5	16.4
5歳以上 (n=803)	34.6	28.5	18.6	14.4	13.8	17.2	7.6	4.9	5.1	5.6	1.5	5.4	22.5

(厚生労働省：平成27年度乳幼児栄養調査，2015より作成)

が少なく摂取するエネルギーが多ければ，余分なエネルギーは皮下脂肪となって体内に蓄積され肥満を招く．肥満は小児期に生活習慣病の予備軍をつくることから，問題視されている．

4）気になる食事行動

表5に保護者の子どもの食事に関する困りごとを示す．

食事に関して困っていることのない者の割合は2～3歳未満，13.0％，その後，年齢と共にその割合は増加するものの，5歳以上児でも約8割の保護者が子どもの食事について困りごとを抱えていた．比較的多かった主訴は，食べるのに時間がかかる，偏食，むら食い，遊び食べであり，特に遊び食べは2～3歳未満に多かった．しかし，食べるのに時間がかかる割合は2～3歳未満に低かったのは，保護者による食事の介助があるためと思われる．また，早食い・よく噛まない，食べ物を口の中にためる，食べ物を口から出すなど，咀嚼の発達が関与すると思われるこれらの主訴は2～3歳未満児に多かった．

ⓐ散らかし食い・遊び食い

遊び食いを幼児期における食事上の問題行動としてとらえるか否かは，異論のあるところである．食器の中の食物をかき回したり，手にもって口に入れた食べ物を口から出して確認するなどの行動は，大人からみれば遊びのように受け止められる．しかし，幼児期の生活は遊びが主体であり，遊びを通して身体・精神の両面が成長・発達していくことを考えれば，食事中のこのような行動も発達過程における一現象，または食事の自立に向かっての挑戦期と考えるほうが妥当であろう．そのことは，このような行動は3歳以降になると減少の一途をたどっていくことからもうなずける．食事を散らかしてもよいように準備して，子ども自身が食事に参加できるゆとりをもって接し，1回の食事時間は30分程度を限度に切り上げる．

ⓑ偏食

　これまでに偏食に関する定義づけはとくに行われていない．また，偏食の程度，期間，食品の種類にはかなりの開きがあり，偏食と正常の境界を決めるのは難しい．偏食を訴える割合が2歳半以降に多くなるのは，そのころから好き嫌いを明確に表現することができるようになるからだと思われる．幼児期で偏食の上位にあげられるものは野菜類(76%)，ついで肉(22.3%)，牛乳・乳製品(15.2%)の順であった．しかし，子どもの発達が左右にゆれながら適応を目指していくように，このころの偏食も固定化せず，軽度な偏食が多いことが特徴である．

　偏食の原因は子ども自身の問題よりも，家庭環境や養育態度が関与する．すなわち，家族の食習慣，不規則な生活リズム，食欲不振，甘やかし，または食事の強制，弟妹の誕生，過去における偏食食品に対する嫌な印象などがあげられる．偏食が生じた場合には，その発生原因を把握したうえで，楽しい食卓の演出，調理法，子どもにとって魅力的な盛りつけを試み，また，年齢によっては野菜などの栽培，調理体験などを通して矯正すると効果的である．

ⓒムラ食い

　大人も日によって食欲に波があるように，子どもの食欲も一定ではないことを理解したい．とくに離乳期に比べ，幼児期にムラ食いが目立ってくる．乳児期に比べ幼児期には発育の速度が緩慢化するので，これに伴い体重1kg当たりの栄養必要量は減少する．ムラ食いはこのような現象に対する1つの調節作用といえよう．

　日ごろ積極的に遊ばせ，間食の与え方に留意して空腹の体験をさせることが大切である．ムラ食いを示した場合には食事の強制を避け，食事量は子どもの食欲にまかせる．

ⓓ食事に時間がかかる（のろ食べ）

　これまでの調査から，幼児が食事を食べるのに要する時間は30～40分が多い．これに対して食事に1時間以上を必要とする幼児もいる．このような子どもが「のろ食べ」ととらえられるのである．原因にはさまざまなことが考えられるが，多くは育児環境が過保護的で，生活全般に興味と自発性を失っている場合や，保護者がせっかちでいつも子どもをせかしているような場合にみられる．また食欲不振が原因だったり，保護者の注意をひく手段としてこのような現象が現れたりすることがある．

　まずのろ食べの原因を把握する．原因がはっきりしない場合には30分くらいで食事を切り上げる．また，食事を盛りつける量を少なくして，量からくる圧迫をなくすことも必要であろう．

ⓔ小食・食欲不振

　大人にも小食，大食があるように，子どもの食欲には程度の差があり，なかには生まれつき食物に興味を示さない子どももいる．このような子

どもは別として，子どもの食欲にはその子どもの体格，発育，運動状況，出生順位，こころの状態，家庭環境，養育態度などが関与する．小食の原因が疾病によるのか否かを確認したうえでその原因を追求する．

　しかし，同年齢の子どもに比べて食事量が少なくても，元気でその子なりに順調な発育を示していれば問題はない．子どもの生理，心理状態を無視して食事を強制し続けると，食欲不振の発生につながるので注意する．

ⓕ咀嚼に関する問題

　最近，保育所などにおいて固い食物が噛めない，食物を噛まずに飲み込むなど，子どもの摂取機能の低下が問題になっている．咀嚼力の低下は口腔内や全身の健康へさまざまな影響を及ぼす．幼児期にみられる咀嚼のトラブルを予防するためには，まず離乳を適切に進めることである．そして食物の咀嚼に直接関与する第一乳臼歯の萌出時期(50%の子どもが生える時期は，1歳3～4か月ごろ)に適切な大きさ，適切な固さの食物を供与して，咀嚼の基礎を学習させることである．食物の固さや大きさに応じた咀嚼運動ができるようになるまでには，歯が生えてから少し練習期間が必要である．咀嚼機能を獲得するには適期があり，それを過ぎると食物を噛むことや飲み込むことに支障をきたす．この時期を臨界期といい，18か月ごろであるといわれている．この時期をのがすと咀嚼の効果が得にくくなるので，注意したい．咀嚼の問題には与えられる食物の適否のみならず，保護者の養育態度，子どもの生活環境や食事行動，パーソナリティーなども関与するといわれているので，問題解決にあたっては総合的に見直すことも大切であろう．

(水野清子)

●演習問題

①固いものがまだ噛めない時期である2歳半児への食生活の働きかけについて話し合ってみよう．

②幼児期は発育と活動量に見合った栄養量を必要とするが，3回の食事では必要量を満たすことが難しい時期である．間食の必要性について調べてみよう．

③保育所の給食の際に，幼児が保育士や仲間とどのような会話をしているかを記録して，その特徴を考えてみよう．

④幼児が好む料理をあげてその理由を調べ，健康に及ぼす影響を考えてみよう．

⑤市販の菓子類の成分表示を調べ，3歳児に望ましい間食の組み合わせを考えよう．

第4章　成長期に対応した栄養と食生活

4 学童期・思春期の心身の発育と食生活

Ⓐ 学童期・思春期のからだの発育・発達の特徴

1) からだの発育・発達

学童期前期は，身体発育のゆるやかな時期であるが，学童期後期から思春期は身体発育が急速となり，男女差や個人差が出現する．女子は9～10歳，男子は11～12歳に身長が急速に増加する．女子は15歳ごろ，男子は18歳ごろに身長の増加はゆるやかになる．

骨密度は，男女ともに16～18歳ごろに最大骨量となる．この時期に十分な栄養管理や運動，睡眠などの適切なライフスタイルによって，最大骨量を高めておくことが必要である．

日本人の場合，二次性徴の出現(思春期発来年齢)は，男子10.8±1.3歳，女子10.0±1.4歳であり，身長や体重の著しい増加が認められる第二発育急進期である．身長の著しい増加のため，思春期のエネルギー・たんぱく質・カルシウム・鉄などの食事摂取基準は成人期よりも多い．またこの時期は性の成熟過程であり，女子は乳房の発育から始まって恥毛の発生，初経がみられる．男子は精巣や陰茎が大きくなり，恥毛の発生，精通がみられる．

歯に関しては，乳歯は7～12歳ごろには第三大臼歯を除いて永久歯に生え変わるが，同時に齲歯の罹患率も高くなる．

2) 運動機能の発達

学童期・思春期は，体力が向上し，敏捷性や技巧性などの運動能力の発達が著しい．手先の運動では，8歳ごろから精巧さ，速さが増す．

文部科学省が1964(昭和39)年から行っている「体力・運動能力テスト」でみると，2019(令和元)年度の小学校5年生および中学校2年生における体力合計点について，2008(平成20)年度の調査開始以降の推移をみると，令和元年度は小・中学生の男女ともに低下した．小・中学生ともに，女子よりも男子のほうが大きく低下しており，特に，小学生男子は過去最低の数値であった[*1]．このように，近年の学童期・思春期の身体活動量の低下と，体力，運動能力が低い水準にあることが問題となっている．これは，幼児期からの外遊び機会の減少や遊ぶ環境の変化が影響していると考えられている．

♠骨密度

単位体積当たりの骨量(骨塩量)．骨が最も強く，太くなる骨量維持期に最大骨量(ピーク・ボーン・マス)となり，これ以降は徐々に低下していく．

♠女性の骨量の経年的変化

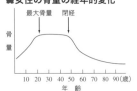

(骨粗鬆症の予防と治療ガイドライン2015年版より引用)

♠齲歯(虫歯)

歯の側面(噛み合わせの面)に生じ，ある程度進んだものでは，洞穴が開いたような形で歯を変形させる．齲歯の原因菌の1つであるミュータンス菌は，生まれたばかりの乳児にはなく，後天的に感染する．

*1 厚生労働省：令和元年度体力・運動能力調査結果の概要. 2020

3) 心身の健康上の問題

心身の発育・発達に伴い，さまざまな健康上の問題が発生する．

食習慣，運動習慣などのライフスタイルから，肥満児の増加がみられる．学童期以降の肥満は成人の肥満や心血管疾患リスクにつながる可能性が高く，学童期からのライフスタイルの是正が必要である．一方，思春期，とくに女子にはやせが多くみられるようになる．思春期は心身の発育・発達のアンバランスに悩む時期でもあるため，相談に乗り，正しい知識を伝え，外見的な美しさより健康的なからだづくりの大切さを教えることが重要である．また，自分で食品を購入するようになるので，摂取エネルギー量と消費エネルギー量のバランス，それに栄養素を考えた食品の選び方（選食力）も教育することが重要である．

4) 喫煙，飲酒，インターネット，薬物

わが国の喫煙者の多くは，未成年のうちに喫煙し始めていることがわかっている．家庭にあるタバコやアルコールは入手しやすく，学童期・思春期の子どもの興味を引きやすい．飲酒経験率は2017（平成29）年の調査で，中学生で16.2％，高校生で29.4％だった[2]．

また，中高生の30日間の平日のインターネットの使用時間をみると，男女とも2時間未満が多いが，高校生になると4時間代が多くなり，5時間以上もかなり多くなった．病的使用者の割合は，2017（平成29）年の中学生では12.4％（男子10.6％，女子14.3％），高校生では16.0％（男子13.2％，女子18.9％）であった[2]．シンナーや大麻，覚醒剤などの薬物乱用も問題である．学校だけでなく，家庭教育と地域ぐるみの社会活動が重要である．

（當仲　香，南里清一郎）

学童期・思春期のこころの発達の特徴

1) 学童期の対人関係

小学校に入ると，幼児期と比べてますます仲間関係が活発になってくる．とくに8〜9歳から青年期に入るころまでは，自分と気の合う同性の友人を選んで，非常に閉鎖的な仲間集団を形成する．このような自然発生的な小集団を形成する年代のことをギャングエイジという．ギャングエイジの仲間集団は，集団としての凝集性が高く，仲間内だけで通用する共通の秘密のルールをもったりする．たとえば秘密の基地をつくって周辺を探索したり，隠れ家をつくったりする．このような経験を通して，「われわれ意識」をもつようになり，それまでの保護者の価値観に従った善悪の判断から，社会的規範や道徳に従っていく．

しかし，都心ではこのような子どもの姿はめったにみられなくなって久しい．空き地や原っぱから家の中へ，体を使った遊びからゲーム機へ，集団から個人へ，学校の授業が終わったあとの自由な遊び時間から塾や習いごとへ……子どもたちが「われわれ意識」を育んでいく機会はどれ

選食力
食育の目的の1つであり，たくさんの食品のなかから安心，安全，健康的な食品を選ぶ，自分で自分の体調にあったものを選ぶ，旬のもの，産地，原材料，添加物などを確認して食品を選ぶ，という力．

*2 厚生労働省：飲酒や喫煙等の実態調査と生活習慣病予防のための減酒の効果的な介入方法の開発に関する研究班 2018

参考図書
・伊藤亜矢子編：エピソードでつかむ児童心理学．ミネルヴァ書房，2011

ぐらいあるのであろうか.

2）学童期の孤食 🌸🌸🌸🌸🌸🌸🌸🌸🌸🌸🌸🌸🌸🌸🌸🌸

　小学生の孤食が最初にメディアによって報道されたのは，1983年のことだった．共働きの家庭が増え，子どもは塾や習いごとに忙しくなり，家族がそろって食事することができなくなってきた初期のころといえる．その当時の子どもたちは，自分1人で食事をしなければならないことを，絵や言葉で「さみしい」と表現した.

　それから16年たった1999年，同じメディアが再び小学生の孤食について取り上げた．そのとき，1人で食べていた小学生に「さみしさ」はみられなかった．1人で食べたほうが落ち着く，保護者と食べると注意をされてうるさいなどの回答がみられた．食事する場所は，ダイニングでの食卓ではなく自分の部屋であり，好きなテレビをみながら食べるという子どもの姿もみられた．そのことに対して保護者も「子どもには子どもの世界がある．私にも私の世界があり，互いに尊重していて問題がない」という趣旨の回答をしていた．このような言動から，親子ともに積極的に互いにかかわろうとしない様子がみてとれる．孤食は都会の核家族世帯のみに存在するのではない．地方の祖父母と同居の拡大家族であっても，祖母が手間をかけてつくった干物や和え物などを嫌って，保護者がその子のためだけにつくったパスタを食べる姿も放映された.

　食というものは個人の営みであるが，このようにみてみると，社会の変化の影響を受けていることが理解できる.

　文化人類学者の石毛直道は，人間が文化をもった動物であることを示すために，「人間は料理をする動物である」「人間は共食をする動物である」と述べている．人類学的には，共食とは食物をともに食べ，それによって集団の共同，連帯を確認する意味をもつものをいう．より具体的には，外山[*1]は，食物を独占せず他個体に分け与える配慮，摂食によってもたらされる喜びや楽しさの共有，そのことによる個体間の結びつきの高まりを共食としている.

　子どもの孤食を，現代の日本の多忙な社会ではいたしかたないこととしてとらえることは容易である．しかしながら，共食が人間だけに与えられた特権であるのであれば，社会の変化によってその特権を簡単に放棄してしまってよいのだろうか．長い人類の歴史で培われた，食べることの喜びや楽しさという側面を大切に継承していきたいものである.

3）思春期のこころの特徴 🌸🌸🌸🌸🌸🌸🌸🌸🌸🌸🌸🌸🌸🌸🌸🌸

　思春期は心身ともに著しい変化を迎える時期である．身体的に現れる大きな変化である二次性徴に伴って，心理的な変化も大きい．とくに性的な成熟に対して，はじめはとまどいや恥じらいなどを感じたりするが，次第に性への好奇心や不安感，嫌悪感などが入り交じった感情をもつようになる．それに伴い異性に対しての興味や関心が強くなり，直接的な交際を求めるようになる．また，自分自身の体型や容貌について過

🍄**参考図書**
・足立己幸：NHK「子どもたちの食卓」プロジェクト：知っていますか子どもたちの食卓　食生活からからだと心がみえる（NHKスペシャル）．日本放送出版協会，2000

*1 外山紀子：発達としての共食　社会的な食のはじまり．新曜社，2008

・島井哲志，ほか（編）：健康・医療心理学入門　健康なこころ・身体・社会づくり．有斐閣，2020

・大野　久（編）：エピソードでつかむ青年心理学．ミネルヴァ書房，2010

度に気にして，「やせてスマートになりたい」「鼻を高くしたい」などさまざまな不安と欲求をもったりする．

　このような性的な葛藤だけでなく，自分の性格や能力など，自分自身の外見や内面に対して不安になったり悩んだりする．また自分は何者であるのか，自分にはどのような存在意義があるのかについても深く考えるようになる．このような葛藤のなかから，徐々に統合された自分を形成していくことをアイデンティティの確立という．

　アイデンティティという概念を初めて用いたのは，エリクソン（Erik Homburger Erikson）である．エリクソンは，外から与えられた自分の姿を客観的にみつめ直し，それが本当に自分自身に適合したものかを吟味したうえで，これから生きていこうとする主体的な自分，およびこれこそ真の自分といえるような自分を再構成することを青年期の課題とした．そしてそれらと，他者や社会のいずれにも意味があり，他者や社会に認められる自分を統合して，初めて真に意味のあるアイデンティティの確立がなされると考えた．また，青年期は成人としての責任を問われずに，理想的な人物に同一化してみたり，さまざまな思想や価値観に触れたりして，自由に役割実験をすることができる心理社会的なモラトリアム期間であるとしている．このようなモラトリアム期間にさまざまなことに挑戦し，挫折し，また新たに探索するといった経験を豊富に重ねることが，その後の人生の肥やしとなっていく．

4）楽しい思い出は食のレパートリーを広げる ● ● ● ● ● ● ●

　「ピーマンは嫌いだったけど，小学4年生のとき，家族とバーベキューをして初めて食べられるようになった」「レバーは砂のような味がして，みただけでも吐き気がする」など，人それぞれ好き嫌いがあるだろう．

　あるテレビ番組で，有名人が2人出演し，互いの嫌いな食べ物を当てるコーナーをみたことのある人も多いだろう．有名人が自分の嫌いな食べ物を相手から当てられたときに，大汗をかきながら食べたり，なかには食べることを泣きながら抵抗したりする人もいて，大人になっても苦手な食べ物を克服することがなかなかできない様子を垣間みることがある．

　長谷川ら[2,3]は，大学生と幼児を対象に，日常的になじみのある42種類の食べ物について，それぞれの好き嫌いとその理由を調査した．また大学生については，幼いころ好きだった食べ物で現在は嫌いになったもの，またはその反対のものについて，変化したときの年齢を回答してもらった．その結果，大学生は幼児よりも，野菜などの健康によいものを好み，お菓子などの甘味のあるものを嫌うことが示された．また，幼児は好きな食べ物も嫌いな食べ物も，その理由は「甘い・苦い」や「にゅるにゅるする」などの感覚要因である一方，大学生は，ある食べ物が嫌いな理由は幼児と同様に感覚要因に起因しているのに対して，好きな理由を述べるときは，その食べ物にまつわるイメージや楽しい思い出などを想起していることが多かった．さらに，大学生の食べ物の好みの変化

●📖参考図書
　エリク・H・エリクソン：アイデンティティとライフサイクル．誠信書房，2011

・根ヶ山光一，ほか（編）：子どもと食　食育を超える．東京大学出版会，2013

・外山紀子，ほか（編）：若者たちの食卓　自己・家族・格差，そして社会．ナカニシヤ出版，2017

[2] 長谷川智子，今田純雄：食物嗜好の発達心理学的研究第1報　幼児と大学生における食物嗜好の比較と嗜好の変化に関する検討．小児保健研究 2001；**60**：472-78

[3] 長谷川智子，ほか：食物嗜好の発達心理学的研究第2報　食物嗜好理由に関する検討．小児保健研究 2001；**60**：479-87

は，おもに嫌いから好きへの変化であり，その時期は小学生から中学生のころがもっとも多いことが示された.

　幼い子どもが食べ物の好き嫌いが激しいと，保護者は心配し，嫌いなものを何とか食べられるようにならないかと躍起になってあれこれ試してしまうこともある. 長谷川ら[2,3]の研究結果は，食べ物を好きになるには，たとえその子どもが食べなくとも食卓にのせ，子どもが食べる気持ちになったときにいつでも食べられるような状況にすること，人と一緒で楽しいと感じられる文脈で食事をとることができる環境であることに配慮したうえで，養育者は気長に構えることも大切であることを示唆しているといえよう.

（長谷川智子）

Ｃ　学童期・思春期における栄養・食生活

1）栄養・食生活の特徴 ● ● ● ● ● ● ● ● ● ● ● ● ● ●

　学童期・思春期は乳児期に次いで身体的に著しい伸びを示す（第4章-4-Ⓐ学童期・思春期のからだの発育・発達の特徴を参照）. したがって成人よりも，エネルギーをはじめ種々の栄養素を多く摂取することが必要である. しかし，女子のスリム志向，誤ったダイエット，生活習慣病の低年齢化が問題になっている現在，誤った食生活の是正が叫ばれている.

▶エネルギー

　生命維持，身体保持のための必要エネルギー量に加え，この時期には活動量も増えていくので，エネルギーの必要量は増加する. エネルギーの食事摂取基準をみると，男性では15〜17歳，女性では12〜14歳でピークに達する.

▶たんぱく質

　この時期における急速な身体発育，神経や諸器官の充実に向けてたんぱく質は重要である. とくに男子では筋肉が発達し，女子では貧血が起きやすくなるため，動物性たんぱく質を十分にとるよう心がける.

▶脂質

　この時期における脂質の摂取状況に関する調査成績はあまりみられないが，「平成24年国民健康・栄養調査」（厚生労働省）から，7〜14，15〜19歳の脂肪の摂取状況（エネルギー比率）をみると，男性では両年齢層ともに29％，女性では前者30％，後者31％であり，食事摂取基準値の上限値を若干超えている. また，現代では魚油を除く動物性脂質を多く摂取する傾向があり，飽和脂肪酸やコレステロールの摂取過剰が懸念されている. 生活習慣病の低年齢化および予防のために，青背魚を中心に多価不飽和脂肪酸（第2章-1-Ⓒ-2）脂質の構成を参照）の摂取を心がける.

　しかし，この時期にはエネルギーの要求量が高まるので，適正な脂質の摂取を心がけることにより，ビタミンB_1を節約することが可能となる（第2章-1-Ⓒ-3）脂質の働きを参照）.

表1 学童期・思春期の食品構成

(g)

		6〜7歳		8〜9歳		10〜11歳		12〜14歳		15〜17歳	
		男性	女性	男性	女性	男性	女性	男性	女性	男性	女性
第1群	魚・肉	60	60	80	80	100	100	140	140	140	140
	卵	40	40	50	50	50	50	50	50	50	50
	豆類（絹ごし豆腐）	20	20	20	20	30	30	40	40	40	40
第2群	牛乳	300	300	400	400	400	400	500	500	350	350
第3群	緑黄色野菜	120	120	120	120	130	130	130	130	150	150
第4群	その他の野菜・海藻	150	150	150	150	170	170	170	170	200	200
	果物	80	80	80	80	100	100	100	100	100	100
第5群	穀類[*1]	240	220	250	230	330	260	350	300	400	330
	いも類	50	40	50	50	70	70	100	70	100	70
	菓子類[*1]	30	20	40	30	60	50	80	60	100	60
	砂糖[*2]	7	7	10	10	10	10	13	10	15	15
第6群	油脂類（種実類を含む）[*3]	10	10	15	15	15	15	20	15	25	15

＊1：各人に必要なエネルギー量は，体格，生活の仕方，運動量などによって大きく左右されるため，あまり分量にこだわる必要はない．
＊2：強いて用いる必要はない．とり過ぎないよう注意．
＊3：第5群と第6群はいずれもエネルギー源となるので，両者の比率は個々の食習慣，嗜好などを尊重して，いくぶん増減する．

（水野清子）

▶カルシウム

とくに身長の伸びが大きく，骨密度が充実していくこの時期には，カルシウムの要求量が高まる．学童期では学校給食を通して，毎日牛乳を飲むので比較的カルシウムを摂取しやすいが，給食によるカルシウムの給与目標は食事摂取基準の50％（第2章-2-Ｅ策定された食事摂取基準 表21参照）であり，したがって後の半分は家庭で摂取しなければならない．中高年の者に多くみられる骨粗しょう症，ロコモティブシンドロームを予防するため，この時期に骨密度を十分に高めておきたい．

▶鉄

思春期以降の女子では生理的出血があり，造血のために鉄の要求量は高まる．一方，男子においても急激な発育のために身体のバランスを崩して貧血になりやすい．東京都の調査によると，1990（平成2）年以降，中学校および高校女子生徒の貧血有病率は増加傾向にあるという．日常，鉄含有量の多い食品，鉄吸収率のよい食品の摂取を心がけると同時に，栄養バランスのとれた食生活を営みたい．

▶ビタミン類

発育が旺盛で組織が充実し，かつ活動量も増えていく時期なので，ビタミン類の身体的要求は高まる．ビタミンＡ，Ｃは組織や臓器の増殖に，ビタミンＢ群やナイアシンは活発な体内代謝に，ビタミンＤは骨や歯の形成の際のカルシウムの利用を効率よくする面で重要となる．

2）食事摂取基準と食品構成 ●●●●●●●●●●●●●●●●●●

学童期には消化吸収力，代謝活性が高まり，運動も活発になってエネルギー代謝が亢進し，食欲も旺盛になる．

児童・生徒の食事摂取基準は第2章-2-Ｅ策定された食事摂取基準に掲

♠ロコモティブシンドローム

ロコモティブシンドロームとは，運動器の障害のため，要介護となる危険の高い状態と定義されている（日本整形外科学会）．運動器疾患として変形性関節症，骨粗しょう症があげられる．

「寝たきりの生活」を予防するにはメタボリックシンドロームや認知障害との関連を含めた総合的な予防対策が必要であるが，ロコモティブシンドロームの予防には運動のみならず，若年期からの栄養・食生活の総合的な管理が必須である．

載した．この食事摂取基準を基に作成した食品構成を表1に示す．

　食品構成は1日の食事のとり方の概要を示したものであり，このなかには当然，学校給食が含まれる．学校給食を実施している小学校や中学校では，給食からエネルギーをはじめ，各種栄養素の1日の食事摂取基準の約1/3〜半分を摂取するように献立が作成されるので，家庭における栄養素等摂取量の負担は当然少なくなる．しかし，以前に行われた日本体育・学校健康センターの調査によると，小学生・中学生ともに，給食のある日に比べ，ない日ではエネルギー，たんぱく質，脂肪，カルシウム，鉄，ビタミンB_2が不足していた．

　学童期や思春期では，よく慣れ親しんでいる食品や料理が好きになる傾向がある．つまり，食生活に対する保護者の意識の差や子ども自身に食物を選択させるか否かが，栄養素等の摂取に関与してくることになる．

3) 栄養・食生活における問題

　学童期に入ると，学校以外の活動(習いごと，塾，スポーツクラブなど)により家庭外で過ごす時間が増えてくる．一方，保護者も子どもに手がかからなくなったことを理由に，職場に復帰したり，趣味に関する活動を始めることが多くなる．その結果，子どもが自由に食事の方法や内容を選択する機会が増えてくる．

　今日ではファストフード，コンビニエンスフーズが普及しており，また保護者も子どもも適切な栄養知識をもたず，便利だからという理由で調理済み食品や冷凍食品，市販の弁当を多用している現実がある．さらに，生活リズムの変化が食事リズムに及ぼす影響は，朝食の欠食，夕食を決まった時間に家族とともにとれない，夕食を簡単にして夜遅く夜食をとるという不適切な食生活をつくり出しており，対応が求められている．

ⓐ欠食

　成長期の子どもにとって，朝食・昼食・夕食のいずれの欠食も，成長・健康上問題となることはいうまでもない．とくに昨今では子どもの朝食の欠食が問題視されている(その実態は第1章-2-ⓑ-2)朝食の欠食を参照)．

　子どもが朝食を欠食する背景には，夜型化の生活習慣への移行と夕食偏重，就寝時刻の遅延に伴う夜食の摂取，朝食時の食欲低下，家族ばらばらの食事時刻，やせ志向の誤ったダイエットなどがあげられ，子どもを取り巻く家庭環境や社会環境などの変化が大きく影響しているものと考えられる．

　朝食の欠食は，ビタミン，ミネラル不足を招くといった栄養のアンバランスの視点に加え，健康不良，さらには集中力や記憶力の低下など学業成績の面からも問題視されている．また，欠食をしてその分を「まとめ食い」すると，それを処理するために膵臓からインスリンがさかんに分泌され，その結果，脂肪の合成が進んで余分な体脂肪をつくり出し，

肥満発症の原因となる．さらに肥満が引き金となって，糖尿病，脂質異常症，動脈硬化などを発症しやすくなる．

　朝食の欠食の改善には，生活リズム，食事リズムと連動させた健康的な食生活を行えるような，具体的な教育が必要である．成長に及ぼす欠食の影響を認識させ，どのような食品をどれだけ食べるかという栄養・食品レベルの教育とともに，誰とどこで食事をとるかという食事環境・食行動のレベルの教育を，家庭・学校・地域との連携で進めなければならない．

ⓑ孤食・個食

　孤食の実態は第1章-2-ⓑ-3)食事環境に掲載した．これまでの調査から，「孤食」を強いられている子どもは，そうでない子どもに比べ栄養バランスも食欲も劣っていることが明らかにされている．また，孤食では食卓でのコミュニケーションがないため，早食いとなり，望ましい咀嚼（そしゃく）の習慣が獲得されにくい．また，食事時間が短縮されるので満腹中枢が十分に刺激されず，必要以上に食事を摂取し，肥満の発症につながる懸念もある．さらに食事の質や摂取量，および与えられ方は子どもの発育や身体的健康ばかりでなく，精神の健康や発達に影響を及ぼす．孤食する子どもに食欲が劣っていたのは，食事の時間がつまらないため，精神的に満たされないことが影響していると思われる．子どものときから家族と食卓を囲み，コミュニケーションをとってこころを重ね合わせる，このような共食体験が食事をおいしくして食欲が増すのであろう．子どものころのこのような食事体験が，思春期以降の生活行動や精神発達，こころの安定によい影響を与えるものと考える．

　今日では，多種類の出来合いの料理が手軽に入手でき，「孤食」の現象を異なった面からとらえた「個食」（場所も時間も選ばず，個々に自分の好きなものを食べる，または同じテーブルを囲んでいても家族がそれぞれ別のものを食べること）も問題視されている．食事時も互いを思いやり，同じ食事を分かち合って食べる喜びを体験させたい．

　孤食や個食が増えている背景には，共働き，塾通い，遠距離通学などがあげられる．今日，子どもがこのような状況下におかれているからこそ，家族そろってゆっくり楽しく食事をとることの重要性を家族のそれぞれが認識し，週に数日でもその喜びを子どもに体験させることが望まれる．

ⓒ間食・夜食

　小学生・中学生にとって，間食は単にエネルギーや栄養素の補給のみならず，精神・心理面に果たす役割も大きい．しかし現状では，間食の管理が保護者から子どもへと移行しているため，その選択肢は子どもが好きなもの，食べたいものへと向き，とり方次第では健康に種々の問題をもたらす．

　小学生・中学生の間食に関する最近の調査は見当たらないが，過去の

●夕食時の食事環境と食べる楽しさ

　小学5年生，中学2年生を対象とした調査（「平成19年度児童・生徒の食事状況等調査報告」日本スポーツ振興センター）によると，「夕食を楽しく食べる」と回答した者は，「家族そろって食べる」者では75.2%，「大人の家族の誰かと食べる」65.6%，「子どもだけで食べる」55.3%，「1人で食べる」48.6%であった．

　一方，「楽しく食べていない」と回答した者の比率は，食事環境（共食）が劣悪になると増加している．

第4章　成長期に対応した栄養と食生活

調査によると〔「国民栄養調査」厚生省（現・厚生労働省），1993（平成5）年〕，小学1〜3年の約60%，4〜6年の72%，中学生の88%は間食を欲しいときに自由にとっており，その内容を経年的にみると，子どもにとって望ましいとされる牛乳や果物が減少し，スナック菓子，菓子パン，ケーキ類，ジュース，清涼飲料が増加していた．間食の摂取過剰は，食事時刻の不規則を招いたり食欲不振を起こす．砂糖，脂肪，食塩の摂取過剰は，齲歯（虫歯），肥満，脂質異常症，高血圧などの発症原因になる．中学生においては，スナック菓子の摂取頻度が高いほど疲労度が増すという．

朝食の欠食理由の第1位に「食欲がない」という理由があげられている．この原因の1つに夜食の摂取が考えられる．児童・生徒の夜食の摂取状況は第1章-2-Ⓑ-5）夜食に示したが，夜食をまったくとっていない者は6〜8歳の70%前後から，中学生になると半数前後に減少していた．このような傾向は，塾通いや受験の影響と思われる．20時以降の食物摂取は，食物中に含まれている糖質や脂質の吸収がよく，血糖値を上昇させ，また皮下脂肪蓄積の原因になるといわれている．これが「肥満は夜につくられる」といわれるゆえんであろう．夜食の摂取が必要な場合には，その内容に留意する．

ⓓ買い食い

小学校高学年から，学校帰りや塾通いの途中や帰路などに買い食いをしている子どもの姿をみかけることがある．従来，このような食行動は家庭のしつけなどの点から非難されることが多かったが，年長における子どもの買い食い体験は，そのさせ方いかんによっては，子どもにとって小遣い内での食物選択の工夫や友だちとの共食体験になるなど，よい学習の場となることも考えられる．保護者の監視下から離れ，限られた金銭内で自分が食べたい食物を友だちと一緒に選択してともに食べられる体験は，一種のスリルと喜びを与えると思われる．しかし，買い食いは本人の好みや友だちからの誘惑が中心となるので，偏った食品選択によりエネルギーおよび栄養素摂取にアンバランスが生じたり，不規則な時刻に食物を摂取するので，夕食時の食欲に影響を及ぼす可能性がある．

買い食いを一概に悪い習慣ととらえて全面的に否定するのではなく，そのときの導き方が重要であろう．「買い食い」の行動を習慣化させるのではなく，保護者の認識のもとでの体験に留めておくことが望ましい．それには，日ごろ，家庭における保護者と子どもの強い絆の形成と，それを通して伝えられるものを大事にしていきたい．

ⓔダイエット

とくに思春期にさしかかろうとしている女子において，身体のさまざまな変化に伴い，体格や容姿，体型などのセルフイメージを気にするようになる．自分が他者の目にどう映るのかということが，若い女性にとっては重大な意味をもつのであろう．

思春期女子のダイエットの実態は第1章-2-Ⓑ-6）若い女性のダイエッ

154

トで述べたが，過去の調査において，女性のスリム志向(ダイエット)は小学生のころに観察されており，そのきっかけはたわいない家族の言葉によっていた．思春期前期から強いやせ願望をかなえる手段として朝食の欠食，極端な低脂肪や低たんぱく質食，不規則な食事などの行動が多くなる．若年のときからダイエットを行った者，あるいは繰り返し行った者に，骨密度の低い者が有意に多いことが報告されている．

　誤ったダイエットの予防策として大事なことは，学校教育プログラムのなかにダイエット行動の問題点や予防のための方法を組み入れ，成長期における栄養・食生活の重要性を認識させ，これに加えて女性の内面的な豊かさの発達を具体的に啓発していく必要があろう．そして将来の心身ともに健全な母性機能の完成のためにも，また生涯にわたり QOL を高めるためにも，真の健康美を養えるよう，周囲のサポートと本人の意志が望まれる．

⑦不定愁訴

　頭痛，めまい，息切れ，便秘，下痢，疲労感や不安などのいわゆる不定愁訴(自覚症状)の保持状況により，健康状態を客観的に評価することが試みられている．不定愁訴を訴える子どもの多くは，その特徴として1種類の愁訴だけではなく，多種類の愁訴を示すという．筆者らの調査によると，小学5年生の3/4，思春期では80〜90% の者は何らかの不定愁訴をもっており，その種類は小学5年生，中学2年生，高校2年生では1人平均3種類，最多保有者は12種類に及んでいた．

　不定愁訴の発症にはストレスも関与するが，この調査においては，日課が不規則な児童，やせ願望の強い者に不定愁訴の発症が高率であった．さらに，朝食の欠食，朝食や夕食の孤食，夜食の摂取も不定愁訴の発症に関与していた．不定愁訴を有する場合，潜在性の栄養欠乏状態の影響がみられるともいわれている．こうした潜在性の栄養欠乏状況を改善し，同時に児童・生徒の QOL の改善も重視したい．

⑧貧血・ミネラル欠乏

　栄養素等摂取状況が良好であると思われる今日においても，栄養素の欠乏を原因とする疾病は存在している．なかでも鉄欠乏性貧血の発症頻度は比較的高く，急激な成長に伴って鉄の需要が増大する時期に，供給が間に合わない場合に起こりやすい．

　近年の豊かな栄養・食料事情から，小学高学年の女子に成長のスパートや月経がみられる場合が少なくない．このような場合，適切な食生活を営んでいないと鉄欠乏性貧血を起こす例もみられるという．

　一方，中学生，高校生のなかに，運動競技生活を長く続けている場合に亜鉛欠乏性貧血を呈する症例がみられるという．運動強度が上がっても鉄や亜鉛のとり方が少ないと，運動中の体たんぱく崩壊に伴って，鉄や亜鉛がそれぞれの貯蔵臓器である骨や肝臓から減少するといわれている．日常の食生活において，鉄や亜鉛を多く含む食品の摂取を心がける

必要がある.

ⓗペットボトル症候群

　糖質を過剰に摂取したり激しい運動をすると，ビタミン B₁ を消耗して欠乏を起こし，脚気症状を呈することがある. これはインスタント食品や清涼飲料などの栄養素量が偏った食品を摂取しがちな，誤った食生活に起因することが多い.

　暑い環境下で運動をすると，発汗量が増えて喉が渇く. このようなときに，水で水分を補給すると電解質が十分に補えず，電解質バランスが崩れて熱中症になることがある. このようなときに電解質飲料が用いられる. しかし近年，これとは異なり，清涼飲料や炭酸飲料のペットボトルを持ち歩いて，喉が渇くとむやみに飲む姿が見受けられる. これらの飲み過ぎで糖分の摂取過剰になり，血糖値が急に上昇して意識を失ったり，急性の糖尿病の症状を呈した例が報告され，「ペットボトル症候群」として問題になったことがある. とくに「食」の選択が自由になる中学生，高校生にはこれらの飲料の適正な用い方を指導したい.

4) 学校給食 ●●●●●●●●●●●●●●●●●●●●●●●●●●●●

　日本体育・学校健康センターが，給食のある日とない日の栄養素等摂取状況を調べた結果によると，給食のない日では給食のある日に比べ，エネルギー，たんぱく質，脂肪，カルシウム，鉄，ビタミン B₂ が不足していた. この結果は，子どもの食生活に対する保護者の意識の差，および子ども自身に食物を選択させるかどうかが，栄養素等摂取量に関与していることを示している. 飽食の時代といわれる現代，学童期・思春期にさまざまな栄養・食生活の問題がみられるなかで，児童・生徒の健康づくりに学校給食の果たす役割は非常に大きい.

ⓐ学校給食の目標

　学校給食法〔1954(昭和 29)年〕第 2 条に，「学校給食については，義務教育諸学校における教育の目的を実現するために，次に掲げる目標の達成に努めなければならない」とされている.

　　①日常生活における食事について，正しい理解と望ましい習慣を養うこと.
　　②学校生活を豊かにし，明るい社交性を養うこと.
　　③食生活の合理化，栄養の改善および健康の増進をはかること.
　　④食糧の生産，配分および消費について，正しい理解に導くこと.

ⓑ学校給食の実施状況

　学校給食にはパンまたは米飯(これに準ずる小麦粉製品，米加工食品その他の食品を含む)とミルクとおかずを供する「完全給食」と，ミルクとおかずを供する「補食給食」，ミルクのみを供する「ミルク給食」の 3 つの型がある. 最新の学校給食の実施状況をみると，小学校のほとんど

表2 学校給食において摂取すべき各栄養素の基準値等

	エネルギー	たんぱく質	脂質	食物繊維	ビタミンA	ビタミンB₁	ビタミンB₂	ビタミンC	ナトリウム（食塩相当量）	カルシウム	マグネシウム	鉄
	(kcal)	(％エネルギー)	(％エネルギー)	(g)	(μgRAE)	(mg)	(mg)	(mg)	(g)	(mg)	(mg)	(mg)
5歳	490	13〜20	20〜30	3以上	190	0.3	0.3	15	1.5未満	290	30	2
6〜7歳	530	13〜20	20〜30	4以上	160	0.3	0.4	20	1.5未満	290	40	2
8〜9歳	650	13〜20	20〜30	4.5以上	200	0.4	0.4	25	2未満	350	50	3
10〜11歳	780	13〜20	20〜30	5以上	240	0.5	0.5	30	2未満	360	70	3.5
12〜14歳	830	13〜20	20〜30	7以上	300	0.5	0.6	35	2.5未満	450	120	4.5
15〜17歳	860	13〜20	20〜30	7.5以上	310	0.5	0.6	35	2.5未満	360	130	4

表に掲げるもののほか，亜鉛についても示した摂取について配慮すること．
亜鉛…5歳：1mg，6〜7歳：2mg，8〜9歳：2mg，10〜11歳：2mg，12〜14歳：3mg，15〜17歳：3mg
なお，本基準は児童生徒1人1回当たりの全国的な平均値を示すものであるから，適用に当たっては，個々の児童生徒の健康状態及び生活活動等の実態並びに地域の実情等に十分に配慮し，弾力的に適用することが必要である．なお，本基準は，男女比1：1で算定したため，各学校においては，実態に合わせてその比率に配慮することも必要である．
（学校給食における児童生徒の食事摂取基準策定に関する調査研究協力者会議（令和2年12月）：学校給食摂取基準の策定について（報告）2020（令和2）年12月）

は「完全給食」を実施しているが，中学校でのその割合は6割台で「ミルク給食」が次第に増加している．

学校給食の調理方式には単独校方式と共同調理（給食センター）方式とがあり，それぞれに特色を備えている．調理業務や食器の洗浄など学校給食の外部委託状況は，年々わずかではあるが増加している．

ⓒ学校給食摂取基準と食品構成

1954（昭和29）年，学校給食法の制定とともに，文部省（現・文部科学省）は学校給食における児童・生徒など1人1回当たりの平均栄養量の基準を示した．その後，日本人の栄養所要量（現・食事摂取基準）の改定などに伴い随時改訂が行われてきた．表2に，2020（令和2）年に改訂されたものを示す．

平均栄養所要量の基準を充足するために必要な標準食品構成表を表3に示す．学校給食の献立作成にあたっては，食品の種類を幅広く適切に組み合わせることにより，食事内容の充実と摂取栄養量のバランスが図られるように配慮されている．現在，ほとんどの学校では米飯給食を実施しており，週当たりのその実施回数は約3回である．

ⓓ学校給食の食事内容の充実像

学校給食の食事内容については，学校における食育の推進を図るために，学級担任，栄養教諭などが給食時間はもとより，各教科などにおける食に関する指導に学校給食を活用した指導が行えるよう，以下の点に配慮する．

①献立に使用する食品や，献立のねらいを明確にした献立計画にすること．

②各教科などの食に関する指導と意図的に関連させた献立作成とする

表3 学校給食の標準食品構成表(幼児・児童・生徒1人1回当たり) (g)

区分	幼児	児童 (6〜7歳)	児童 (8〜9歳)	児童 (10〜11歳)	生徒 (12〜14歳)	夜間課程を置く高等学校および盲・聾・養護学校の高等部の生徒
米	39	42	48	60	66	66
強化米	0.12	0.13	0.14	0.18	0.2	0.2
小麦	20	20	23	26	30	30
イースト	0.5	0.5	0.57	0.65	0.75	0.75
食塩	0.4	0.4	0.46	0.52	0.6	0.6
ショートニング	0.7	0.7	0.8	0.91	1.1	1.1
砂糖類	0.7	0.7	0.8	0.91	1.1	1.1
脱脂粉乳	0.7	0.7	0.8	0.91	1.1	1.1
牛乳	155	206	206	206	206	206
小麦粉およびその製品	4	4	5	7	9	9
いもおよびでん粉	25	32	38	42	44	46
砂糖類	3	3	3	3	4	4
豆類	5	5	6	6	6	6
豆製品類	15	15	20	21	22	18
種実類	2	2.5	3.5	3.5	3.5	4
緑黄色野菜類	18	19	23	27	35	35
その他の野菜類	50	60	70	75	82	82
果物類	30	30	32	35	40	40
きのこ類	3	3	4	4	4	4
藻類	2	2	2	2	4	4
魚介類	13	13	16	16	21	17
小魚類	3	3	3	3	4	4
肉類	12	12	15	17	19	19
卵類	6	6	6	8	14	8
乳類	3	3	4	5	6	4
油脂類	3	3	3	3	4	4

注1) 1か月間の摂取目標量を1回当たりの数値に換算したものである.
注2) 適用にあたっては,個々の児童・生徒等の健康および生活活動などの実態ならびに地域の実情などに十分配慮し,弾力的に運用すること.
〔文部科学省:学校給食における食事摂取基準等について(報告). 2008〕

こと.

③地場産物や郷土に伝わる料理を積極的に取り入れ,児童・生徒が郷土に関心を寄せるこころを育むとともに,地域の食文化の継承につながるよう配慮すること.

④児童・生徒が学校給食を通して,日常または将来の食事づくりにつなげることができるよう,献立名や食品名が明確な献立作成に努めること.

⑤食物アレルギーなどのある児童・生徒に対しては,校内において校長,学級担任,養護教諭,栄養教諭,学校医などによる指導体制を整備し,保護者や主治医との連携を図りつつ,可能な限り個々の児童・生徒の状況に応じた対応に努めること.なお,実施にあたっては日本学校保健会で取りまとめられた「アレルギー疾患対応の学校生活管理指導表」および「学校のアレルギー疾患に対する取り組み

ガイドライン」を参考とすること.

献立作成にあたっては,常に食品の組み合わせ,調理方法などの改善を図るとともに,児童・生徒の嗜好の偏りをなくすよう,以下の点に配慮する.

　①魅力あるおいしい給食となるよう,調理技術の向上に努めること.

　②食事は調理後できるだけ短時間に適温で提供すること.調理にあたっては,衛生・安全に十分配慮すること.

　③家庭における日常の食生活の指標になるように配慮すること.

食器具については,安全性が確保されたものであることを確認する.また,児童・生徒の望ましい食習慣の形成に資するため,料理形態に即した食器具の使用に配慮するとともに,食文化の継承や地元で生産される食器具の使用に配慮する.

喫食の場所については,食事にふさわしい場所となるよう改善・工夫する.

望ましい生活習慣を形成するため,適度な運動,調和のとれた食事,十分な休養・睡眠という生活習慣全体を視野に入れた指導に配慮する.

ⓔ給食活動状況

① 「給食だより」の発行

地域または学校は,健康教育の一環として,学童期の健康,栄養・食生活の重要性を児童および保護者に認識させるために,さまざまな形で「給食だより」を発行し,給食献立を家庭に配布している.しかし,日本体育・学校保健センターの調査によると,給食献立を「大いに利用する」保護者は10%程度,約半数は「夕食をつくるときに参考にする」としているが,「単にみるだけ」または「ほとんどみない」など消極的な姿勢の保護者が1/3を占めていた.

②食堂を利用した給食活動

以前は教室が給食の場でもあった.しかし,近年においては児童数の減少により,空き教室を食堂に利用している学校がある.

また,小学校および中学校ともに食堂を保有するところもみられ,交流給食,行事給食,バイキング・カフェテリア,招待給食などの形で学校内で活動を行っている.このような種々の給食活動を通して,学校給食の目的が達成されることを願いたい.

Ⓓ　健康教育の一環としての食育

生活や食生活が多様化するなかで,心身ともに健全な子どもの育成が求められている.子どもの栄養・食生活の実態を受け止め,健康教育の一環としての栄養教育を行うことが必要である.

学校栄養職員の職務内容には,

①望ましい食生活に関し,専門的立場から担任教諭を補佐して,児童生徒に対して集団または個別の指導を行うこと

⇨p.182 も参照

②学校給食を通じて，家庭および地域との連携を推進するための各種事業の策定および実施に参画すること

が含まれている．

2005（平成17）年4月から栄養教諭制度が導入された．また食育推進基本計画においては，栄養教諭の全国配置の促進がうたわれており，教育に関する資質と栄養に関する専門性を併せもつ職員として，児童・生徒への肥満，アレルギー，貧血などの個別相談指導，教科・特別活動などにおける教育指導，食に関する教育指導の連携などを担う．

今後，栄養教諭の積極的な参画・協力を得て，栄養教諭と学級担任教諭がチームを組み，「食」に関する提案の年間計画を作成して，各教科・領域間の連携を図り，学校給食を生きた教材とする一層の健康教育の効果に期待を寄せたい．さらに，幼稚園・保育所・小学校の連携，小学校・中学校との連携も大切である．

（水野清子）

●栄養教諭とは
2004（平成16）年の学校教育法の改正で制度化された．「栄養に関する専門性」と「教育に関する資質」を併せもち，食の指導を行うことがその目的である．

●演習問題

①小学校高学年で，学習塾で22時過ぎまで過ごし，就寝時間が午前0時ごろになってしまう子どもがいる．心身に起きやすい問題についてまとめてみよう．

②身長の増加や月経の始まりなど，学童期のからだの著しい発育と変化について男女別にまとめ，不足しがちな栄養素にはどんなものが考えられるか調べてみよう．

③自分が小学生から高校生までの間，仲間とどのような状況でどのような話をしながら食事をしていたかを思い出し，仲間と食事をする意味について考えてみよう．

④小学生を対象に「ジュースとスナック菓子」「朝食の欠食」をテーマに，食育の実践を展開してみよう．

⑤学校給食の意義を，さまざまな角度から話し合ってみよう．

⑥塾通いで遅くなる児童・生徒の夕食のあり方，家庭においても「孤食」を好む思春期生徒の対応を検討してみよう．

5 生涯発達と食生活

A 生涯発達についてのとらえ方

　「生涯発達」とは，受胎から死に至るまでの心身の機能の獲得，停滞（プラトー），喪失をさす．一般に「発達」というと，成長，獲得というプラスの側面ととらえることが多く，日本でも1980年代まではそのようにとらえられていた．

　一方，生涯発達という概念に最初に関心が高まったのは18世紀のヨーロッパであり，歴史的には古い．19世紀になると進化論がさかんとなり，人間の個体の発達においても，さまざまな変化のなかからごくわずかな側面の変化に注目し，それにプラスの意味を与え，発達であるとしてきた．また，そのような発達の考え方では，人間の生涯のうち青年期までがおもな対象として扱われてきた．しかし産業化と都市化が進むにつれて，高齢化と老人に対する関心が高まってきた．米国では1970年ごろから，日本では高齢化の問題が現実に迫ってきた1990年ごろから，生涯発達という概念への関心が再び高まったのである．

◆参考図書

・無藤　隆，やまだようこ（編）：生涯発達心理学とは何か理論と方法．金子書房，1995

・岡本祐子，ほか：エピソードでつかむ生涯発達心理学．ミネルヴァ書房，2013

・今田純雄，ほか（編）：食行動の科学　「食べる」を読み解く．朝倉書店，2017

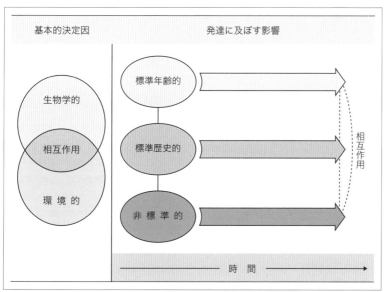

図1　生涯発達に及ぼす主要な影響

〔Baltes PB：Life-span developmental psychology：Observations on history and theory revisited. In：Lerner RM（ed），Developmental Psychology：Historical and philosophical perspective. Erlbaum, 1983；79-111 を翻訳〕

●参考図書
・二宮克美，ほか（編）：ガイド
ライン　生涯発達心理学．ナカ
ニシヤ出版，2006

現在の生涯発達の考え方の基礎を築いたのはバルテス（Paul B. Baltes）である．バルテスは図1に示したような生涯発達に影響を及ぼすおもな要因をモデル化した．まず，発達の3つの基本的決定要因として，生物学的要因，環境的要因，そしてそれらの相互作用をあげている．そしてこれらの決定要因が発達に影響を及ぼすとして3つの系，すなわち標準年齢的影響，標準歴史的影響，非標準的影響をあげている．標準年齢的影響とは生活年齢および生活年齢に対応する社会化（たとえば，進学，生計の自立，結婚，社会的・職業的地位）の影響である．標準歴史的影響とは，歴史的時間および世代に関連する歴史的文脈に結びついている生物学的および環境的な影響と定義され，始まりと終わりが明確である歴史的事件から，工業化，経済不況，疫病，育児様式の歴史的変化などがあげられる．非標準的影響は，海外移住などを含む転居，職場での配置転換，失業，離婚，別居，大病など，個人の事情にからんだ個人の生活イベントの影響である．これら3つの影響はお互いに作用し合いながら，発達に影響を与えるのである．

（長谷川智子）

成人期・老年期のからだの発育・発達の特徴

1）成人期・老年期とは ●●●●●●●●●●●●●●●●●●

成人期・老年期は，身体発育終了から死に至るまでの時期である．

ⓐ成人期

広義では，満20歳以上の時期を指す．医学的には発育の完了した時期（18〜22歳）から老化の始まる時期（50歳前後）までをいう．成人直後から退行変化が著明になるまでの時期を壮年期，退行変化が起こる時期を退行期といういい方もある．

ⓑ老年期

老年期は加齢性変化を示す時期であり，65歳以上の成人期に相当する．介護保険法では65歳以上を指し，65〜74歳を高齢前期，75歳以上を高齢後期，95歳以上を超高齢期，と分類することもある．2008（平成20）年に施行された後期高齢者医療制度では，65〜75歳未満を前期高齢者，75歳以上を後期高齢者，としている．

2）からだの発育・発達 ●●●●●●●●●●●●●●●●●●

成人に達すると，からだの発育・発達は成熟し，充実した時期を迎える．「2018（平成30）年国民健康・栄養調査」（厚生労働省）でみると，肥満者が多い年代は，男性は40〜49歳で36.4％，女性は70歳以上で27.7％である（図2）．また低栄養傾向が多い年代（65歳以上）は，男女とも85歳以上で，それぞれ15.1％，27.5％である（図3）．

老年期になると身長・体重の減少，椎間板の萎縮性変化，脊椎骨の扁

●介護保険法
　1997（平成9）年制定，2000（平成12）年施行．
　国民が介護保険料を支払い，その保険料を財源として要介護者に介護サービスを提供する制度．介護保険のサービスを受けることができるのは，第1号被保険者（65歳以上）や，第2号被保険者（40〜64歳，特定疾病にかかっている人）が該当する．介護保険のサービスを受けるためには，自ら申請して要介護認定において「要介護・要支援」と認定されることが必要．

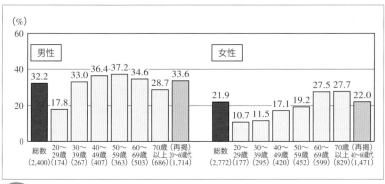

図 2　肥満者（BMI≧25 kg/m²）の割合（20 歳以上，性・年齢階級別）
（厚生労働省：平成 30 年国民健康・栄養調査，2018）

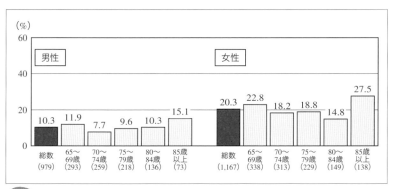

図 3　低栄養傾向の者（BMI≦20 kg/m²）の割合（65 歳以上）
（厚生労働省：平成 30 年国民健康・栄養調査，2018）

平化，脊椎・下肢の彎曲などがみられるようになる．

　運動機能としては，加齢に伴って神経機能が低下し，動作が緩慢・不安定になり，筋力や持久力が低下していくことが多い．また，視力，聴力，体性感覚（触覚，痛覚，温度感覚，平衡感覚など）も徐々に低下する．

　生理機能は，臓器によって差はあるものの，全体的に低下していく．心肺機能，腎機能なども徐々に低下する．また消化機能でみると，歯牙の脱落，口腔の乾燥と自浄作用の低下，唾液，胃液・胆汁，膵液などの分泌量減少，咀嚼機能や嚥下機能の低下，食道や腸の蠕動運動の低下などがみられる．

　かつては，高齢になると萎縮性胃炎のため胃酸分泌が減少し，小腸における細菌の過増殖により栄養素の吸収能力が低下すると考えられていた．しかし近年では，加齢よりもピロリ菌感染に原因があるという説が強くなっている．

　このような諸機能の低下については個人差が大きく，生理的老化が早く進行する者，ゆるやかな者とさまざまである．

3）健康寿命とライフスタイル

　健康寿命とはある一定レベル以上の健康状態で生存できる期間と定義

●（参考）「健康日本 21（第二次）」の目標
　適正体重を維持している者の増加（肥満（BMI25 以上），やせ（BMI18.5 未満）の減少）
　目標値：20～60 歳代男性の肥満者の割合　28%，40～60 歳代女性の肥満者の割合　19%

●（参考）低栄養傾向の者（BMI≦20 kg/m²）について
　「健康日本 21（第二次）」では，「やせあるいは低栄養状態にある高齢者」ではなく，よりゆるやかな基準を用いて「低栄養傾向にある高齢者」の割合を減少させることを重視している．その際，「低栄養傾向」の基準として，要介護や総死亡リスクが統計学的に有意に高くなるポイントとして示されている BMI20 以下を指標として設定している．

●ピロリ菌感染
　1983 年に発見された，ヘリコバクター・ピロリ（*Helicobacter pylori*）とよばれるらせん型の細菌．ピロリ菌感染は，慢性胃炎，胃潰瘍や十二指腸潰瘍，胃がんなどの発生につながることが報告されている．

＊1 Belloc NB, et al：Relationship of physical health status and health practices. *Prev Med* 1972；1：409-421
＊2 森本兼曩（編）：ライフスタイルと健康—健康理論と実証研究. 医学書院，1991

飲酒

アルコール健康医学協会では，1日平均純アルコール量にして約20〜40g（ビール中ビン1〜2本，日本酒1〜2合程度）を限度とするよう指導している. 厚生労働省の国民健康づくり運動「健康日本21」では，1日平均純アルコール量を約20gとしている.

＊3 森田明美：高齢者の栄養摂取と問題点. 医と食 2011；3：186-190

参考図書
・岡本依子：妊娠期から乳幼児期における親への移行 親子のやりとりを通して発達する親. 新曜社，2016

・根ヶ山光一，柏木惠子（編）：ヒトの子育ての進化と文化 アロマザリングの役割を考える. 有斐閣，2010

され，現在，保健医療分野の目標として，健康寿命を延伸させることが最大の目標となっている.

健康寿命を阻害する要因として，生活習慣病があげられる. 成人期・老年期は，加齢に伴って生活習慣病が発症しやすい. 生活習慣病予防の健康習慣とは，ブレスロー（Lester Breslow）の7つの健康習慣[1]，また森本らの8つの健康習慣[2]などに含まれている. 喫煙をしない，定期的に運動をする，飲酒は適量を守る，1日7〜8時間の睡眠をとる，適正体重を維持する，朝食を食べる，間食をしない，ストレスをためない，労働時間は1日9時間以内，などのライフスタイルを指す. 健康習慣をもつ者はもたない者と比較し，生活習慣病発症者が少なく，健康寿命が長い結果が得られている.

高齢者の筋力や筋肉量，骨量を維持するために考慮すべき栄養素は，たんぱく質，n-3系脂肪酸，ビタミン B$_6$，B$_{12}$，葉酸，ナトリウム，カリウム，カルシウム，ビタミン D などがあげられる[3].

健康寿命の延伸にあたっては，以上の要素を踏まえつつ，暦年齢よりも，服薬の影響や身体活動量，ライフスタイル全般を考慮し，過剰や不足がない栄養評価が必要である.

（當仲　香，南里清一郎）

成人期・老年期のこころの発達の特徴

1）成人期初期

成人期の初期は，20歳前後〜40歳頃までとされる. この時期のもっとも大きな課題として，職業生活，結婚，子どもの養育があげられる. そのなかでも子どもをもつことはその人の意識や取り巻く環境に変化をもたらす. 母親・父親を対象とした多くの研究から，親となることにより，母親は性格的，精神的な変化，父親は社会的責任に関する変化があることがわかっている. 親となることによる変化にみられる性差は，一般的に子育てに直接かかわることが多いのが母親であること，父親は生活のなかで時間的にも精神的にも仕事の占める割合が大きいことなどが関係している.

現代社会では，共働きで子育てをする夫婦は増えている. しかしながら，妻が正規雇用の職を得たいと思っても，現実的には保育所の数が不足していること，社会的にも雇用形態が変化して正規の雇用を得ることが難しいことなどから，希望がかなうことは容易ではない. 図4は末子が3歳未満の共働き夫婦の土，日を含む週全体の生活時間を示している. ここから，妻の仕事の時間は夫よりも4時間13分短いが，仕事と家事，育児の時間を合計すると妻が夫より6分長く，自由時間は妻が夫より43分短く，妻の負担が大きいことが明らかとなっている. 10年前の同一調査結果と比較すると夫の家事・育児の合計時間は29分増加したものの妻の育児時間が1時間9分増加しており，夫の家事・育児の時間の増加はわずかなものであることがわかる. 幼い子どもがいる家庭において夫婦

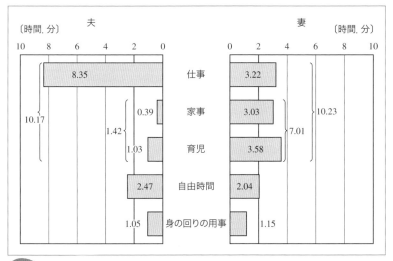

図4 おもな行動の種類別生活時間（末子が**3**歳未満の核家族の共働き世帯，土日を含む週全体）

注：「仕事」＝「仕事」＋「通勤・通学」の時間，「家事」＝「家事」＋「買い物」の時間
　　「自由時間」＝「テレビ・ラジオ・新聞・雑誌」＋「休養・くつろぎ」＋「趣味・娯楽」＋「スポーツ」＋「交際・つきあい」の時間
（総務省統計局：平成28年社会生活基本調査，2017）

の家事・育児の協力が強く求められて久しいが，今後さらに，社会全体で子育ての世帯における労働時間や働き方について考えていく必要がある．

2）壮年期

　40〜60歳ごろを成人期の中期または壮年期という．壮年期は生物学的，心理的，社会的に変化の多い時期である．

　身体的には体力が衰え始める．職業に就いている人は責任のある指導的な立場に立つ場合が多く，心理的なストレス，消化器系・循環器系の心身症などがみられることがある．女性は閉経を迎えるころとなり，それに伴って疲れやすくなったり，抑うつ的になったりなど，さまざまな心身の諸症状がみられる．社会的には，職業に就いている人は，これまで自分が成し遂げてきたことを振り返り，これから先にできることや自分の能力，地位などに限界がみえ始める．また子育てをしてきた人にとっては，子どもが青年期から成人初期を迎え，親離れをするころとなる．子どもが巣立っていくことにより，さみしさや孤独感，役割の喪失感を抱くことも少なくない．自分の余命もこれまで生きてきたほどには長くはないと実感する時期に，改めて自分を見つめ直し，人生の基盤固めをすることはより充実した老年期への一歩となることだろう．

3）老年期

　老年期に入ってからの変化の1つとして，定年退職があげられる．とくに，これまで仕事を中心として生きてきた人にとって，定年退職はそ

●参考図書
・岡本祐子：中年からのアイデンティティ発達の心理学　成人期・老年期の心の発達と共に生きることの意味．ナカニシヤ出版，1997

・大川一郎，ほか（編）：エピソードでつかむ老年心理学．ミネルヴァ書房，2011

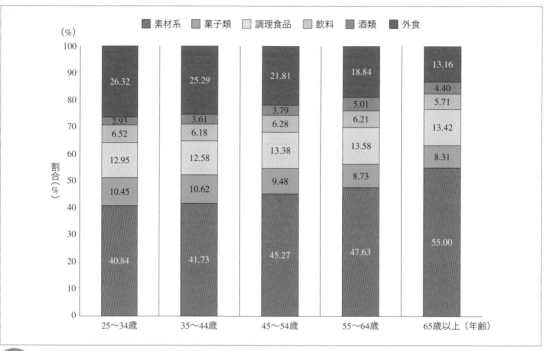

(%)

凡例: ■ 素材系　■ 菓子類　□ 調理食品　■ 飲料　■ 酒類　■ 外食

年齢	25〜34歳	35〜44歳	45〜54歳	55〜64歳	65歳以上
外食	26.32	25.29	21.81	18.84	13.16
酒類	2.93	3.61	3.79	5.01	4.40
飲料	6.52	6.18	6.28	6.21	5.71
調理食品	12.95	12.58	13.38	13.58	13.42
菓子類	10.45	10.62	9.48	8.73	8.31
素材系	40.84	41.73	45.27	47.63	55.00

割合（%）

図5 世帯主年齢階級別　食費の費目割合

（総務省『家計調査年報』，2019年より作成）

●参考図書
・今田純雄（編）：食べることの
心理学　食べる，食べない，好
き，嫌い．有斐閣，2005

Step Up!

現代の日本社会で成人が営む食卓とは？

　2人以上の家族の世帯では食費はどのように使われているのであろうか．図5は，総務省の家計調査から食費を素材系，菓子類，調理食品，飲料，酒類，外食の6つに分け，5の年齢群ごとにそれぞれの費目が占める割合を算出したものである．その結果，25歳以上では，年齢が高くなるほど素材系の占める割合が高くなり，外食の占める割合が少なくなっていることがわかる．一方，調理食品は年齢にかかわらず12〜13%と一定していることが示されている．

　外食産業統計資料によると，日本では1975年から2000年頃までは外食の割合が右肩上がりに増加していた．しかし，2000年以降は外食の割合は横ばいから低下に推移しているのにもかかわらず，食の外部化は2000年以降も増加している．2000年以降の食の外部化に影響を与えているのは中食である．2000年頃から持ち帰り専門の総菜店の店舗数や，スーパーマーケットの総菜売り場の面積が増加しただけでなく，デパ地下の総菜売り場が人気を集めた．特に近年では，コンビニエンスストアにおいて若者だけでなくお年寄りの「おひとりさま」を対象とした少量の総菜も急増している．値段も量も手軽なものを購入し，人目を気にせず，自宅でテレビや動画を観ながらゆっくり食事をする．これが現代の日本において年齢を問わず営まれている日常の食卓風景といえるのかもしれない．

の後の人生の意味を喪失させてしまうこともある．また，配偶者や友人など，自分にとって身近で大切な人の死を経験することも多くなる．このようなさまざまな変化を1人で乗り切っていくのはなかなか困難なことである．

　老年期を生き生きと充実して過ごすことができるかどうかは，その人がどのような社会的ネットワークを築いてきたかに関係しているといわれている．自分を価値あるものと認めてくれる精神的なサポートと，情報や経済的サポートを含んだ具体的なサポートがある人生ほど，生き甲斐が感じられ，さまざまな危機に直面したときにも乗り越えていくことができる．

（長谷川智子）

Ⓓ　成人期・老年期における健康と栄養・食生活

　人が疾病にかかる原因はいろいろあるが，現代では運動・生活・食習慣など日ごろの習慣が原因となって疾病を発症する場合がある．これらの習慣の良し悪しが，糖尿病，高血圧，脳卒中，心臓病，がんなどの発症や進行に深くかかわっているのである．厚生労働省は，食習慣，運動習慣，休養，喫煙，飲酒などの生活習慣が疾病の発症・進行に関与する疾患を「生活習慣病」と定義し，国をあげて生活習慣病の予防に取り組んでいる．

　一方，日本人の平均寿命は男女ともに世界に誇れる状態にある．しかし，寿命が延びたことによる高齢者人口の増加と出生率の低下によって，今後一層，高齢者の人口比率は増加し，高齢者夫婦や1人暮らしの比率も確実に増加していく．このような状況下では，高齢者自身による健康・栄養管理が重要となる．とくに老年期では諸機能が低下し，多くの疾病を合併しやすいので，栄養・食生活の管理が重要となる．

1）肥満と食生活

　肥満は発育期の児童・生徒にもみられるが，成人期になって次第に体重が増える者がいる．「国民健康・栄養調査」（厚生労働省）によると，男性に比べ女性では，60歳以降になると肥満者（BMI＞25）の割合が増加傾向を示している．肥満は糖尿病，脂質異常症，高血圧，脂肪肝，変形性膝関節症などの発症とのかかわりが深い．BMIが22以上になると，高血圧，脂質異常症，高尿酸血症，耐糖能異常が増加していく傾向にあるという．

　肥満は内分泌作用によるものだけでなく，エネルギー摂取と消費のアンバランスによるところが大きい．「国民健康・栄養調査」によるとエネルギー摂取量はやや減少傾向にあるが，個々にみると糖質，脂質，たんぱく質の摂取割合が不適切な者も少なくない．脂質の摂取エネルギー比が多い者は食事摂取基準を守り，運動によるエネルギー消費を心がける．また，頻回の外食はエネルギーや脂質の摂取過剰になりかねないの

で注意したい.

2) 脂質異常症と脂質の摂取 ●●●●●●●●●●●●●●

脂質異常症は脳梗塞発症との関わりが深い. 脂質異常症の診断には, 血液中のリポたんぱく(LDL, HDL)のコレステロール値が用いられる. 血清コレステロール値の上昇には肥満と食生活が大きくかかわる. したがって, 肥満者では食生活と運動によりそれを是正する必要があり, とくに食生活面では摂取する脂質の量と質のバランスをとることが大切である.

脂質の摂取量を抑えると同時に, 脂質を構成している脂肪酸はそれぞれ生理機能が異なるので, 脂肪酸の摂取の仕方を変える. 端的にいえば, 肉類偏重の食生活から, エイコサペンタエン酸(EPA)を多く含む魚類の摂取へと変えることである. さらに, 食事によるコレステロール摂取の低下を試みるだけでなく, HDL コレステロールを増加させるために, 個人の生活・体力に応じた運動習慣を奨励する. それに加え, 砂糖, 果糖の摂取過剰は中性脂肪を上昇させるので, とり過ぎに注意する.

3) 高血圧と食塩の摂取(表 1) ●●●●●●●●●●●●●●

血圧は加齢とともに上昇する. 「国民健康・栄養調査」によると, 50〜60 歳では正常血圧の者は 50 % を下回っている. 高血圧は脳卒中, 心筋梗塞の発症因子であり, これまでの多くの研究から, 食塩の摂取量が増加すると血圧も高くなり, とくに両者の関係は遺伝素因をもつ者に強く出現するという.

わが国ではこれまでの減塩運動の成果もあり, 食塩の摂取量は減少しているものの, いまだに食事摂取基準(50 歳以降:男性 8.0 g 未満, 女性 7.0 g 未満)に近づかない(表 1). しょうゆ, みそ, 漬物をとるわが国の食文化を活かしながらも, 調味に対する創意工夫により, 減塩しても美味しく食べる調理法を考えたい.

表 1 年齢別・性別食塩摂取量 (g/日)

性別 年齢(歳)	男性	女性
50〜59	10.6	9.2
60〜69	11.5	10.0
70〜	11.2	9.5

〔厚生労働省:国民健康・栄養調査(令和元年), 2019〕

4) 糖尿病 ●●●●●●●●●●●●●●●●●●●●●●●●

糖尿病の発症は 40 歳代後半から急増し, 70 歳代後半でピークになるという. この疾患は遺伝的な要因も大きく関与するが, 多くは生活習慣が発症に大きくかかわる 2 型糖尿病である. 糖尿病を防ぐためには肥満を予防し, 運動を奨励して生活習慣を改善することが効果的とされている.

●高血圧と食塩摂取量
世界保健機関(WHO)/国際高血圧学会および日本高血圧学会ガイドラインでは, 個人レベルの食塩摂取量として 1 日 6 g 未満を勧めている. この数値は介入研究により降圧効果が認められているもので, 欧米諸国では現実の摂取量からみて実行可能な目標であるとしている.
しかし, 日本人の現時点での食塩摂取量とは隔たりがあり, QOL(生活の質)を悪化させたり, ほかの栄養素摂取量に好ましくない影響を及ぼしたりするような無理な減塩には注意すべきであるとしている.

5）骨粗しょう症 ●　●　●　●　●　●　●

　骨粗しょう症は，全身の骨量が減少し骨の微細構造が脆弱化して，外から無理な力が加わったときに骨折しやすくなる状態である．男性に比べ女性は骨量が少なく，骨量の減少速度も女性は男性より早い．高齢化社会を迎えているわが国では，骨粗しょう症の予防は健康管理上，大きな課題である．

　その予防は，若いときにできるだけ最大の骨量を高めるとともに，加齢および閉経後の骨量減少を少しでも抑制することである．骨粗しょう症のリスクファクターには加齢，ホルモン，喫煙，遺伝，日常の活動量などがあげられるが，食生活の要因も見逃せない．カルシウムおよびカルシウムの吸収率の高い食品を摂取し，バランスのとれた食事をとることが大切である．

　とくにビタミンDやたんぱく質の摂取不足，リンの摂取過剰，食品中のフィチン酸，シュウ酸，食物繊維の摂取過剰はカルシウムの吸収を阻害する一方，乳糖，リジン，アルギニンなどのアミノ酸はカルシウムの吸収を促進する．また偏食や，食事制限によるダイエットとのかかわりも問題視されている．

　ビタミンDはカルシウムの吸収を高めるが，皮膚中の7-デヒドロコレステロールは日光に当たるとビタミンD$_3$に変換されるので，散歩や戸外での適度な運動も心がける．

6）低栄養 ●　●　●　●　●　●　●

　成人期の過剰な栄養摂取を続け，老年期においても肥満が続く者がみられる一方で，老年期以降にみられる体力低下，食事の調整困難，食欲不振，歯の損傷や欠損による咀嚼（そしゃく）障害，嚥下（えんげ）障害やうつ傾向など老化によるさまざまな要因により，必要かつ適切な食事を摂取できなくなることがある．これらの要因が高齢者の低栄養そしてフレイルを招く．

　高齢者では，栄養状態の低下が短命につながるので，良好な食欲を維持し，それぞれの身体状況に合わせた食事を摂取して十分な栄養確保が必要となる．

7）飲酒と健康 ●　●　●　●　●　●　●

　成人の飲酒習慣者は男女ともに40歳代に多くみられるという．適量の飲酒は健康にも人生にもプラスになる面があるが，過剰な摂取と習慣化は，アルコール依存症などの心身の疾患を引き起こす．過剰なアルコール摂取は，脂肪肝，アルコール性肝炎，肝硬変など身体の臓器に障害をもたらし，糖尿病や胃潰瘍の原因になることもあるので，飲み方に留意し，"休肝日"を設けるなどの工夫をする．

8）歯周病と生活習慣病 ●　●　●　●　●　●　●

　厚生労働省では「8020運動」（80歳になっても自分の歯を20本以上保つ）を進めている．加齢とともに歯周病に罹患する者が増え，歯周病で歯

◆フレイル

　加齢に伴い，身体の予備能力が低下し，健康障害を起こしやすくなった状態で，いわゆる「虚弱」．換言すれば介護が必要になる前段階を示す．

　予防には「適度な運動」「栄養バランスのとれた食生活」そして「社会参加」が大切である．

◆高齢者のための食生活指針
1. 低栄養に気をつけよう
　　―体重低下は黄信号
2. 調理の工夫で多様な食生活を
　　―何でも食べよう，だが食べ過ぎに気をつけて
3. 副食から食べよう
　　―年をとったらおかずが大切
4. 食生活をリズムに乗せよう
　　―食事はゆっくり欠かさずに
5. よく体を動かそう
　　―空腹感は最高の味つけ
6. 食生活の知恵を身につけよう
　　―食生活の知恵は若さと健康づくりの羅針盤
7. おいしく，楽しく，食事をとろう
　　―豊かな心が育む健やかな高齢期
〔厚生省：平成2年健康づくりのための食生活指針（対象特性別）．1990〕

第4章 成長期に対応した栄養と食生活

を失うと噛み合わせが悪くなって咀嚼力が低下し，喫食率の低下を招く．その結果，低栄養状態になって免疫力が低下することにもなりかねない．昨今では歯周病菌が糖尿病の発症原因になること，また歯周病菌が歯茎から血液を介して全身を巡り，脳梗塞や心筋梗塞，妊婦の早産といったリスクを高めることも明らかにされている．歯周病の予防のため，ブラッシングを心がけてプラークを取り除き，自分の歯を少なくとも20本以上は保つよう心がけたい．

(水野清子)

●演習問題

①成人期・老年期のそれぞれのこころの発達を踏まえて，それぞれの年代において豊かな食生活を送るにはどのようなことを心がけるとよいか話し合ってみよう．

②老年期を迎えても，いつまでも若々しく，体の機能低下を緩やかにするためには，どんなライフスタイルを送ればよいか話し合ってみよう．

③身近に「生活習慣病」の徴候のある者，またはすでに「生活習慣病」と診断された者がいる場合，その原因を食生活の面から探ってみよう．

④老年期における骨粗しょう症を予防するための食生活のあり方を，具体的に例をあげて検討してみよう．

●プラークと歯周病
プラークとは歯の表面についた微生物その他からなる沈着物（歯垢）のかたまりであり，歯周病は白血球がプラークの中にいる細菌を攻撃しようとして炎症を起こす疾患である．

第 5 章
食育の基本と内容

1 食育における養護と教育の融合

♠食育という言葉の意義
　かなり概念的・理念的に広い分野からの取り上げが多い．しかし，一般的には食教育と同義で使われ，子どもを中心とした取り組みが多い．

♠知育・徳育・体育・食育の簡単な定義
・知育：学問的な知識や技術を身につけること
・徳育：社会生活に必要な道徳観，正義感などを身につけること
・体育：体力や運動能力を高め，健康について学ぶこと
・食育：健康的な食事や栄養について学ぶこと

♠生きる力とは
　1996（平成 8）年中央教育審議会第一次答申で使われた言葉．豊かな人間性，たくましく生きるための健康や体力のことを指す．⇨p. 180, 186 も参照

♠食育基本法第 20 条
　「学校・保育所等における食育の推進」では，食育指針作成援助，指導体制，地域の特色を生かした給食，食品の調理，食品の廃棄物の再生利用，知識の普及などを規定している．

A 食育の意義と理念

1）食育とは何か

　わが国では，古くから子どもを教育する際，知育・徳育・体育の 3 点が重視されてきた．そして 2005（平成 17）年に制定された食育基本法では，食育は知育・徳育・体育の基礎として位置づけられている．保育とは，養護と教育の融合の視点に立って，豊かな人間性，生きる力，基本的生活習慣を育む場であり，保育の質を高めるためにも食育の役割は大きい．食育の出発点は幼児期であるといってよいだろう．

　近年，生活習慣病の若年化が進み，健全な生活習慣および食習慣の育成が課題となっている．保育のなかに給食と食育をしっかり位置づけ，食の改善は健全な食習慣，食事行動の発達，こころや情緒面，社会性の発達面への影響が大きいことを理解し，食育を推進する必要がある．

2）食育基本法と食育

　2005（平成 17）年に食育基本法が制定された．この前文では，「子どもたちが豊かな人間性をはぐくみ，生きる力を身につけていくためには，何よりも『食』が重要である」と明記されており，食育を「生きる上での基本であって，知育，徳育及び体育の基礎となるべきもの」と位置づけている．さらに「様々な経験を通じて『食』に関する知識と『食』を選択する力を習得し，健全な食生活を実践することができる人間を育てる食育を推進することが求められている」としている．

　子どもの食育については，同じく前文で「心身の成長及び人格の形成に大きな影響を及ぼし，生涯にわたって健全な心と身体を培い豊かな人間性をはぐくんでいく基礎となるものである」としている．また第 20 条では，学校，保育所などにおける食育の推進が明記されていることにも，保育所，幼稚園，幼保連携型認定こども園，学校などでの小児期における食育の重要性が表れている．食育の目標については次ページのサイドコラム「食育の目標」を参照．

172

3) 疾病構造の変化

近年，食生活の洋風化や生活リズムの乱れが加速し，それに加え日常生活における慢性的な運動不足などから，太り過ぎや血液中のコレステロール値・中性脂肪が異常に高いなど，生活習慣病予備軍といわれる子どもの増加が話題となってきた．生活習慣の基礎は幼児期につくられることを考えれば，生活習慣病の予防には幼児期からの対応が大切である．

Ⓑ 保育所給食と食育の推進

1) 保育現場における食育の展開

食習慣の育成指導は，幼児の直接処遇にあたる保育士などの努力にかかっている．保育士はまず，楽しい雰囲気の食事を通じて，よい食習慣・生活習慣が身につくよう子どもの体験的食育を進めたい．

体験的食育は年齢発達段階により異なる．2歳未満の幼児では基本的な食事習慣，清潔習慣のめばえを養い，2～3歳児ではその習慣を自立させることを重点とする．4歳児くらいではそれらの習慣的な行動の必要な理由を教える．5～6歳児では，さらに進んで食物とからだとの関係について興味をもたせ，栄養や衛生の知識の習得といった若干教育的な面を導入するなど，段階的に指導を進めていきたい．

2) 保育所保育指針の改定 (2018(平成30)年度より)

2017(平成29)年3月31日に厚生労働省から新たな「保育所保育指針」が公示され，2018(平成30)年度から適用された．2009(平成21)年の保育所保育指針の施行後，2015(平成27)年度から「子ども・子育て支援新制度」が施行され，また，0～2歳時を中心とした保育所利用児が増加するなど，保育状況が大きく変化している．厚生労働省では，社会保障審議会児童部会保育専門委員の論議の結果，改定の方向性として，①乳児・1歳以上3歳未満児の保育に関する記載の充実，②保育所保育における幼児教育の積極的な位置づけ，③子どもの育ちをめぐる環境の変化を踏まえた健康および安全の記載の見直し，④保護者・家庭および地域と連携した子育て支援の必要性，⑤職員の資質・専門性の向上，といった内容が示されている．

3) わが国の保育・幼児教育制

2018(平成30)年度から施行された新しい保育所保育指針では，保育所も幼稚園，幼保連携型認定こども園と同じ幼児教育を担う施設であることが明記された．これまでは幼稚園は幼児教育，保育所は乳幼児保育を担う施設という捉え方だったが，新しい指針では，保育所も幼稚園，幼保連携型認定こども園と同様に，3つの「育みたい資質・能力」と10の「幼児期の終わりまでに育ってほしい姿」を共通事項として考慮し，保育することが記されている．

第5章 食育の基本と内容

●食育の目標
最近は社会全体の栄養や食物に対する関心が薄れ，嗜好本位で加工食品偏重の食生活に陥り，それが子どもの健康にまで影響を与えている．たとえば太り過ぎや体力のない子どもの増加，子どもの生活習慣病などが話題になるとともに，よく噛めない子どもの増加，欠食，孤食といった食事の摂り方の乱れが目立ち，飽食社会におけるゆがんだ食のあり方が目につくようになってきた．これらをいかに改善するかが，今後の食育の課題である．

●日本保育協会
1962(昭和37)年に民間保育所の発展・充実を目指して誕生した．1973(昭和48)年に社会福祉法人となり，保育の発展・充実に関する各種事業活動を展開している．食育研究は毎年実施している．

4) 保育所における食事提供ガイドラインの概要 ●●●●●●●

平成24年3月30日厚生労働省保育課長通知の概要

①「保育所における食事の提供ガイドライン」についての通知(雇児保発0330第1号)では，次のとおり規定されている.

> **「保育所における食事提供ガイドライン」について**
>
> 平成21年4月に施行された「保育所保育指針」(平成20年厚生労働省告示第141号)では，第5章「健康及び安全」の中で「食育の推進」を位置づけ，施設長の責任のもと，保育士，調理員，栄養士，看護師など全職員が協力し，各保育所の創意工夫のもとに食育を推進していくことを求めている.
>
> また，「保育所保育指針」と同時に策定された「保育所における質の向上のためのアクションプログラム」において，「子どもの健康及び安全の確保」が掲げられている.

一方，保育所の食事の提供の形態は，自所調理が中心であるものの，外部委託や外部搬入など，多様化してきている．こうした現状を踏まえ，厚生労働省においては，子どもの健康と安全の向上に資する観点から，保育所職員，保育所の施設長や行政の担当者など，保育所の食事の運営に関わる幅広い方々が，保育所における食事をより豊かなものにしていくための参考となるよう「保育所における食事の提供ガイドライン」(2012(平成24)年3月)を作成した.

②「保育所における食事の提供ガイドライン」に基づく，評価のポイント.

1. 保育所の理念，目指す子どもの姿に基づいた「食育の計画」を策定しているか.
2. 調理員や栄養士の役割が明確になっているか.
3. 乳幼児期の発育・発達に応じた食事提供になっているか.
4. 子どもの生活や心身の状況に合わせて食事が提供されているか.
5. 子どもの食事環境や食事の提供方法が適切か.
6. 保育所の日常生活において「食」を感じる環境が整っているか.
7. 食育の活動や行事について，配慮されているか.
8. 食を通じた保護者への支援がなされているか.
9. 地域の保護者に対して，食育に関する支援ができているか.
10. 保育所との関係機関との連携が取れているか

ⓒ 農林水産省の食育ガイド

農林水産省では，2019(平成31)年1月に「できることから始めよう」として，「食育ガイド」を改訂している．「『食べることは生きること』現

■食育を推進する社会環境づくり

・環境が人をつくる.
・近年の食環境は子どものこころやからだの発育，発達のために望ましいものであるだろうか？
・いき過ぎた食の洋風化傾向，簡便化傾向，生活習慣の乱れによる欠食，孤食，偏食，栄養素摂取の偏り，生活習慣病の増加などのひずみ現象がみられる.
・健康的な食習慣をしっかりつくり上げたい．食が変われば病気・寿命・健康度・医療費が変わる．栄養・食生活改善への期待は大きい　食の大切さを考えて食事しよう.

■問われる，生活の質

子どもたちの毎日の生活の場は，豊かな人間性，生きる力，基本的生活習慣を育む場であり，生活の質をいかに高めるかが問われている．食の改善は健全な子どもの食習慣，食事行動の発達，こころや情緒面，社会性の発達などへの影響がきわめて大きいものがある．日常の生活を通じて健全な生活習慣，食習慣，健康習慣の基礎が身につくような食環境を用意してあげたい.

在をいきいきと生き，生涯にわたって心も体も健康で，質の高い生活を送るために食べることを少し考えてみませんか？」の問いかけに始まっている．

内容は，「生涯にわたる食の営み」「食べる」「生産から食卓まで」「災害への備え」「まとめ」の5項目から構成されている．

また，農林水産省の食育ガイドでは，「食育で育てたい食べる力」として，図1を作成し食育の啓発指導にあたっている．

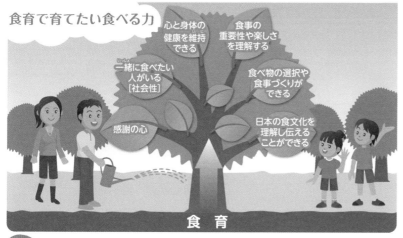

図1　食育で育てたい食べる力

（農林水産省：食育ガイド．平成31年1月）

D 健康な食事の基準と栄養バランス

1）健康な食事

厚生労働省は，2014（平成26）年10月に「日本人の健康を支える「健康な食事」のあり方に関する検討会」の報告を公表した．そのおもな内容は，2015（平成27）年9月に「健康な食事」の普及について（健発0909第3号）および「生活習慣病予防その他の健康増進を目的として提供する食事の目安の普及について」（健発0909第6号）が発出され，実施に移された．

そのおもな内容は，日本人の平均寿命が延伸し，世界でも高い水準を示している要因には，日本人の食事が一助になっていると考えられる．また，日本の食事の特徴は，気候と地形の多様性に恵まれ，旬の食べ物や地域産物といった多様な食べ物を組み合わせて，調理して，おいしく食べることで，バランスのとれた食事をとってきたことにある．

こうした特徴を生かし，日本人の長寿を支える「健康な食事」について，国民や社会の理解を深め，取り組みやすい環境の整備が重要であることから，2013（平成25）年6月から「健康な食事」のあり方に関する検討を重ね，2014（平成26）年10月に検討会報告書としてとりまとめられたところである．「健康な食事」は，健康や栄養バランス，おいしさや楽しみから，食料生産・流通・食文化まで，様々な要因から構成されてい

●食育「家族の日」「家族の週間」

内閣府は，平成19年度から11月の第3日曜日を「家族の日」，その前後1週間を「家族の週間」と定め，関係省庁，地方公共団体，関係団体が連携して「生命を次の世代に伝えていることや，子育てを支える家族と地域の大切さ」を呼びかけ，活動を展開している．

第5章　食育の基本と内容

る．こうしたことを踏まえ，2015(平成27)年，「健康な食事」に関する考え方を整理したリーフレット(図2)を作成したので，今後，食生活改善に関する施策の推進の参考にされたい．

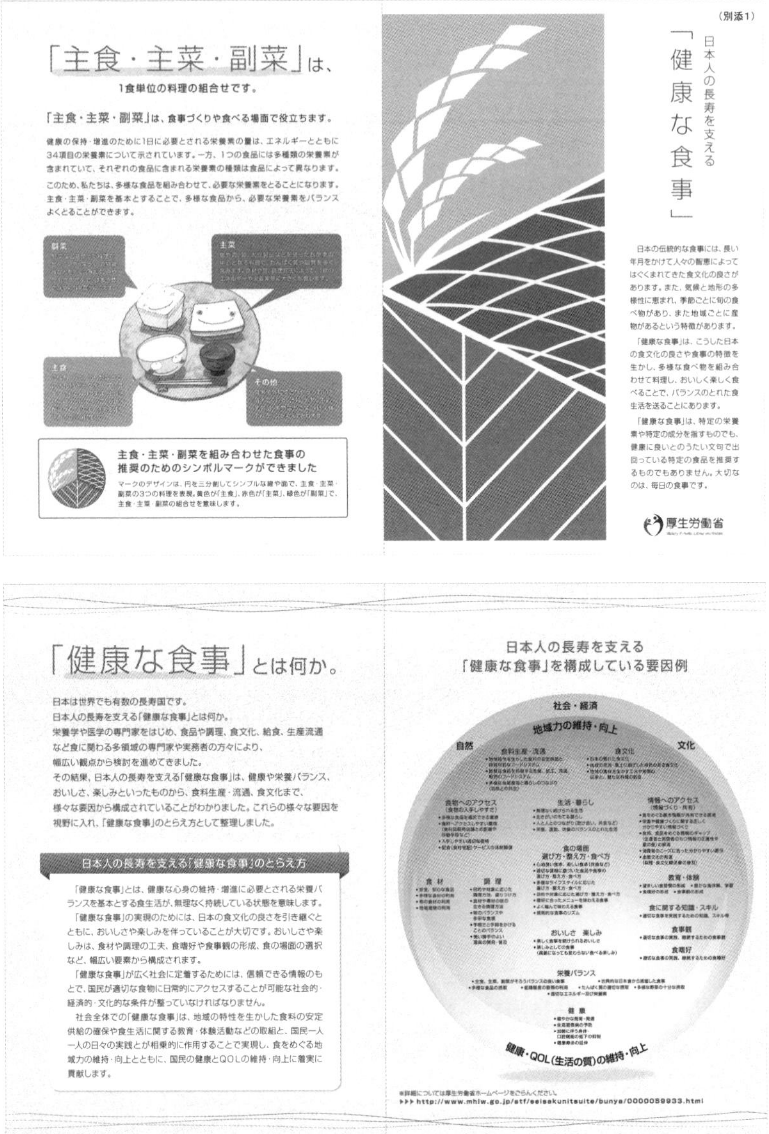

図2 「健康な食事」リーフレット

(厚生労働省：日本人の長寿を支える「健康な食事」のあり方に関する検討会, 2015)

(藤澤良知)

●演習問題

①食育とは何か，なぜ食育が重要視される時代となったか調べてみよう．

②最近の幼児の食生活をみて，気になることをあげてみよう．

③発育期の子どもにとって，栄養バランスはなぜ大切かを考えてみよう．

2 食育の内容と計画および評価

A 食育の展開

1) 食育実践活動の進め方

保育所における食育の推進過程を PDCA サイクルで示すことができる．Plan（目標・計画設定）→Do（実施・運用）→Check（点検・評価）→Action（見直し・改善）の循環過程に沿って進め，改善を図る．

また，「健康な食事」とは，健康な心身の維持・増進に必要とされる栄養バランスを基本とする食生活が，無理なく持続している状態を意味しており，その実現においては，主食・主菜・副菜を組み合わせて食べることが重要であるとしている．しかしながら，若い世代を中心にこれらのそろう食事がとられていない状況が見受けられる．

2) 食事バランスガイド

第 1 章-2-ⓒ-ⓓ「食事バランスガイド」および図 17 を参照．

生活習慣や食生活が変われば，健康度・病気・寿命に変化が現れ，さらには医療費も減少し，生命の価値観が変わる．まさに「食は命なり」である．幼児期からの健全な食習慣育成や学校給食の重要性を再確認していきたい．

3) 持続可能な健康な食事

2019（平成 31）年 1 月に，イギリスの医学雑誌「THE LANCET（ランセット）」において「持続可能なフードシステムの視点からみた健康的な食事（Healthy Diets From Sustainable Food Systems）」という報告書が発表された[*1]．

この報告書では，2050 年に 100 億人に達する世界人口を誰一人残さず，食事，健康，環境が Win-Win となるフードシステム，つまり，食事がもたらす「健康への貢献」と「地域環境への負担」の両方のバランスがとれる栄養と食事のあり方が提案されたのである．

具体的には，環境負荷の大きい肉類と，砂糖の摂取を控え，栄養素の含有量が豊富な果物類，野菜類，豆類の増加と，牛乳・乳製品の適度な摂取を勧めている．

🍑 **PDCA サイクルを活用した食育実践活動**

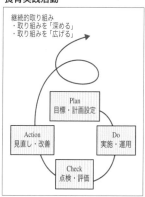

🍑 **食育は知育・徳育・体育の基礎**

食育基本法では，食育は，生きるうえでの基本であって，知育・徳育・体育の基礎となるべきものとして位置づけている．そして，さまざまな経験を通じて，食に関する知識と，食を選択する力を習得し，健全な食生活を実践することのできる人間を育てる食育を推進するとしている．

＊1 Willett W, et al. Food in the Anthropocene：the EAT-Lancet Commission on healthy diets from sustainable food systems. Lancet. 2019；**393**：447-492.

内閣府の食育推進標語の例
内閣府では，食育を国民運動として推進するため，次の標語（例）を選定し，食育の活性化に努めている．
①いただきます，みんなで食べたらおいしいね
②食のこと，もっと知りたい，学びたい
③朝食は，今日が始まる，出発点
④健康は，日々の食事の積み重ね
⑤伝えよう，食べる喜び，大切さ
⑥語り合おう，その日の出来事食卓で

食育基本法に示す7つの基本的施策
①家庭における食育の推進
②学校，保育所等における食育の推進
③地域における食生活の改善のための取り組みの推進
④食育推進運動の展開
⑤生産者と消費者との交流の推進，環境と調和のとれた農林漁業の活性化
⑥食文化の継承のための活動の支援等
⑦食品の安全性，栄養その他食生活に関する調査，研究，情報の提供及び推進

B 保育所の食育実践活動

1) 食環境が人をつくる

よく環境が人をつくるといわれるが，いつの時代でも環境の変化の影響を受けやすいのは子どもたちである．最近の食環境は，豊かな食物，多彩な加工食品に囲まれ，感覚的には豊かさと満足感を与えてくれる．しかし，そのなかにあって，子どもたちは果たして幸せか，こころやからだはすくすく育っているであろうかと考えると，いささか危惧の念を禁じ得ないものがある．現代の食生活は，みかけ上の豊かさとは別に大切なものを失いかけているように感ずるのは，単なる杞憂であろうか？

最近の食生活は行き過ぎた食の洋風化傾向，簡便化傾向，生活習慣の乱れによる欠食，孤食，偏食，栄養素摂取の偏り，などによる生活習慣病の増加などの現象は現代の食生活のひずみといってよいであろう．

2) 体験的食育の勧め

子どもたちの生活体験，自然体験等の国際比較調査等をみると，日本の子どもは，生活体験，自然体験，家事体験，調理体験などが外国に比べて少ないといわれている．学齢児期には生活体験，自然体験，家事体験の実施率の高いほど正義感，道徳観が身につくことが，調査研究の成果として，明らかにされている．また，自然体験をする機会の多いほど，子どもたちの自律性，積極性，協調性が身についている子どもが多いなどの調査研究報告がみられる．小児期から自然体験，生活体験などを推進できる生活環境づくりを推進したいものである．

C 保育所から家庭へのアプローチ

1) 保育所と家庭の連携

保育に占める保育所や幼保連携型認定こども園などの役割はきわめて大きいものがある．しかし子育ての成果をあげるためには，家庭との連携が必要になる．

最近，家庭における保育力・養育力の低下が指摘されている．これは個々の保護者だけの問題だけではなく，保護者や子どもを取り巻く地域や社会全体で，親子の学びや育ちを支える環境が崩れていることが原因といえるだろう．また，職場や仕事優先の風潮が広がり，子育てについての精神的，時間的ゆとりの確保が難しい雇用環境もその背景として指摘されている．それだけに，保育所の食を家庭につなげる取り組みが求められている．

2) 早寝早起き朝ごはんの習慣化

子どもたちの健康は，リズムのある生活活動や食事内容の影響を大きく受けることになる．われわれの生体リズムや食事の摂取は，生命活動

や心身の健康に大きな影響を与えている．なかでも朝食は1日のスタートとして大切である．われわれの生活はテレビの普及などから夜型社会となり，遅寝遅起き型のライフスタイルが睡眠不足や朝食の欠食などの基本的生活習慣の乱れを引き起こしている．早寝早起き朝ごはんの習慣化は，家庭の保護者の努力にかかっている．

3) 保育所給食を家庭・地域につなげる ● ● ● ● ● ● ● ● ● ●

保育所給食の実施にあたっては，当然保護者・家庭と地域との関係が密接であり，相互に連携を図ることが大切である．保育所では保護者に対し，子どもの食についての関心と理解を深め，健全な食習慣の基礎の育成を目指した対応をしたい．

Ⓓ 保育所における食事提供ガイドラインの概要

第5章-1-Ⓑ-4)保育所における食事提供ガイドラインの概要を参照．

（藤澤良知）

● 演習問題

①あなたが保育所などで食育を進めるとしたらどんなことを取り上げるか，考えてみよう．

②子どもの早寝早起きの習慣化のためには，どのようなことをすればよいだろうか．

● 朝食の効用

朝食は基礎代謝を高め，体温や血圧を上げる．また，ぶどう糖の供給で脳の働きを助け，学習能力も高まる．早寝早起きしてからだを動かすことにより，からだも目覚め，食欲も出て朝食もおいしくとれるようになる．

● 家庭・地域への連携策

・給食だよりの発刊：給食の献立紹介，つくり方の紹介，食に関する一口メモなど
・親子料理教室の開催
・母の会，保護者会などの開催
・子どもの食に関する座談会，講演会など
・家庭への訪問指導：病気，アレルギー，ひどい偏食，集団生活になじまないといった課題のある子どもの家庭に対する訪問指導・相談・援助
・保育所の調理室での保護者に対する給食献立の実習
・保育所給食に対する希望調査・アンケート調査

3 食育のための環境

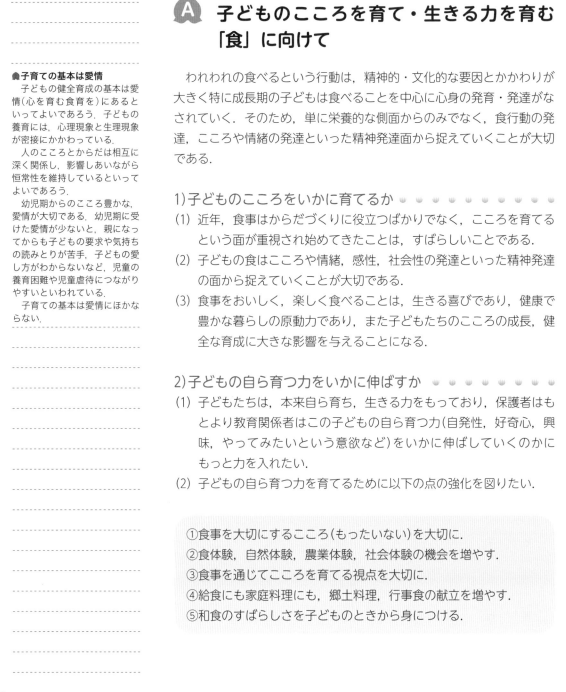 A 子どものこころを育て・生きる力を育む「食」に向けて

われわれの食べるという行動は，精神的・文化的な要因とかかわりが大きく特に成長期の子どもは食べることを中心に心身の発育・発達がなされていく．そのため，単に栄養的な側面からのみでなく，食行動の発達，こころや情緒の発達といった精神発達面から捉えていくことが大切である．

1) 子どものこころをいかに育てるか

(1) 近年，食事はからだづくりに役立つばかりでなく，こころを育てるという面が重視され始めてきたことは，すばらしいことである．

(2) 子どもの食はこころや情緒，感性，社会性の発達といった精神発達の面から捉えていくことが大切である．

(3) 食事をおいしく，楽しく食べることは，生きる喜びであり，健康で豊かな暮らしの原動力であり，また子どもたちのこころの成長，健全な育成に大きな影響を与えることになる．

2) 子どもの自ら育つ力をいかに伸ばすか

(1) 子どもたちは，本来自ら育ち，生きる力をもっており，保護者はもとより教育関係者はこの子どもの自ら育つ力(自発性，好奇心，興味，やってみたいという意欲など)をいかに伸ばしていくのかにもっと力を入れたい．

(2) 子どもの自ら育つ力を育てるために以下の点の強化を図りたい．

①食事を大切にするこころ(もったいない)を大切に．
②食体験，自然体験，農業体験，社会体験の機会を増やす．
③食事を通じてこころを育てる視点を大切に．
④給食にも家庭料理にも，郷土料理，行事食の献立を増やす．
⑤和食のすばらしさを子どものときから身につける．

● 子育ての基本は愛情

子どもの健全育成の基本は愛情(心を育む食育を)にあるといってよいであろう．子どもの養育には，心理現象と生理現象が密接にかかわっている．

人のこころとからだは相互に深く関係し，影響しあいながら恒常性を維持しているといってよいであろう．

幼児期からのこころ豊かな，愛情が大切である．幼児期に受けた愛情が少ないと，親になってからも子どもの要求や気持ちの読みとりが苦手，子どもの愛し方がわからないなど，児童の養育困難や児童虐待につながりやすいといわれている．

子育ての基本は愛情にほかならない．

3）「教える・育つ・育てる」のバランスを

子どもたちに対する食事には，秘められた潜在能力，可能性をいかに育てるかという目的がある．「教える・育つ・育てる」のバランスのとれた食事にしっかり取り組みたい．

> (1) 幼少における「教える」ということばの中には，「育つ・育てる」という重要な意味が含まれている．大切なことは子どもの育つ力（自発性，好奇心，興味，やってみたいという意欲）をいかに伸ばすか，そのための体験学習が大切である．
>
> (2) 子どもは本来，自ら育ち，生きる力をもっている．保護者や保育者，給食関係者には，子どもたちのこの自ら育つ力を，どのように支え伸ばしていくかが求められている．
>
> (3) 食は，精神的・文化的な要因とのかかわりが大きく，食行動の発達，心や情緒，社会性の発達といった精神発達の側面から捉えていくことが大切である．
>
> (4) 調理した食物を食事としていかにおいしく食べるのかという食事のマナーには，精神的・文化的な側面だけでなく，食事を通して人と人とのコミュニケーションを深め，結びつきを強くするといった社会的機能が備わっている．こうした社会的機能も大切にしたい．

Ⓑ 学校給食の食に関する指導の手引き（第二次改訂版）

1）食に関する指導の手引き

文部科学省では，2019（平成31）年3月に学校における食育の必要性，食に関する指導の目標，全体計画ならびに基本的な考え方や指導方法，食育の評価について示した「食に関する指導の手引き（第二次改訂版）を発表した．「食に関する指導の手引き」は2007（平成19）年に初版が発表され，今回は2010（平成22）年の第一次改訂版に続くものである．

2）第二次改訂版の4つの改訂ポイント

今回の改訂は第3次食育推進基本計画，学習指導要綱の改訂，幼児教育3法令（幼稚園教育要領，幼保連携型認定こども園教育保育要領，保育所保育指針）の改訂などを踏まえ，社会の大きな変化に伴う子どもの食を取り巻く状況の変化に対応したものである．以下にその改訂のポイントを記す．

(1) 食に関する資質・能力を踏まえた指導の目標の明示

現代的な諸課題に対応して求められる食に関する資質，能力や学習指導要領における食育の位置づけ，食に関する指導の目標を明示し，家庭，地域学校相互間との連携の必要性を記している．

(2) 「食に関する指導に係る全体計画」の作成の必要性と手順・内容

学校の「食に関する指導の目標」に基づいた食に関する指導に係る全体計画の作成の必要性と，全体計画作成の手順及び内容を記載している．

(3) 食に関する指導の内容の三体系と栄養教諭の役割

学校における食の指導に関して「教科書の時間における食に関する指導」「給食の時間における食に関する指導」「個別的な相談指導」の三体系を記載し，各指導における栄養教諭の役割を記している．

(4) 食育の推進に対する評価の充実

成果指標（アウトカム）と活動指標（アウトプット）の両方を設定し，総合的な評価につなげる食育の評価の基本的な考え方と実践方法を示し，評価からの改善までの記載を充実させている．

3) 学校における食育の推進・給食の充実 ● ● ● ● ● ●

近年，偏った栄養摂取，朝食の欠食など食生活の乱れや肥満・痩身（やせ）傾向など，子どもたちの健康を取り巻く問題が深刻化している．また，食を通じて地域などを理解することや，食文化の継承を図ること，自然の恵みや勤労の大切さなどを理解することも重要である．

こうした現状を踏まえ，2005（平成17）年に食育基本法が，2006（平成18）年に食育推進基本計画が制定され，子どもたちが食に関する正しい知識と望ましい食習慣を身につけることができるよう，学校においても積極的に食育に取り組んでいることが重要となっている．

文部科学省では，栄養教諭制度の円満な実施をはじめとした食に関する指導の充実に取り組み，また，学校における食育の生きた教材となる学校給食の充実を図るため，より一層の地場産物の活用や米飯給食の充実を進めている．

4) 文部科学省の「つながる食育推進事業」 ● ● ● ● ● ●

文部科学省では，2017（平成29）年度に「つながる食育推進事業」を実施した．これは，栄養教諭が中心となり，学校においてより実践的な食育を行うこととし，保護者にも参画してもらい家庭における望ましい食生活の継続的な実践につながる食育の実践モデルの構築を目的としたものである．具体的には公募により17校をモデル校に指定し，各校において栄養教諭を中心に，家庭，地域の生産者や関係機関・団体と連携した実践的な取り組みを行った．

取り組みの内容としては，「外部の専門家や生産者等の協力による栽

表1　子育てを担う世代へのメッセージ

①食事はバランスよく，親子で楽しく
　・主食・主菜・副菜を彩りよく組み合わせて，楽しい食卓を演出．
②朝食は欠かさず
　・「お手軽バランス朝食のすすめ」主食，主菜，副菜を食卓に．
　・朝食で副菜を食べないときは，昼食と夕食，または間食で補いましょう．
③目指せ野菜大好き
　・野菜を積極的にとり，いろいろな野菜の味覚を知りましょう．
　・外食では野菜が不足がちになります．意識して野菜料理を1品加えましょう．
　・生野菜だけでなく，加熱した野菜も取り入れましょう．

（厚生労働省，農林水産省：フードガイド（仮称）検討会報告書，2005より引用改変）

培や調理などの体験活動」，保護者を対象とした「食に関する豆知識やレシピ等の情報提供」などが行われ，その成果として「児童生徒の食に関する意識関心の高まり」「肥満・痩身傾向児の出現率の低下」「生活リズムの改善」などがみられた．

5）児童中心の食育実践の計画

よく食事（給食）は生きた食育の教材であるといわれる．友だちと一緒に食事をとることによって，食事の楽しさ，食への関心，食事づくりへの関心，そして健康的な食べ方など，教育的効果をあげることができる．このように，学校の食事（給食）の場は，生きた教材として食の指導を行うだけでなく，食事のマナーなどを学ぶ場としても活用したい．

　子どもの食育における保護者，教育関係者の役割

幼児期・学童期は健全な心身と豊かな人間性を育む基礎づくりの時期である．したがってその食育の推進にあたっては，父母その他の保護者や教育，保育に携わる関係者の意識向上を図るとともに，相互の連携のもと，家庭，学校，保育所，地域社会などそれぞれの場で子どもたちが楽しく食について学ぶことのできる環境づくりを進めることが重要である．とくに食にまつわる感謝の念や理解，食品の安全知識，社会人として身につけるべき食事マナーなど，食に関する基礎知識の習得に配慮したい．

2005（平成17）年に厚生労働省，農林水産省により「フードガイド」の検討を経て「食事バランスガイド」が策定された（第1章-2-Ⓒ-ⓓ「食事バランスガイド」参照）．そこでは，子育てを担う世代へのメッセージが表1のように示されている．

（藤澤良知）

●演習問題

①保育所保育指針では，食育についてどのように規定されているか調べてみよう．

②小学校の総合学習では，食育としてどんなことが取り上げられているか調べてみよう．

♠食育実践の計画例
①食事回数の適正化：1日3食を規則的に，欠食は避ける．
②摂食時刻・時間帯の適正化：食事はリズムにのせて，夜食は避ける．
③朝食をとり，血糖値を上げることで，1日のリズムがつくりやすくなる．
④食事のとり方：ゆっくりよく噛んで食べる．
⑤摂食環境の整備：食事は楽しく・家族や友だちとそろって．

♠子どもの食育における保護者，教育関係者の役割
食育基本法第5条では，「食育は，父母その他の保護者にあっては，家庭が食育において重要な役割を有していることを認識するとともに，子どもの教育，保育等を行う者にあっては，教育，保育等における食育の重要性を十分自覚し，積極的に子どもの食育の推進に関する活動に取り組むこととなるよう，行われなければならない」と規定している．

4 地域の関係機関や職員間の連携

A 保育所職員の研修と各職員間の連携

　子どもの全人的な育ちを支援する保育のため，保育所長のもと，保育士をはじめ栄養士，看護師，調理員などの専門職種が，それぞれの専門性を活かし，連携して質の高い保育を進めたい．

　そのためには，それぞれの立場・職種での専門研修制度の充実が必要である．保育に占める科学的研究の推進は，保育の質を高めるためにきわめて重要である．

🍑保育科学研究所
　日本保育協会に附置され，保育所職員のための生涯学習事業，セミナー，保育実践研究の募集，発表会，研究所だより，研究紀要の発刊などの事業を展開している．

B 地域の関係機関との連携

1) 地域の子育て支援の関係機関

　地域における子育て支援の関係機関としては，保健所，地域子育て支援センター，保健センター，児童館，子育てサークル，食生活に関するNPO，学校，児童養護施設などがある．日ごろの業務を通じて連携を密にするとともに，保護者間の連携を図ることも大切である．

2) 保育所・小学校などの教育機関

　地域の教育力の低下は，個人主義の浸透で他人の関与を歓迎しない，地域が安全でなくなり子どもが他人と交流することに抵抗感がある，近所の人々との交流の不足，居住地に対する親近感・連帯感の希薄化などがその理由としてあげられている．保育所は小学校などと連携し，地域ぐるみで子どもの健全育成の立場に立ち，食のあり方を考えたい．

3) 保健所などの医療・保健関係機関

　保育所や幼保連携型認定こども園などに在園する発育期の乳幼児は，健康面の問題を抱えていることが少なくない．保健所や病院，診療所などの保健，医療機関との連携を密にして，緊急時の対応，日常の子どもの健康管理の徹底を図りたい．

C 家庭（保護者）や地域との連携の重要性

　厚生労働省母子保健課は，2010（平成 22）年に「児童福祉施設における

食事の提供ガイド」をとりまとめている．保育所を中心におもな留意点をあげる．

①食事の提供および栄養管理は，子どもの健やかな発育・発達の根幹であり，施設長をはじめとする全職員の理解と連携が必要である．

②子どもにとっては，1回ごとの食事が学習の場であり，食事を通じた体験が栄養教育（食育）につながる．食事の提供と食育を一体的に取り扱う栄養管理を行う．

③保育所から家庭へ食に関する情報発信を行うほか，家庭からの相談への対応，家庭との連携，地域や関係機関との連携を深めながら，家庭に対し食を通じた支援を行う．

④子育てにおいて，食に関する不安・心配は多い．地域の子育て家庭に対し，不安を軽減するために食生活に関する相談，助言・支援を行う．

図1は子どもの健やかな発育・発達を目指した食事・食生活支援の概念図である．

（藤澤良知）

●演習問題
　①保育関係の専門職種の研修制度はなぜ必要か．
　②保育所などの施設と家庭，地域の連携のあり方について考えてみよう．

🍀家庭，保育所等における健全な食習慣の確立等のための取り組みの推進

（厚生労働省健康局長通知，健発第 0715002 号通知，平成 17 年 7 月 15 日）

①家庭における健全な食習慣の確立及び食品の安全性に関する正しい知識の普及をはかること．

②市町村保健センター及び医療機関での健康診査等の機会を通じて，妊産婦及び乳幼児に対し，一人ひとりの健康状態や子どもの発達段階に応じた栄養指導の充実をはかること．

③保育所において，保育計画に連動した組織的・発展的な「食育の計画」の策定等が推進されるよう支援を行うとともに，地域と連携しつつ，在宅の子育て家庭からの乳幼児の食に関する相談，情報提供等の取り組みの促進をはかること．

🍀家族の絆

内閣府の 2006（平成 18）年「少子化対策と家族・地域の絆に関する意識調査」によれば，同居家族間で大切にしていることは，家族一緒の食事，家族の団らん，あいさつ，悩み事相談，誕生日を祝う，家事分担などであった．

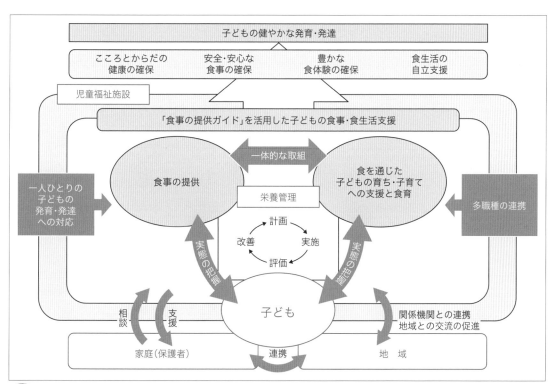

図1　子どもの健やかな発育・発達を目指した食事・食生活支援

（厚生労働省母子保健課：児童福祉施設における食事の提供ガイド—児童福祉施設における食事の提供及び栄養管理に関する研究会報告書．2010）

5 食生活指導および食を通した保護者への支援

A 体験的な食育のすすめ

1)もっと自然体験，生活体験を

　幼稚園教育要領解説のなかでは，食べることは健康なこころとからだに欠くことのできないものであり，生涯にわたって健康な生活を送るためには望ましい食習慣の形成に欠かせないとされている．幼児期には，いうまでもなく食べる喜びや楽しさ，食べ物への興味や関心を通して，幼児自ら進んで食べようとする気持ちが育つようにすることが重要である．

　幼児が食べる喜びや楽しさを感じられるようにするには，幼稚園での様々な機会を通して，幼児がみんなで食べるとおいしいという体験を積みかさねていくことが大切である．

2)栽培給食(自家菜園)のすすめ

　最近，保育所などでの栽培給食(自家菜園)による農作物の生育体験，および地産地消が増えてきたのはよい傾向といえる．子どもの健全育成のためには，子どもが作物の成長の観察や動物などの飼育・成育を通して，自然や社会とのかかわりのなかで感動，驚き，あるいは挫折や克服といったさまざまな体験を積み重ねながら，たくましく，「生きる力」を支えるこころとからだを育んでいく環境を整えることが大切である．

　菜園計画では，なす，きゅうり，トマトなどを育て，水をやる，草を取る，肥料をやる，収穫するといった体験，そして自分でつくった野菜が食卓にのぼる喜びを体験させることは，豊かな感性を育むとともに，生命の尊さや食物の大切さを実感させることにつながるものである．

3)食事はそろって楽しく

　近年，子どもの1人食べ，家族バラバラの食事など，いわゆる孤食が増加している．孤食では食欲が落ちるため，偏食につながりやすく栄養バランスが崩れやすい．その結果，精神的に不安定になり，こころが健全に育ちにくくなる．家族そろって楽しく食卓を囲み，そこから食生活の知識や食事づくりにおける家族の役割などを学びとるようにしたい．

🍑地産地消
　地域で生産された食材をその地域で消費すること．食と農の距離が短縮されることで，生産者と消費者が顔を合わせて話ができる．輸送に伴う経費や環境負荷(二酸化炭素などによる地球環境の温暖化)が軽減されるというメリットがある．

🍑野菜好きな子どもに
　野菜は日本人に不足しがちなビタミン，無機質(ミネラル)，食物繊維などを豊富に含み，しかも低カロリーで，まさに生活習慣病予防の立役者である．野菜好きの子どもに育てたい．

Ⓑ 保護者への食生活指導

1) 望まれる家庭での生活習慣

　子どもの健康的な食習慣を育成するには，保護者との連携が大切である．2002(平成14)年の中央教育審議会答申「子どもの体力向上のための総合的施策について」では，家庭で子どもの生活習慣のきまりをつくる際の留意事項があげられている．おもに①栄養のバランスのとれた食事，②朝食をしっかり，③家族一緒に楽しく食事，④早寝早起き，⑤体操や散歩など毎日規則的な運動，といったことが勧められている．

2) 早寝早起き朝ごはんの習慣化
ⓐ摂食のタイミング(1日3食規則正しく)

　1日3食，いつもほぼ同時刻に食事をとっているといつの間にかリズムとして定着し，その時刻が来ると消化液の分泌，腸の蠕動運動などの摂食準備が整ってきて，食物の消化吸収，栄養素の利用がよくなり，さらに食物の吸収後もインスリンの分泌が高まり，エネルギー効率を高めるなど健康の保持増進によい影響を与える．

ⓑ最近の子どもたちの食の乱れ

　最近の私たちの食生活は，飽食という言葉に表徴されるように，一見豊かにみえるが，食品選択の知識の不足もあって，食品や栄養素の摂取が偏り，それに生活リズムの乱れが重なって，子どもたちの欠食，孤食，偏食傾向などひずみ現象がみられるようになった．欠食，孤食と生活リズムの乱れの関係はきわめて密接である．食事を3食規則的にとることによって，生活リズムを健康的に規律化させたい．

　日本保育協会の，2012(平成24)年「保育所における食育に関する調査研究」によれば，早寝の子どもは早起き(自律起床が多い)であり，朝食を家族そろって食べ，家族団らんを楽しみ，家族の絆を深めていることが明らかにされている．

3) 子どものための台所教育

　幼児が家事や調理の手伝いに興味をもつようになると，魚や野菜料理を食べる回数や量が増え，栄養のバランスがよくなり，親子のふれあいが高まるということが調査研究結果などで明らかにされている．

　調理保育は，子どもの将来の豊かな食生活に向けて，食品の選び方，料理の仕方，楽しい食事などを通して，好ましい食のあり方を学ぶ食育の一環である．保育所などの施設ではもとより家庭でも，はしや食器を並べる，食材に触れてみる，料理をつくる，料理を運ぶ，食卓を拭く，花を飾るといった調理の手伝い・準備は，幼児のうちから体験させたい．

　調理保育の目的は，食事への関心を高める，偏食をなくす，他人への思いやりを深める，食べ物の大切さを知る，食事づくりに興味をもつ，

♣「生きる力」中央教育審議会答申から

　文部科学省の中央教育審議会は，1998(平成10)年に，「幼児期からの心の教育の在り方について」答申を行った．そのなかで，次世代を担う子どもたちが夢や目標をもち，創造的で活力に満ちた国や社会づくりに取り組めるようになるためには，「生きる力」を身につけるための取り組みを進めるとともに，正義感，倫理観や思いやりのこころなど，豊かな人間性を育みこころを育てる教育が大切であると述べている．このような時代背景を踏まえ，子どものこころを育てるための，保育所および家庭における，子どもに対する食の面からのアプローチのあり方を真剣に考えたい．

♣キッズ・イン・ザ・キッチン (kids in the kitchen：子どもを台所へ)

　東京ガスでは1992(平成4)年から，子どもの「食の自立」と「五感の育成」を目指し，キッズ・イン・ザ・キッチンと称した料理教室などの食育活動を行っている．

♣和食の大切さを幼児期から (和食は世界一の健康食)

　日本は平均寿命・健康寿命とも世界のトップレベルであるが，それには和食の素晴らしさが大きく影響している．米を主食とし，魚介類，野菜類，大豆・大豆製品などの多様な食品を，主食，主菜，副菜として組み合わせてとることのできる和食は，バランスのとれた健康食として世界的に注目されている．2013(平成25)年12月に「和食：日本人の伝統的な食文化」がUNESCO(国際連合教育科学文化機関)の無形文化遺産に登録された．

といったことである.

C 幼児期からのこころの教育の重要性

1)子育ての基本は愛情（こころを育てる食育を）● ● ● ● ● ● ● ●

子どもの養育では，心理現象と生理現象が密接にかかわっている．人のこころとからだは相互に深く関係し，影響し合いながら恒常性を維持している．幼児期からのこころ豊かな，愛情をこめた保育・養育が大切である.

乳幼児期に受ける愛情が少ないと，親になってからも子どもの要求や気持ちの読み取りが苦手，子どもの愛し方がわからないなど，育児困難や児童虐待につながりやすいといわれている. 子育ての基本は愛情である.

幼児期の食育にあたっては，子どものこころや人間性をいかに育てるかを考えた，いわば「子どものこころを育てる食育」の推進が必要である.

2)子どものこころを育てる行事食・郷土食 ● ● ● ● ● ● ● ●

行事食とは，正月，ひな祭り，子どもの日，七夕祭り，お月見などの年間の行事と，毎月保育所などの施設で行われている誕生日会などで供される食事を指す．時代とともに行事も料理もかなり形を変え，簡略化されてきている．また，行事食は各地方でさまざまな風習があるが，よい風習を楽しみとともに子どもたちに伝えていきたい.

また，郷土料理などの伝統的な食文化を取り入れた献立を用いて，食に関する指導を行ううえでの教材として給食を活用したい．行事食・郷土食を尊重することは，幼児の健全かつこころ豊かな成長に必ず役立つだろう.

3)食べものを大切に ● ● ● ● ● ● ● ● ●

食料資源の乏しいわが国の食料自給率は，2018(平成30)年度食料需給表によるとエネルギー比で37%，また穀物自給率は2018(平成30)年度で28%と先進国で最低である．多くの食料を輸入している一方，食品のロス率は「食品ロス統計調査」(農林水産省)によると減少傾向にあるものの，2014(平成26)年度で3.7%に及ぶ.

食べ物を大切にするこころ，「もったいない」のこころを身につけさせたい．国際連合食糧農業機関(FAO)等の2019年統計によると，世界の栄養不足人口は6.9億人とされており，人道的にも食べ物を大切にするこころは重要である.

D 「食」の精神的・文化的・社会的意義

人間の食行動の特性は何か．私たちの食べるという行動は，精神的・文化的・社会的な要因とのかかわりが大きい．とくに子どもは，食べることを中心に心身の発育・発達が進んでいく．したがって単に栄養面か

188

らだけでなく，発達面からも食行動をとらえていくことが重要である．

　また，食物を調理しおいしく食べることや，食事のマナーなどは精神的・文化的な営みといえ，動物の摂取行動と人間の食事とを分ける決定的な相違点である．人間の食事は家族や友人との共食が普通であり，コミュニケーションを深め結びつきを強める機能があるが，これはまさに食の社会的機能である．

（藤澤良知）

●演習問題

①自然体験，調理体験，生活体験の大切さを考えてみよう．
②子どものこころを育てるための食のあり方を考えてみよう．

6 子どもの貧困

A ひとり親世帯の子どもの貧困

1) 貧困率とは

貧困率とは，所得が低い経済的に貧しい状態にある世帯の割合を示す指標である．貧困率には所得が国の所得分布の中央値の半分に満たない人の割合を示す相対的貧困率と，生存に必要な最低限の収入を得られない人の割合を示す絶対的貧困率の 2 種類がある．

OECD（経済協力開発機構）は，相対的貧困率について，「等価可処分取得の中央値の半分（貧困ライン）に達していない世代の割合」と定義している．

絶対的貧困率は，世界銀行が 1970（昭和 45）年に提唱した概念で，生きていくうえでの最低限必要な衣服費，食費，住居費，医療費，光熱費などを賄えない世帯の割合を示している．世界銀行では，世界貧困ラインの 1 日当たりの 1.90 ドル未満（2015 年 10 月に設定，それ以前は 1.25 ドル未満）で生活している貧困層が 2012（平成 24）年では，8 億 9,600 人，2015（平成 27）年には，約 7 億人に減少すると見込んでいる．これは開発途上国の人口の 12% に相当するとしている．世界的にみると絶対的貧困率は減少傾向にあるが，先進国では貧困層と富裕層の格差が広がっている．

2) 国民生活基礎調査による貧困率の年次推移（図1）

国民生活基礎調査によると，2015（平成 27）年の貧困線は 122 万円（名目値）であった．17 歳以下の子どもの貧困率は改善されたものの 13.9%（7 人に 1 人）に及んでいる．これは OECD 加盟国の平均貧困率は 13.3% を上回り，主要国のなかでは最悪レベルにある．また，子どもがいる現役世帯で大人が 1 人の場合の貧困率は 50.8 で，大人が 2 人いる世帯の貧困率 10.7% と比較すると，格差が著しいことがわかる．

3) 子どもの貧困対策に関する法律・貧困対策大綱

すべての子どもが，保護者の経済状態にかかわりなく将来を切り開いていく社会の実現が求められている．貧困家庭の子どもは，成長した後，自らも経済的に困窮をきたしやすいなど貧困の連鎖が危惧される．

子どもの貧困対策については，2013（平成 25）年 6 月に「子どもの貧困

🍑 食は命なり

「食は命なり」といわれ，栄養改善の効果は，健康増進，生活習慣病の予防，疾病の治癒，回復効果，さらには医療費の削減などの経済効果が期待されている．しかしながら，残念なことに，食生活・栄養改善に携わる人の社会的評価は，十分とはいえないのが現状である．

幸い近年の日本の行政施策をみると，これからの医療においては，これまでの過剰診療，薬剤の多剤併用から，食生活を健康的にコントロールすることで体質改善を図り，生活習慣病を予防することを重要視することになっている．

🍑（参考）社会全体で推進する貧困対策（子供の未来応援国民運動）

子どもの貧困対策の推進を目的に設立された「子供の未来応援国民運動」推進事務局（内閣府，文部科学書，厚生労働省，日本財団）では，うさぎのキャラクターとして有名な「ミッフィー」を手掛けた絵本作家のディック・ブルーナ氏のイラストを採用したポスターを作成し，運動の広報・啓発を進めている．

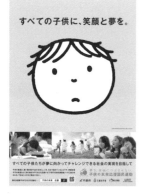

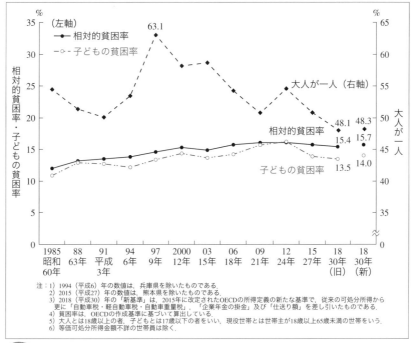

図1　貧困率の年次推移

（厚生労働省：2019年国民生活基礎調査．2019）

対策の推進に関する法律」（2013（平成25）年法律第64号）が成立し，2014（平成26）年1月17日に施行された．本法では，子どもの将来がその生育環境によって左右されることのないよう，貧困状態にある子どもが健やかに育成される環境を整備するとともに，教育の機会均等を図るため，子どもの貧困対策を総合的に推進することを目的としている．

貧困対策大綱では，子どもの貧困に関する基本的な方針をはじめ，子どもの貧困に関する指標，指標の改善に向けた当面の重点施策，子どもの貧困に関する調査研究等および施策の推進体制について定めている．

2016（平成28）年度からスタートした，第3次食育推進基本計画における子どもの貧困対策としては「子どもの貧困対策に関する大綱」に基づく食育の推進，ひとり親家庭の子どもの居場所づくり，子どもの未来応援国民運動による関係NPO等への支援などがうたわれている．

子どもの将来が，生まれ育った環境によって左右されることのないよう，子どもの社会環境，食環境の改善を図りたい．

（藤澤良知）

🔖資料
・厚生労働統計協会：厚生の指標増刊　国民の福祉と介護の動向　2020/2021．2020（令和2）年9月5日発行
・内閣府：平成29年版子供・若者白書．2017（平成29）年9月5日発行

第 **6** 章
家庭および児童福祉施設における栄養と食生活

1 家庭における栄養と食生活

A 保護者の養育力の現状

　核家族化，少子化が進むなかで，身近に子育てに関する相談相手がおらず育児不安を抱いたり，育児に自信がもてない保護者が増えている．不安要因の上位にはしばしば授乳，離乳食・幼児食に関する事項があげられており，「平成27年度乳幼児栄養調査」(厚生労働省)においても，子どもの食事で何らかの困りごとを訴えている者は約8割で，10年ごとに行われる調査のたびごとにこの割合は増えている．こうした現状は，かつては常識とされていた育児や「食」の営みに関する知恵が見失われた結果であり，養育力の低下現象ともとらえられよう．このような状況下で，保護者の「食」に関する困りごとの相談にのり，不安解消に専門的な立場からかかわることができる，保育所の存在は非常に大きい．

B 女性の食意識と家庭における食生活の現状（保護者の意識）

　「平成11年国民栄養調査」(厚生省・当時)によると，20歳代および30歳代の女性の約5割は，適切な食品選択や食事の準備のための必要な知識・技術をもっていないという．約8割は，自分の健康づくりのために，栄養や食事について「よく考える」「時々考える」と回答していたものの，20歳代では4人に1人の割合で「あまり考えない」「まったく考えない」が，30歳代でも9人に1人の割合で観察されている．この調査からかなりの歳月が経過しているが，今日に至っても20〜30歳代の食に関する意識が好転しているように思えない．

　前述の乳幼児栄養調査によると，約33.5%が「離乳食づくりが負担・面倒」と回答していた．保護者の就労，多忙などの理由で離乳食の調整がままならないことは考えられるが，このような意識がベビーフードの使用に走らせ，子どもの成長とともに外食や加工食品の利用へとつながっていくと思われる．

　本調査によれば，保護者が子どもだったころ，調理済み食品やインスタント食品をよく食べたと回答した者のベビーフード使用率が高く，子どもと一緒に外食する頻度が高い．保護者の幼少時の食体験が記憶や生活習慣に刷り込まれ，大人になったときの食の選択行動に影響を及ぼし

ている結果には考えさせられるものがある.

　また，未就学児の朝食の欠食状況はすでに述べたが(第1章-2-Ⓑ-2)朝食の欠食を参照)，保護者の朝食欠食が子どもの欠食に影響を及ぼしていた. 当然ながら未就学児では保護者の日常の食生活状況が子どもの食生活に強く影響を与えており，周囲の大人の食意識や食態度は最良の食育の媒体となることをこころに留めておきたい.

　さらに子どもの「孤食」が心身の健康の面から問題視されていることはすでに述べたが(第4章-4-Ⓒ-3)栄養・食生活における問題を参照)，昨今では家族がそろって食事をとっていても，それぞれが個々に好きな食物をとる「個食」にも注意が必要である. 幼少期から家族と食卓を囲み，同じものを分かち合いながら食べ，食事を通してコミュニケーション力を高めれば，食事をおいしく感じて食欲も旺盛になり，その体験が後の精神発達やこころの安定，生活行動によい影響を与えると考えられている.

現代の「食」の構築手段と問題点

1)外食・調理済み食品への依存

　ベビーフードの年間の個人消費量は把握できないが，その年間生産量は年々伸びており，加えて外食産業の存在も無視できない. 外食産業の市場規模は若干頭打ちではあるが，その規模は大きく，食の外部化率は上昇している.

　昨今では家庭で手づくりの食事をとる「内食（うちしょく）」に対して，「外食（がいしょく）」「中食（なかしょく）」という言葉が使われることがある. 「外食」は専門店やファストフード店，ファミリーレストランなどで食べる場合で，「中食」は家庭で手を加えずにすむ弁当，おにぎり，寿司，調理パン，惣菜などを購入し，家で食べる場合をいう. 「外食」「中食」の利便性が優先されて，これらの手段に頼っている家庭も少なくない.

　その一方で，「食」に関するさまざまな情報が氾濫し，それにとまどう保護者も少なくない. また，「食」に関する知識の希薄さが原因となって，家庭内外で問題を起こすことがある. 外食や調理済み食品を使う場合には，以下の点に留意する.

▶栄養バランス

　一般に外食や調理済み食品は，エネルギーや動物性脂肪に富むが，野菜類・海藻類不足の傾向になりかねない. 主食・主菜・副菜をそろえるという食事の基本パターンを整える.

▶調味

　ベビーフード，幼児用の製品以外は大人の「おいしさ」を基準に調味されているものがほとんどであり，製品の保存期間を考えると，子どもにとって塩味・甘味濃度の高いものが多い.

▶食中毒

　食品工場の衛生管理不備による食中毒発生が後を絶たず，またユッケ

●外食率
　＝外食産業市場規模(円)÷(家計の食料・飲料・煙草支出ー煙草販売額)＋外食産業市場規模)

による食中毒事件は記憶に新しい．料理素材を通した腸管出血性大腸菌，サルモネラ属菌，腸炎ビブリオ，カンピロバクターなどの食中毒の発生件数も増加している．これは外食産業や加工食品の普及で，同じ食品を多数の人々が食べる機会が多くなり，同一原因食品による大型食中毒が多くなったためであろう．

▶ 食の選択

「内食」では嗜好が優先されて「個食」になる可能性が考えられる．家族が一緒にはしを運べる品を考慮して料理を選ぶ．

▶ 食育

外食や調理済み食品を利用する場合には，料理の素材や料理がつくられていく過程がまったくみえない．保護者と一緒の買い物体験，調理体験を通して食事をつくる楽しさや喜び，おいしさを与えたい．これも食育の大きな柱の1つであり，「内食」には家庭でしかできない食育がある．

前述した調査結果をみる限り，今後もベビーフードを含めた調理済み食品の使用は一層進むことが予測される．今後，外食産業や食品産業においても，健康的な食習慣の形成につながる製品の提供が望まれる．

2) サプリメント（栄養補助食品）の利用

健康志向の高まりとともに，種々のメディアを通して提供される健康情報により，サプリメントとよばれる栄養補助食品が私たちの生活に浸透している．「平成21年国民健康・栄養調査」（厚生労働省）における，補助栄養素・特定保健用食品（顆粒・錠剤・カプセル・ドリンク状の製品）が1～6歳でも栄養素摂取の手段として用いられていた．

国民健康・栄養調査でみる限り，わが国の子どもたちに早急な対応が必要な栄養素等の不足はみられない．そして健康志向の強い高まりと過剰な情報により，多種のサプリメントを子どもに与えることでの摂取過剰や相互作用の危険性も気にかかる．必要な栄養素等は，できる限り日常の食事からの摂取が基本であり，同時に食事はおいしく，楽しくなければならない．サプリメントを通しての食育は不可能である．

家庭でみられる気がかりな子どもの欠食・孤食・食卓環境などは第1章-2-Ⓑ家庭における子どもの食生活の実態を参照．

「食」に関する支援

現在，子どもに焦点をあてて家庭での食生活をみると，さまざまな問題が浮上している（第1章-2-Ⓑ家庭における子どもの食生活の実態を参照）．平成17年度乳幼児栄養調査によると，76.7％の保護者は「家庭での食事や生活を通して，子どもが健康的な食習慣を身につけていくことができると思う」と回答していた．そして，そのために施設や公的機関の支援を求める者も多い．85.6％の保護者は必要な機関として「保育所・幼稚園」をあげており，ついで学校の比率が高かった（図1）．

「児童福祉施設における食事の提供ガイド」（厚生労働省）に，「子ども

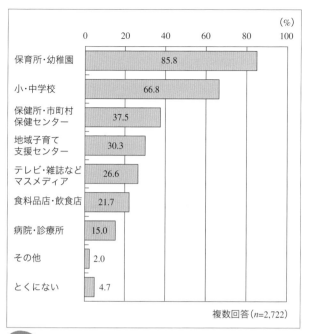

図1 子どもが健康的な食習慣を身につけていくのに取組みが必要な機関

（厚生労働省：平成17年度乳幼児栄養調査．2005）

の健やかな発育・発達」「心と体の健康の確保」「安全・安心な食事の提供」「豊かな食体験の確保」「食生活の自立支援」などを目指した食事・食生活支援の概念図（第5章-4　地域の関係機関や職員間の連携）が示されている．保育所には現在，子育て支援の一環として，一時保育などを通してさまざまな保護者に保育の窓口を開放している所が多い．保育所は，子どもを中心とした家庭からの相談に対する支援や助言，給食の試食や調理実習を通して，保護者に食に関する関心をもたせ，子ども・家庭の食生活の改善を助ける重要な場である．それぞれの家庭環境を受け止めながら，家庭と連携を密にし，同時に地域の関連機関とも連携しながら支援する必要がある．

（水野清子）

●**演習問題**

①1週間にとった夕食について，料理ごとに「内食」「中食」「外食」の割合を調べてみよう．

②市場に出回っている「サプリメント（栄養補助食品）」から3種類を選んでその効用をまとめ，自分の日常に取り入れることの是非を検討してみよう．

2 児童福祉施設における栄養と食事

　児童福祉施設における食事は，単に施設が家庭に代わって食事をつくり提供するというのではなく，栄養バランスがとれ，衛生的に安全なものでなければならない．また，集団生活を一層楽しく豊かなものにするためには，食事環境や雰囲気，食事中の人間関係にも心を配り，食事が子どもの心身両面の発育・発達に役立つものでなければならない．

A 児童福祉施設における給食形態

　児童福祉施設における食事は集団給食の形態をとる．
　おもな児童福祉施設には，乳児院，母子生活支援施設，保育所，児童養護施設，情緒障害児短期治療施設，児童自立支援施設，知的障害児施設，盲ろうあ児施設，肢体不自由児施設，重症心身障害児施設があるが，1日の給食状況から分けると，全体給食を行う施設と部分給食を実施している施設，また，給食の内容が普通食と治療食のものとがある．左に児童福祉施設の種類による給食区分を示す．
　3食給食のうち，乳児院，児童養護施設，知的障害児施設，盲ろうあ児施設，児童自立支援施設，情緒障害児短期治療施設などは，施設が家庭に代わって食事を提供するので，栄養面における配慮と同時に，家庭的な食事環境において楽しく食事が与えられ，人間関係や社会性を育める場としたい．また肢体不自由児施設，重症心身障害児施設などでは，一般の健康児と異なり心身に障害をもつ児が対象になる．上述の施設と同様に3食給食であるが，家庭的な内容に加えて入所児の生活状況，障害の程度，摂食機能などの実情に合った栄養・食事の管理が求められる．
　一方，1食給食を行っている施設のうち，保育所での給食対象者は，発育期であること，基本的な食習慣を形成する大切な時期であることを念頭において食事の供与を行わなければならない．したがって，給食内容や食事のさせ方，食事環境などに十分留意することが大切である．

B 児童福祉施設における給食のあり方

ⓐ一人ひとりの子どもへの対応，子ども本位の食事の提供を
　年齢が低いほど，個々の発育，発達に個人差がみられる．したがって個々の発育・発達状態，健康状態，栄養状態などを踏まえ，個々の状態に合わせた対応・支援を行う．

●児童福祉施設の種類別給食区分

施設の種類	給食区分
乳児院 児童養護施設 知的障害児施設 盲ろうあ児施設 児童自立支援施設	保健食 3食給食
保育所 知的障害児通園施設	保健食 1食給食
肢体不自由児施設 重症心身障害児施設	治療食 3食給食

　さらに，施設における食事は子どもの成長のみならず，こころの発達や人間形成に及ぼす影響は非常に大きい．したがって，食事中の人間関係，家庭的な雰囲気や食卓づくりにも気を配り，子どもに喜ばれる食事の提供を心がける．

ⓑ十分な栄養量の提供を

　3食を提供する施設では，子どもが1日に必要とするエネルギーおよび栄養素の全量を，保育所ではおおよそ半分を供与しなければならない．したがってその内容は十分に検討され，子どもの心身の健全な発育・発達を助けるものでなければならない〔「日本人の食事摂取基準（2015年版）」（厚生労働省）を参照〕．

ⓒ厳重な衛生管理のもとで調理された食事の提供を

　従来，集団における食事調製時の衛生管理は，梅雨から夏にかけて重点的に留意されていたが，近年では年間を通して，しかも集団の場では毎年，食中毒が発生している．子どもは成人に比べ感染症に対する抵抗力が弱いうえ，いったん食中毒にかかると重症化しやすい．したがって，調理室内の衛生管理はもとより，調理に携わる者の個々の健康・衛生管理，新鮮な食材の選択には万全を期すと同時に，全職員に対する衛生教育も必要である．そして調理後の食事の保管にも留意し，調理後はすみやか（2時間以内）に喫食させることを徹底する．

ⓓ情操教育の一助となる食事の提供を

　子ども全員が一緒に食事を楽しむことによる精神面での収穫は大きく，情操教育の一助となる．また，季節・年中行事などを考慮した変化に富んだ献立や，それぞれの地域の食文化を活かした献立の導入により，家庭では難しい豊かな教育を行うことができる．

ⓔ「食育」の柱になる食事と場の提供を

　本書がこれまで述べてきた子どもの食生活・食環境における問題に対し，施設での食事には幅広い食品，調理法が取り入れられるので，子どもは食物に対する幅広い嗜好を養うことができる．また，同時に正しい食習慣の確立が可能となるなど，食事を通して望ましい基礎的な生活・食習慣を習得できる．また，幼少時からそれぞれの発達段階に合った調理体験を通して，望ましい食材の選択や調理法，健康と食生活の関係などを学びながら食生活の自立に向かう力量も習得させる．

児童福祉施設における給食の運営

　給食の運営管理は法令（児童福祉施設最低基準）や通達などに基づいて実施されている．
　各施設では入所児の心身の健全育成，健康維持・増進を図るため，栄

●保育所における給食運営会議の一例

```
給食運営会議
（保育所の例）
```

• 施設長
• 給食関係者
　（栄養士, 調理師など）
• 保育関係者
　（主任保育士, 保育士など）
• その他の関係者
　（保健師, 看護師, 事務職員など）

```
検討事項
```
• 給食の管理, 運営の改善に関すること
• 食事内容の改善に関すること
• 栄養指導, 生活習慣指導, 食事教育などに関すること

（厚生労働省雇用均等児童家庭局：児童福祉施設における給食マニュアル, 児童育成協会児童給食事業部, 2002）

●食事摂取基準を活用する場合のエネルギーおよび栄養素の優先順位
①エネルギー
②たんぱく質
③脂質
④ビタミン A, B₁, B₂, C, カルシウム, 鉄
⑤飽和脂肪酸, 食物繊維, ナトリウム（食塩）, カリウム

養面に配慮した食事の提供とともに, 楽しくおいしく食べるための環境づくりや, 望ましい食の選択や営みを可能とする教育的機能（食育）の役割を担っている. そのためには給食業務すべてを円滑に行うこと, および責任の所在を明確にするため, それぞれの施設に合わせた正式な組織（給食運営会議）をつくる必要がある.

つまり, 施設長の下に給食責任者, 調理責任者を定め, 給食業務の責任体制を明らかにする. そして定期的に会議を開催し, これを通して他職種との十分な協力体制をとれるような組織づくりを行い, 情報の共有化, 食事計画の作成, 食育計画, 給食の評価などを行う.

Ｄ 食事の提供および栄養管理

「児童福祉施設における食事提供ガイド」〔厚生労働省, 2010（平成22）年〕に, 以下のような内容が示されている.

1）食事計画の基本的な考え方
①入所施設における給与栄養量（子どもの特性に応じて提供することが適当なエネルギーおよび栄養素の量）の目標は, 「食事摂取基準」（第2章-2-Ｅ策定された食事摂取基準を参照）による. 食事計画を立てる目的としてこの基準を活用する場合には, 子どもの特性（障害や疾病などによる身体状況や生活状況などを含む）に応じて適切に活用する.
②エネルギーおよび栄養素の提供量は, 施設の食事等提供回数と食事区分により検討する.
・施設で1日すべての食事を提供する場合…入所児の生活リズム・生活時間, 食事にかかわる人の作業量などを含めて, 3食と間食の配分を決める.
・1日のうち, 2食を提供する場合…学校給食等施設外で摂取する食事内容を評価し, その量を差し引いた残りを, 提供する食事区分で配分する.
・1日のうち1食と間食や補食を提供する場合…給食以外の食事の状況や給食による寄与率などを子どもの健康状態や栄養状態などから総合的に判断し, 給食の内容や量を決める. 子どものこれらの状況が良好な場合には, 平均的な3食および間食の摂取割合を考慮して, 昼食と間食として提供する量を決める.
③食事摂取基準を活用する場合, 生命維持, 健全な成長および生活活動のためには, 適切なエネルギーの摂取がもっとも重要な基盤となる. 栄養素については, 健全な成長および健康の維持・増進のために, 不足および過剰を回避すべき栄養素を優先し, 生活習慣病の一時予防の観点から設定された目標量はその次とする. 摂取量や給与量を推定できない栄養素の優先順位は低くなる.

2）食事計画の策定にあたっての留意点 ● ● ● ● ● ● ●

①子どもの性，年齢，栄養状態，生活状況などを把握・評価し，提供することが適当な給与栄養量の目標を定める．なお，この目標は子どもの栄養状態などを踏まえて，定期的に見直すよう努める．

②身体活動レベルは，年齢別に各身体活動レベル（第2章-2-E策定された食事摂取基準 表5参照）の内容を参照して判断する．

③給与栄養量が確保できる献立を作成する．

エネルギーは健全な発育・発達を促すのに必要な量を摂取することが基本であるため，定期的に身長および体重を計測し，発育曲線に照合するなどして観察・評価を行う（第3章-1-B身体の発育・発達を参照）．たんぱく質は1日の総エネルギーに対して10%以上20%未満，脂質は20%以上30%未満，炭水化物は50%以上70%未満の範囲内とする．

④1日のうち1食（たとえば昼食）を提供する場合，生活状況などに特段配慮すべき問題がない場合には，昼食については1日全体のおおむね1/3を目安とする．間食（おやつ）については，成長・発達状況や生活状況などに応じて，1日全体の10〜20%程度の量を目安にする．

⑤献立作成にあたっては以下の点に留意する．

季節感や地域特性などを考慮し，品質のよい，幅広い種類の食品を取り入れる．子どもの咀嚼や嚥下機能，食具使用の発達状況などを観察し，その発達を促すことができるよう，食品の種類や調理法に配慮する．食に関する子どもの嗜好や体験が広がり，かつ深まるよう多様な食品や料理を組み合わせる．地域の産物を取り入れ，郷土料理などを通して食文化に触れる機会をつくる．

⑥バイキングやカフェテリアなどの食事形式を取り入れ，子どもが自分に適した食事を選択する力を養う．

⑦食物アレルギーや病後児に対しては，治療の一環として適切な献立を用意する．幼児期は発育段階にあるので，肥満児には食事制限は控え，食事内容に留意して積極的に遊びを取り入れる．

3）食事計画の実施上の留意点 ● ● ● ● ● ● ●

①子どもの栄養状態や摂取量，残食量などを把握し，給与栄養量の目標の達成度を評価し，問題が浮上すればその後の食事計画の改善を図る．

②献立作成，調理，盛りつけ・配膳，喫食など各場面に関係する職員が多岐にわたるので，定期的に施設長を含む関係職員により情報の共有を図り，食事の計画・評価を行う．

③施設や子ども・家庭の特性に応じた「食育」を実践してその効果を評価し，食生活の改善を図る．

E 児童福祉施設における給食の実際

1）保育所 ● ● ● ● ● ● ●

以前，保育所は保育に欠ける子どもの保育を中心に，子育てと就労の

両立の支援を行ってきた．しかし，昨今では女性の社会進出の増大や，就労形態の多様化に伴い，低年齢児の保育や延長保育，一時保育，障害児保育，病後児保育，夜間保育など保育形態が多様化してきた．さらに食物アレルギーなどの疾患をもつ子どもへの個々の対応，また，都市化・核家族化・少子化の進行による家庭・地域における養育力の低下が進むなかでの地域の子育て支援の役割も求められるなど，保育ニーズも多様化している．保育所にはこれらの状況に対する食事の対応が求められ，給食業務は以前に比べて一層複雑になっている．また，それに加えて一人ひとりの子どもが「食べる力」を養うための食育や，それを実現しやすい環境づくりも求められている．

　保育所における「食」の取り組みは，施設長の責任の下に保育士，栄養士，調理員，看護師など全職員が協力して行うことが必要である．また，家庭との連携をとりながら，保護者も「食」への関心・理解が深まるよう，さまざまな角度からの支援が求められている．

ⓐ保育所給食の利点

　保育所給食は保育の一環として位置づけられるものであり，したがって保育目標が達成されるような食事でありたい．
①子どもは同じ食事を食べることによって互いに親近感が育まれる．
②偏食の矯正や，家庭では食べられないものへの嗜好を培い，正しい食習慣を確立することができる．
③同一年齢児，また時には異年齢児との会食により，互いに思いやりのこころが養われ，円満な人間関係や社会生活のあり方を学ぶことができる．
④保育所の食事や食育を通して子どもの栄養の改善，あるいは家庭との密な連携により家庭・地域社会の食生活の改善も可能となる．
⑤保護者の弁当づくりの負担を軽減できる．

ⓑ保育所給食の栄養管理

　保育所における給食は，子どもの発育・発達，摂食行動などを考慮して3歳未満児食と3歳以上児食に大別し，さらに3歳未満児食は乳汁（調乳），離乳食，1～2歳児食とに分類して供与されることが望ましい．
①乳汁栄養
　近年において母乳のさまざまなメリットが明らかにされており，働く母親のなかには，わが子を母乳で育てたいと願う者も少なくない．また，最近では母親の希望により母乳育児を継続している者も多い．地域によって，母親の就労場所と保育所とが近い場合には，授乳時刻に母親が保育所に来所して授乳する方法がとられるが，一般に母乳育児を行う場合には，母乳を衛生的に搾乳して冷蔵・冷凍保存する方法（冷凍母乳）（第4章-2-ⓒ-1)母乳栄養を参照)が用いられる．冷凍・冷蔵母乳を用いる場合には，搾乳時，保存（温度管理の仕方），運搬の仕方などに関する留意点を保護者としっかり打ち合わせ，衛生に十分配慮する．

一方，人工栄養の場合には育児用ミルクを用い，規定どおりの処方・調乳法に従って育児用ミルクを調整して授乳する．調乳にあたっては，入所児数が10人以上の場合には，安全性が高く省力化にも役立つ終末殺菌法をとるとよい（詳細は第4章-2-ⓒ-2）人工栄養を参照）．

調乳に際しては厳重な衛生的配慮が必要である．そのためには調乳室が必要となる．調乳室は清潔，能率，衛生，安全性に重点をおいて場所を選定し，設備設計する．調乳室を設けることができず，やむをえず乳児室や調理室を兼用する場合には，調乳場所を決めて調乳材料や器具がほかのものと混同しないよう保管することが大切である．

母乳栄養，人工栄養いずれの場合においても，授乳時刻は個々の乳児の授乳リズムに合わせることが望ましいが，集団の場においては，保育の日課に合わせた生活リズムを形成することも大切である．保育所に入所するまでに3〜4時間間隔の授乳時刻が形成されている場合には，保育所における授乳回数は2〜3回程度になろう．授乳の際には笑いかけ，声かけを行うなど環境についても配慮する．

②離乳食

▶ **保育所における望ましい喫食量**

保育所においても離乳の進め方は「授乳・離乳の支援ガイド」（厚生労働省）に準じるが，保育所でどの程度のエネルギーおよび各栄養素量を供与するかは，子どもの月齢，保育時間などによって異なる．

乳児の食事摂取基準および「授乳・離乳の支援ガイド」を勘案して，**表1**に午前9時〜午後5時までの保育の場合の授乳および食事計画の試案を示す．

6か月ごろおよび7〜8か月ごろの場合には，保育所において離乳食は1回，授乳2回で乳児が1日に必要とする栄養素等量の約40%を，9〜11か月ごろでは食事時刻を少し遅らせ，やや早めの昼食と授乳1回，果物など1回で約45%を供与する．12〜18か月ごろにおいては，家庭および保育所における食事時刻を朝・昼・夕の普通3回に移行させ，このうち保育所においては10時の軽い間食，昼食，3時の間食とで50%を供与する．この指標は1〜2歳児の給与栄養量にうまく連動すると考える．

③1〜2歳および3〜5歳の食事

給食の実務にあたっては，それぞれの年齢，子どもに適切なエネルギーおよび栄養素の量（給与栄養量）の目標を定め，それにより献立を作成し，調理して食事を提供しなければならない．

前述の「児童福祉施設における食事の提供ガイド」から実践例を紹介する．

右の**保育所における食事基準の考え方**（例1）の内容を踏まえて，保育所において1〜2歳，3〜5歳それぞれの男女同数の場合の食事摂取基準および給食の給与栄養量例を**表2**に，これらに基づく食品構成例とこの構成例におけるエネルギー，栄養素量を**表3〜5**に示す．

ここに例示したものは1〜2歳，3〜5歳ともに男女同数児が入所して

第6章 家庭および児童福祉施設における栄養と食生活

●保育所における食事基準の考え方
（例1）
・昼食：1日全体のおおむね1/3を目安に
・間食：1日全体の10〜20%程度の量を目安に
・たんぱく質：総エネルギーに対して10%以上20%未満
・脂質：総エネルギーに対して20〜30%未満
・炭水化物：総エネルギーに対して50%以上70%未満
・エネルギー：施設の最小値・最大値・中央値・最頻値を確認したうえで，代表値を1つ決める

（例2）
平成16年度までは3歳未満児には1日のエネルギーおよび栄養素の50%を，3歳以上児には家庭で不足しがちなカルシウム，ビタミンA・B₂は50%を，エネルギーおよびこれらの栄養素以外は40%を提供するのがひとつの目安とされていた．現在でもこの考え方で食事などを提供している施設では，これまでの結果を評価し，とくに問題がなければあえて変更する必要はないと判断できる．
（厚生労働省：児童福祉施設における食事の提供ガイド. 2010）

表 1 **保育所における授乳および離乳食時刻と望ましい喫食量（比率）**

区　分			大体の時刻(時)								
			6	7	10	12	14	15	18	19	22
乳児 2〜4 か月		乳汁	乳		乳		乳		乳		乳
		配分比率(%)	20		20		20		20		20
		保育所での喫食率(%)						*1	40		
離 乳 期 乳 児	6 か 月 ご ろ	乳汁・離乳食	乳		食事・乳		乳		乳 *2		乳
		配分比率(%)	20		23		17		20		20
		保育所での喫食率(%)						*1	40		
	7, 8 か月 ご ろ	離乳食・乳汁	乳		食事・乳	（果汁）	乳		食事・乳		乳
		配分比率(%)	15		25	(5)	15		25		15
		保育所での喫食率(%)						*1	40＋(果汁)(5)		
	9〜 11 か月 ご ろ	離乳食・乳汁・果物		朝食	果物	昼食		乳	夕食		乳
		配分比率(%)		20	5	25 *3		15 *4	20 *3		15
		保育所での喫食率(%)						*1	40＋果物(5)		
	12 〜 18 か月 ご ろ	食事・間食		朝食	間食	昼食		間食	夕食		乳
		配分比率(%)		25	5 *5	30		15 *6	25		±
		保育所での喫食率(%)						*1	50		

＊1：色の部分は保育所での喫食分を示す.
＊2：5 か月ごろから離乳を開始し，順調に進めば 6 か月ごろから離乳食と乳汁とする．条件が許せば保育所（14 時に）で与えることが望ましい.
＊3：3 回食に移行して 1 か月ぐらいは，食後に乳汁を与える.
＊4：3 回食が軌道にのる 10 か月以降では，子どもの食欲に応じて乳児用菓子類を添えてもよい.
＊5：9〜11 か月または 1〜2 歳児の間食を利用する.
＊6：1〜2 歳児の間食を利用する.

(水野清子)

いることを前提に作成したものであるため，実際の給食の実施にあたっては，それぞれの保育所に入所している子どもの性，年齢，栄養状態，生活状況を把握したうえで策定する.

いずれにおいても，日々の残食記録をとり，定期的に身長および体重を測定し，成長曲線に照らし合わせて評価する．そのうえで給与栄養量，食品構成，献立，盛りつけ量などを定期的に見直し，それぞれの子どもに合ったきめの細かい食事の提供を行っていく.

ⓒ保育所給食の献立
①献立作成の留意点
・それぞれの年月齢児の食事摂取基準を満たすものであること.
・保育所の給食費予算の範囲内で必要なエネルギーおよび栄養素量を確保できること.
・厨房設備，調理担当者の人数と力量を考え，一定の時間にできあがる献立を作成する.
・離乳期乳児に対してはもちろんのこと，3 歳未満児，3 歳以上児それぞれに適する献立および調理法を取り入れる配慮が必要である.
・地域の食文化を考慮した献立や各種行事食，バイキング方式を取り入

表2 1～2歳，3～5歳の食事摂取基準および給与栄養量（目標）

	年齢（歳）	エネルギー（kcal）	たんぱく質（g）	総脂質（%エネルギー）	ビタミン A（μgRE）	ビタミン B₁（mg）	ビタミン B₂（mg）	ビタミン C（mg）	カルシウム（mg）	鉄（mg）	食塩相当量（g）	食物繊維（g）
食事摂取基準*1	1～2	925	20	20～30*2	375	0.5	0.6	35	425	4.5	3.5 未満	—
	3～5	1,275	25	20～30*3	450	0.7	0.8	40	575	5.3	4.5 未満	—
給与栄養量（目標）	1～2	463	18	11～16*4	190	0.25	0.30	18	213	2.3	1.7 未満	—
	3～5*6	450	20	14～22*5	225	0.35	0.40	20	290	2.7	2.2 未満	—

*1：それぞれ男女同数の場合
*2：%エネルギー→g 換算21～31，　*3：%エネルギー→g 換算28～43
*4，5：g 換算値
*6：3～5歳は家庭から主食（米飯110g）を持参する．

表3 保育所における食事時間と栄養量の考え方

区 分	家庭 朝	保育所 10時	保育所 昼	保育所 15時	家庭 夕
1～2歳児	20%	5～10%	30%	10～15%	30%
3～5歳	20～25%		35%	15%	25～30%

表4 食品構成　　　（g）

6つの食品群	1群 肉	1群 魚	1群 卵	1群 だいず製品	2群 牛乳	2群 乳製品	2群 海藻	3群 緑黄色野菜	4群 その他の野菜	4群 果実	5群 穀類	5群 いも類	5群 菓子類	5群 砂糖類	6群 油脂類*
1～2歳	10	15	7	15	100	7	1.0	40	30	50	60	20	7	3	3
3～5歳	15	20	10	20	100	10	1.2	50	40	40	20	30	10	5	8

*：種実類・マヨネーズなども含む　　　　　　　　　　　　　　　　　　　　　　　　（水野清子）

表5 食品構成のエネルギーおよび栄養素量

	エネルギー（kcal）	たんぱく質（g）	脂肪（g）	カルシウム（mg）	鉄（mg）	ビタミン A（μgRE）	ビタミン B₁（mg）	ビタミン B₂（mg）	ビタミン C（mg）	食物繊維（g）
1～2歳	470	18.3	12.5	249	2.2	249	0.23	0.35	30	4.1
3～5歳	450	19.5	18.2	290	2.3	299	0.26	0.39	36	4.2

れる試みを行い，献立に変化をつける．
・子どもの嗜好を考慮する．しかし，好みだけに左右されるのではなく，調理法の工夫や給食を通して食育を行うことも必要である．
・食中毒の恐れのあるもの，品質のはっきりしないものは避ける．
・食物の味や口あたりの調和を図り，料理の色彩にも注意をはらう．
・保育所での間食は食事の一部として，栄養補給の面を重視する．その内容や与える時刻は日課や保育時間を考慮する．
②合理的な献立作成法
　3～5歳児と1～2歳児ではほとんど共通の食品を使うことが可能となる．したがって3～5歳児食を中心に献立を作成し，1～2歳児には量を

調整したり，切り方，煮方を配慮すればよい．

　離乳期乳児単独に献立を作成してもよいが，食品や料理の調理形態を考慮すれば，1〜2歳，3〜5歳児食をかなり利用できる．それには作成した1〜2歳または3〜5歳児献立をもとに，離乳の各時期に使うことができる食品と献立をチェックし，それらを用いて離乳食献立を作成する．1〜2歳，3〜5歳児用の食材を用意する途中で材料を取り分ける，または調理過程で一部を取り分けて離乳食をつくると，自然に栄養素などのバランスがとれ，食材の調達や準備，調理操作も合理的に進む．3〜5歳児の食材が離乳食に不向きの場合には，一部ベビーフード製品の利用を試みると経済的であり，また能率的でもある．

ⓓさまざまな保育形態に対する食事の対応
①延長保育
　保護者の就労時間が長くなっている現状を受け止めて，早朝から夕方遅くまで保育時間を延長している保育所が多くなっている．通常保育では15時前後に間食（1日の総エネルギーの10〜20％程度）を提供しているので，帰宅後に夕食を供与すればよい．しかし，降園時刻が18〜19時になる場合，保育所によっては補食（牛乳，おにぎり，菓子類，果物類など），あるいは夕食を供与している．補食や夕食を提供する必要性や趣旨をふまえ，とくに補食を提供する場合にはその栄養特性を把握し，夕食にはそれをカバーする食事を用意するなど，保育所と家庭との連携が重要となる．また，家庭での夕食との兼ね合いで，補食を提供する時刻も考慮することが望ましい．

②体調不良児，病後児への対応
　子どもの体調不良の原因として，感染や発熱，嘔吐，下痢のほかに，何となく元気がない，顔色がすぐれない，視線が定まらない，泣き方が弱々しい，機嫌が悪く泣きやまない，食欲がない，疲れやすい，睡眠をとらないなどの状態もあげられる．保育所ではこれらの体調不良児の保育にはしばしば遭遇する．加えて，疾病回復期の子どもを保育する施設も増えている．いずれにしても，かかりつけ医，嘱託医の診察を受けて適切に対応することが必要である．食事管理が必要な場合には，医師からの指導・指示に基づき乳汁・食事（個々に応じた食材・調理法の選択）を提供し，同時に水分補給に配慮する．また，子どもの家庭での乳汁・食事の対応・受け入れ状況を把握して，保育所職員の連携のもとで乳汁・食事の管理を行う（各症状に対する水分，乳汁，食事は第7章-1-Ⓐ症状別を参照）．

③食物アレルギー
　アトピー性皮膚炎のある子どもに，保護者などが素人判断で除去食を行っている場合や，あるいは卵や育児用ミルク，牛乳・乳製品などを与えた際に明らかに皮膚に湿疹が出た場合に，保育所において除去食の対応が求められることがある．除去食は治療食であり医療行為として扱われるので，対応する場合には専門医やかかりつけ医の指導・指示に基づ

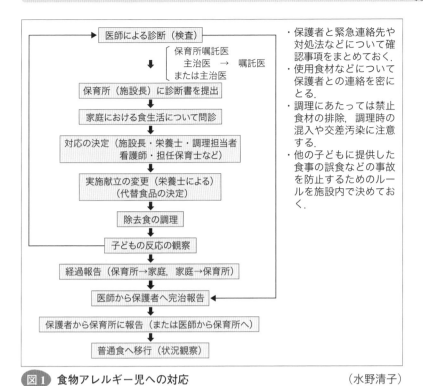

・保護者と緊急連絡先や対処法などについて確認事項をまとめておく.
・使用食材などについて保護者との連絡を密にとる.
・調理にあたっては禁止食材の排除,調理時の混入や交差汚染に注意する.
・他の子どもに提供した食事の誤食などの事故を防止するためのルールを施設内で決めておく.

図1 食物アレルギー児への対応　　　　　　　　　　　　（水野清子）

く必要がある.しかしこれまでの調査によると,素人判断で除去食を行っている場合がかなりの割合で認められている.保育所での対応例を図1に示す.

　自分の食事が友だちと異なることが理解できる年齢になると,除去食による外観上の違いは子どものこころを痛めかねない.そこでみかけが似通った料理を保育所で調理することが望まれるが,それに無理がある場合には,前もって給食献立を保護者に渡し弁当を持参させる.普通食の誤食などの事故を防止するためのルールを施設内で決めておくことも重要である.抗原（アレルゲン）は加齢とともに耐性を獲得したり,新たなアレルゲンが加わる場合もあるので,漫然と除去食を行うことは慎みたい(詳細は第7章-2-Ⓐ食物アレルギーを参照).

ⓔ保育所での食事の与え方
　楽しい食事環境づくりを心がける.食欲のない場合には無理強いは避け,その原因を確かめる.とくに幼児では自主性,自立心を大切にした食事の与え方を心がける(第4章-3-Ⓒ-4)気になる食事行動を参照).

ⓕ保育所における食育
　第5章 食育の基本と内容を参照.

2)乳児院
　乳児院は,家庭での養育が困難または不適切であるとされる乳児を,

●児童福祉施設における社会的養護体制の充実
　近年,乳児院,児童養護施設,児童自立支援施設などでは,虐待を受けた子どもの入所が増加している.こうした施設において,これまでの大規模集団による養育では限界があることから,より家庭的な雰囲気のなかできめ細やかなケアを行うために,小規模グループのケア形態が推進されている.

家庭に代わって養育する．入所している子どもは0〜2歳であり，大半は授乳と離乳食が中心となる．

衛生・栄養管理に配慮し，個々の子どもに合った乳汁，および調理形態を備えた食事の提供を心がける．また，授乳・食事の供与を通して発育のみならず，情緒・精神面において良好な発達を促すために，スキンシップ，微笑みかけ，語りかけに気を配りたい（第4章-2-ⓒ乳汁栄養，第4章-2-ⓓ離乳期における栄養・食生活，第4章-3-ⓒ幼児期における栄養・食生活を参照）．

3) 児童養護施設 ● ● ● ● ● ● ● ● ● ● ●

児童養護施設に入所する子どもは，虐待や不適切な家庭環境や生活環境によって，心身ともに傷ついた子どもが多い．したがって食生活においても温かい配慮に恵まれなかった子どもが多いので，発育・発達に問題がある場合もみられる．まず入所前の栄養欠陥の是正を図り，必要な栄養バランスのとれた食事を提供する．さらに退所後の自立のために，食材の選択力，調理技術などの習得，外食を含めた栄養バランスのとれた食事のとり方，食生活を通した健康管理の方法などを習得させる（第4章-3-ⓒ幼児期における栄養・食生活，および第4章-4-ⓒ学童期・思春期における栄養・食生活を参照）．

4) 児童自立支援施設 ● ● ● ● ● ● ● ● ● ●

不良行為をなし，またはなすおそれのある児童および家庭環境，その他環境上の理由により生活指導などを必要とする児童を入所または通所させて必要な指導を行い，その自立を支援し，併せて退所児童のアフターケアを行う．施設の規模は小舎，中舎，大舎制があるが，施設の多くは3食給食であり，学校給食を受けていない．したがってそれぞれの施設の特色を活かしながら，できるだけ温かみのある家庭的な雰囲気のなかで，栄養バランスのとれた家庭的な食事を提供し，体験させる．

5) 知的障害児施設 ● ● ● ● ● ● ● ● ● ●

原因は先天的，後天的などさまざまであるが，その障害は知的な面だけでなく，身体面に及んでいることも少なくない．また，知的障害の度合いが重くなるにつれて，身体面での障害が一層顕著になる傾向がある．

知的障害児では咀嚼・嚥下に問題のある場合が多いので，使用する食品や調理方法・形態への配慮が必要となる．一方，過食・拒食・偏食などの食行動に問題がある場合が多く，また，各種代謝障害を伴う場合があるので，個々に適した複数献立による食事の提供が必要となる．知的障害児では，暦年齢に比較して老化現象の進行が早いといわれている．そのための各種無機質（ミネラル）・ビタミン類の摂取に関する配慮が必要になる．

♠ 障害児施設における栄養ケア・マネジメントの導入

障害児が自立して快適な日常生活を営み，尊厳ある自己実現を目指すためには，障害児1人ひとりの健康状態の維持や食生活の質の向上を図ることが不可欠である．2009（平成21）年4月より，障害児施設において，個別の障害児の栄養状態に着目した栄養ケア・マネジメントの実施が「栄養マネジメント加算」として評価されるなど，栄養ケア・マネジメントの重要性が高まってきている．管理栄養士による，その適切な実施が求められる（厚生労働省：児童福祉施設における食事の提供ガイド，2010）．

6)盲ろうあ児施設

視覚障害のために食品や食べ物を理解できず，また視覚を通じての食欲に対する刺激がないこともあり，小食に陥りやすい．また，聴力障害により食生活面においても日常的な行動を習得できていない児も少なくない．したがって食材に触れる，食材や料理の匂いをかぐといった行動や，点字による食事内容の伝達を試みながら，食事に対する関心や興味をもたせるため，安全に注意しながら食事づくりを経験させることも必要である．

7)肢体不自由児施設

上肢，下肢または体幹の機能に障害のある子どもを入所させて，医療的管理のもとに独立・自活に必要な知識と技能を修得させる施設である．入所児の多くは，不自由な身体を最大限に活かして生活活動を行っているので，健常児に比べて日常生活動作の単位時間当たりエネルギー消費量は多いといわれている．そこでエネルギーをはじめ，種々の栄養素の不足を招かぬよう，食事の基準を定める必要がある．また消化器官が弱く消化吸収が劣っている者も少なくない．個々の摂食機能の能力を活かして，摂取できるような食事の内容と形態を配慮すると同時に，種々の食品や食事の味を体験させ，食事を楽しませることも肝要である．

8)重症心身障害児施設

重症心身障害児は，重度の知的障害と肢体不自由を併せもっている．心身の発育・発達の著しい遅滞，各種代謝障害，咀嚼・嚥下困難，上肢麻痺や筋緊張などにより食事の介助が必要な児が多い．一般に発育が遅滞している児が多く，また日常での個々の動き方により基礎代謝も生活活動強度もかなり異なるので，身体計測，臨床診断・検査，食事調査を経時的に行い，個々の状況を観察しながら食事を調整する（5）～8）の施設に関しては，第7章-3 障害のある子どもへの対応を参照）．

（水野清子）

●演習問題

①家庭での幼児食と，保育所での幼児食との相違を調べてみよう．
②保育所における年中行事と，それらに関する食事を考えてみよう．
③3歳以上児を対象に，食事に関して一番気がかりなことをテーマに食育を行い，その効果をまとめてみよう．
④朝食欠食児，きちんと朝食をとっていない子どもの健康および保育所での生活の問題点を観察してみよう．
⑤児童福祉施設に入所している子どもの望ましい食事環境のあり方を検討してみよう．

第6章 家庭および児童福祉施設における栄養と食生活

第 **7** 章

特別な配慮を要する
子どもの食と栄養

1 疾病および体調不良の子どもへの対応

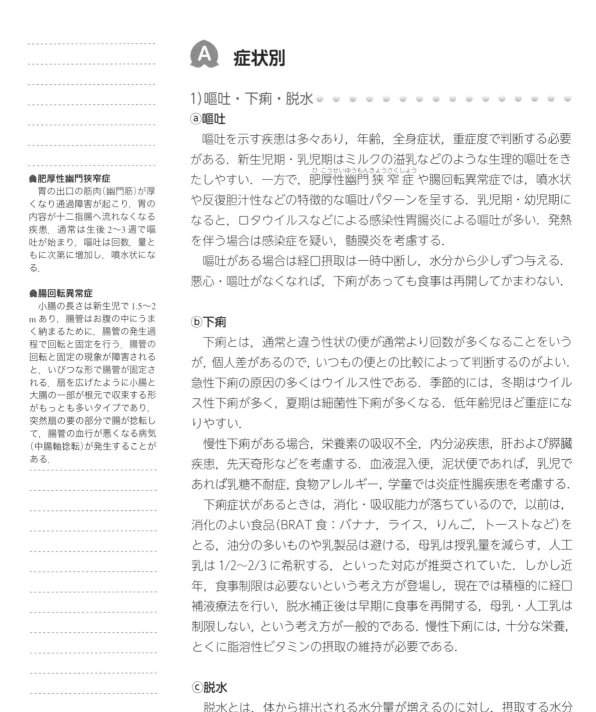

A 症状別

1）嘔吐・下痢・脱水

ⓐ嘔吐

嘔吐を示す疾患は多々あり，年齢，全身症状，重症度で判断する必要がある．新生児期・乳児期はミルクの溢乳などのような生理的嘔吐をきたしやすい．一方で，肥厚性幽門狭窄症や腸回転異常症では，噴水状や反復胆汁性などの特徴的な嘔吐パターンを呈する．乳児期・幼児期になると，ロタウイルスなどによる感染性胃腸炎による嘔吐が多い．発熱を伴う場合は感染症を疑い，髄膜炎を考慮する．

嘔吐がある場合は経口摂取は一時中断し，水分から少しずつ与える．悪心・嘔吐がなくなれば，下痢があっても食事は再開してかまわない．

ⓑ下痢

下痢とは，通常と違う性状の便が通常より回数が多くなることをいうが，個人差があるので，いつもの便との比較によって判断するのがよい．急性下痢の原因の多くはウイルス性である．季節的には，冬期はウイルス性下痢が多く，夏期は細菌性下痢が多くなる．低年齢児ほど重症になりやすい．

慢性下痢がある場合，栄養素の吸収不全，内分泌疾患，肝および膵臓疾患，先天奇形などを考慮する．血液混入便，泥状便であれば，乳児であれば乳糖不耐症，食物アレルギー，学童では炎症性腸疾患を考慮する．

下痢症状があるときは，消化・吸収能力が落ちているので，以前は，消化のよい食品（BRAT食：バナナ，ライス，りんご，トーストなど）をとる，油分の多いものや乳製品は避ける，母乳は授乳量を減らす，人工乳は1/2～2/3に希釈する，といった対応が推奨されていた．しかし近年，食事制限は必要ないという考え方が登場し，現在では積極的に経口補液療法を行い，脱水補正後は早期に食事を再開する，母乳・人工乳は制限しない，という考え方が一般的である．慢性下痢には，十分な栄養，とくに脂溶性ビタミンの摂取の維持が必要である．

ⓒ脱水

脱水とは，体から排出される水分量が増えるのに対し，摂取する水分

肥厚性幽門狭窄症
胃の出口の筋肉（幽門筋）が厚くなり通過障害が起こり，胃の内容が十二指腸へ流れなくなる疾患．通常は生後2～3週で嘔吐が始まり，嘔吐は回数，量ともに次第に増加し，噴水状になる．

腸回転異常症
小腸の長さは新生児で1.5～2mあり，腸管はお腹の中にうまく納まるために，腸管の発生過程で回転と固定を行う．腸管の回転と固定の現象が障害されると，いびつな形で腸管が固定される．扇を広げたように小腸と大腸の一部が根元で収束する形がもっとも多いタイプであり，突然扇の要の部分で腸が捻転して，腸管の血行が悪くなる病気（中腸軸捻転）が発生することがある．

量が不足することによって体内の水分が減り，正常値(成人では体重の約60%，子ども期では体重の約80%)以下となった状態を指す．脱水徴候としては，皮膚の弾力性低下，皮膚粘膜の乾燥，のどの乾き，脈が触れにくくなる，手足が冷たくなる，といった症状を呈する．

嘔吐があって水分が摂取できない場合や，脱水が中等度以上では輸液を行う．軽度から中等度の脱水症で，経口摂取が可能な場合はソリタT顆粒，OS-1などの経口補水液(ORS)で経口補水療法を行う．

世界的には，経口補水液には世界保健機関(WHO)によって推奨されているものがある．ほとんどは粉末として販売され，水道水に溶かして用いる．1包のORSを水1Lで溶かしてできる溶液の成分(単位mmol/L)は，Na 90，K 20，Cl 80，クエン酸塩 10，ブドウ糖 111(WHO-ORS，1975)，または Na 75，K 20，Cl 65，クエン酸塩 10，ブドウ糖 75(WHO-ORS，2002)である．

2)便秘[*]

子ども期，とくに乳児の場合，排便回数は多様である．通常は1日3，4回の便通がある乳児でも，あるときには便通が2日に1回となることもある．乳児の多くは，硬く大きな便をほとんど不快感なく排泄するが，軟便であっても排泄時に泣く児もいる．

慢性(機能性)便秘は，ほとんどが特別な原因をもたない特発性便秘である．腸管神経異常であるヒルシュスプルング病や甲状腺機能低下症などが原因の器質性便秘の場合もあるため，慎重に診断されるべきである．

腸内に便の貯留がある場合には，浣腸，便軟化薬，瀉下薬(しゃげやく)により，便塊の排除が必要である．食事療法としては，水分や食物繊維の摂取量の増加が中心であるが，食物繊維の摂取量が便秘を改善するかは明らかではない．乳児の場合，牛乳を大量に飲む児に便秘や裂肛が多いという報告があり，一時的に牛乳の摂取量を減らすと有用なこともある．

トイレットトレーニングを終えた幼児の場合，一定の時間，便座に座るよう親が指導することにより，完全に排便するだけの時間が得られるような生活習慣が確立される．排便コントロールは2歳ごろまでに徐々に完成する．

3)腹痛

子ども期の腹痛は，年齢によりさまざまな訴え方をする．発熱，悪心(吐き気)・嘔吐，下痢を伴う場合などは注意を要する．呼吸，循環，意識状態が不良であると判断された場合は，早急に医療機関に搬送する．比較的短時間のうちに状態が変化したり，腹痛の範囲が広がったりする場合は注意を要する．

ⓐ原因疾患
①消化器疾患：胃腸炎，虫垂炎，腸重積など．
②肝・膵・胆道疾患：肝炎，膵炎，胆石など．

●経口補水液(oral rehydration solution：ORS)
市販のものでは，OS-1，アクアライトORSなどがある．家庭でつくる方法は，水500mL，砂糖20g(ペットボトルキャップすりきり3杯)，塩1.5g．発展途上国では，コップ一杯の沸騰したお湯にひとつまみの塩と一握りの砂糖を入れる方法(lobon-gur solution：LGS)が普及している．スプーンでゆっくり飲ませる．

[*] 日本小児栄養消化器肝臓学会，日本本小児消化管機能研究会(編)：小児慢性機能性便秘症診療ガイドライン．診断と治療社，2013
http://www.jspghan.org/constipation/files/guideline.pdf

③泌尿生殖器疾患：腎炎，尿路感染症など．

④呼吸器感染：肺炎，胸膜炎，気胸など．

⑤心・血管疾患：心筋炎，狭心症，大動脈瘤など．

⑥中枢神経疾患：腹性てんかん，脳脊髄膜炎など．

⑦自律神経疾患：起立性調節障害など．

⑧血液疾患：急性白血病，アレルギー性紫斑病など．

⑨代謝・内分泌疾患：糖尿病，副腎不全など．

⑩膠原病：リウマチ熱など．

⑪悪性腫瘍：神経芽細胞腫，ウィルムス腫瘍など．

⑫心因性腹痛．

ⓑ栄養上の対応

　腹痛に悪心・嘔吐が伴うときは，はじめは食事を与えず禁食とするが，水分の補給は考慮しなければならない．水分の補給は，症状をみながら，白湯，番茶，乳幼児用イオン飲料など，胃腸に負担を与えない糖質含量の少ないものを，少量ずつ間をおいて適宜与える．

　腹痛が長引き食事量が減少すると，短期間でも栄養不良を起こす．体重や皮膚，顔色などの全身所見を観察し，成長期に見合った少量，頻回な経口摂取を行い，経口補水液を利用する．

（南里清一郎，當仲　香）

Ⓑ 疾病別

1）肥満（表1）

　乳幼児期の肥満はエネルギーをとり過ぎていることが多く，3食全体が多い，間食をとり過ぎている，ジュースや牛乳を水がわりに多量に飲むなどの傾向がみられるので，食事の内容をよく聞いて適量にするよう指導する．

　成人と同様に，小児においても肥満は高血圧，脂質異常，耐糖能障害などと共に動脈硬化の重要なリスクファクターである．子ども期の肥満は成人の肥満に移行しやすく，肥満である時期が長いほど，成人期に肥満でなくても心血管疾患のリスクが高くなるといわれている．

　また，肥満児は運動不足になりやすいため，スポーツが苦手な場合でも，日常生活で身体活動量を増やすことが重要である．加えて養育者への食習慣に関する教育も必要である．

　子ども期は成長期であり，過度な栄養摂取制限や減量は正常な発育を妨げる可能性がある．また体重を維持するだけでも，身長の増加によって相対的な減量になりうる場合もある[*1]．

*1 井ノ口美香子：幼児期の肥満．小児科 2010；**51**：1475-79

2）小児メタボリックシンドローム

　小児メタボリックシンドロームは，成人と同様に，摂取エネルギーの過剰，身体活動量の低下などの生活習慣から内臓に脂肪が蓄積したもの

表1 小児肥満症の診断基準と関連する健康障害（小児肥満症診療ガイドライン 2017）

肥満小児の定義	肥満度が＋20％ 以上，かつ体脂肪率が有意に増加した状態（有意な体脂肪率の増加とは，男児：年齢を問わず 25％ 以上，女児：11 歳未満は 30％ 以上，11 歳以上は 35％ 以上）
肥満症の定義	肥満に起因ないし関連する健康障害（医学的異常）を合併するか，その合併が予測される場合で，医学的に肥満を軽減する必要がある状態をいい，疾患単位として取り扱う
適用年齢	6 歳から 18 歳未満
肥満症診断	A 項目：肥満治療を必要とする医学的異常 B 項目：肥満と関連が深い代謝異常 参考項目：身体的因子や生活面の問題 肥満の程度を勘案して判定する方法のみ （1）A 項目を 1 つ有するもの （2）肥満度が＋50％ 以上で B 項目の 1 つ以上を満たすもの （3）肥満度が＋50％ 未満で B 項目の 2 つ以上を満たすものを小児肥満症と診断する 　　（参考項目は 2 つ以上あれば，B 項目 1 つと同等とする）
診断基準に含まれる肥満に伴う健康障害	A 項目： 1）高血圧 2）睡眠時無呼吸症候群など換気障害 3）2 型糖尿病・耐糖能障害 4）内臓脂肪型肥満 5）早期動脈硬化 B 項目： 1）非アルコール性脂肪性肝疾患（NAFLD） 2）高インスリン血症かつ/または黒色表皮症 3）高 TC 血症かつ/または高 non HDL-C 血症 4）高 TG 血症かつ/または低 HDL-C 血症 5）高尿酸血症 参考項目 1）皮膚線条などの皮膚所見 2）肥満に起因する運動器機能障害 3）月経異常 4）肥満に起因する不登校，いじめ等 5）低出生体重児または高出生体重児

（日本肥満学会（編）：小児肥満症診療ガイドライン 2017．ライフサイエンス出版，2017）

表2 小児メタボリックシンドロームの診断基準

①腹囲
　80 cm 以上*
②血清脂質
　中性脂肪 120 mg/dL 以上，かつ/または HDL コレステロール 40 mg/dL 未満
③血圧
　収縮期血圧 125 mmHg 以上，かつ/または拡張期血圧 70 mmHg 以上
④空腹時血糖
　100 mg/dL 以上

＊腹囲/身長が 0.5 以上であれば該当する．小学生では腹囲 75 cm 以上であれば該当する．

（循環器疾患等生活習慣病対策総合研究 小児期メタボリック症候群の概念・病態・診断基準の確立及び効果的介入に関するコホート研究班 平成 18 年度研究報告書 2007）

である．その結果，脂肪細胞から分泌される種々の生理活性物質であるアディポサイトカインのうち，アディポネクチンの減少や TNFα の増加などによる高インスリン血症やインスリン抵抗性を介して，高血圧，耐糖能障害，脂質異常などの病態を生じる．

表2 の基準で，①の基準は必須項目であり，さらに②〜④のうち 2 つ以上にあてはまれば，小児メタボリックシンドローム（6〜15 歳）と診断される．

小児メタボリックシンドロームの誘因としては，食事の欧米化，食品

●脂肪細胞の分泌する物質

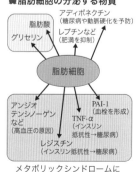

メタボリックシンドロームにかかわる物質

が入手しやすい環境、生活リズムの変化、運動不足などがあげられる。生活指導としては、食物繊維の摂取、おやつのとり方の工夫、朝食の欠食をなくす、早寝・早起き、運動をする、などが中心となる。

3) やせ・神経性やせ症（摂食障害）

やせとは、身長に対して体重が著しく少ない状態であるが、小児期では体重が減少あるいは増加不良である状態をいうこともある。やせは、病的意義のない「体質性やせ」、原疾患のある「症候性やせ」に大別される。「症候性やせ」のなかで栄養と関係するものとしては、摂取エネルギー不足が背景にある虐待ネグレクト、母乳偏重、アトピー性皮膚炎を中心とするアレルギー疾患の治療としての過度の制限食がある。

神経性やせ症は、以前は神経性無食欲症や思春期やせ症とよばれていた。それに、むちゃ食いと排出行動を繰り返す「神経性過食症」、その他の摂食障害（代表は回避制限性食物摂取症）を総称して、摂食障害という。

摂食障害は 1980 年から 2000 年にかけて、約 10 倍増加しているが、その後は横ばいか減少傾向にある。好発年齢は神経性やせ症が 10〜19 歳、神経性過食症は 20〜29 歳であり、90％ 以上が女性である。近年、若年発症例や男児例が増加している傾向にある。肥満は魅力がなく不健康とみなされ、やせたいという欲求が子どもの間にまで広まっている。子どもの場合、摂食障害のおよそ 30％ が非定型であり、すべてが「神経性やせ症」ではない。近年では患者数の増加と初経前に発症する低年齢化が目立っているため、発症の契機や症状が多様化している。

神経性やせ症は、体重減少に伴い、体重・体型に対する歪んだ認知（やせ願望や肥満恐怖）や食行動への病的な没頭（食物の回避や過度な運動など）を認める場合に診断される。

体重減少による種々の症状（やせ、産毛増生、初経遅延、月経停止、足のむくみ）がみられ、診察上は低体温、低血圧、徐脈といった低栄養を反映した所見を認める。

成人では、低体重は BMI を用いて定義される。BMI が $17 \, kg/m^2$ 未満の場合は有意な低値とみなされる。子ども期では、年齢別の BMI パーセンタイル値が用いられ、通常は 5 パーセンタイルがカットオフ値とされる。しかしながら、5 パーセンタイルを上回る小児でも、期待される成長曲線を維持していなければ、診断される場合もある。

治療では、体重を回復するために、救命のための短期間の介入が必要となる場合がある。体重減少が重度もしくは急激である場合、または体重が推奨体重の約 75％ 未満まで低下している場合、速やかな体重回復が不可欠であり、入院を考慮すべきである。

4) 糖尿病

おもに糖質代謝を調節するホルモンであるインスリンの分泌が、相対的あるいは絶対的に不足し、血糖値が持続的に高値を示す。

糖尿病は 1 型と 2 型に分けられる。1 型は、一定の素因をもった人体

🟤インスリン
膵臓のランゲルハンス島（膵島）の β 細胞から分泌されるペプチドホルモンである。血糖値の恒常性維持に重要なホルモンであり、血糖値を低下させる作用があるため糖尿病の治療に用いられている。

に，何らかの環境要因が作用して，インスリンを分泌する膵臓β細胞の障害が起こる．その際，自己免疫のメカニズムが発症に関係するといわれている．小児の1型では，多飲，多尿，体重減少が生じる．

2型は遺伝的な要因が強く，過食や肥満が発症を促進させる．小児期発症の2型は，学校検尿などの定期健診で自覚症状のないうちに発見されることが多いが，大多数に肥満度20％以上の肥満を認める．脂肪分解によるケトン体産生からケトアシドーシスなどの代謝異常，脱水症，意識障害などで急速に悪化することがある．

糖尿病の治療は，インスリン療法，運動療法，食事療法が中心となる．

ⓐインスリン療法

生理的なインスリン分泌に近づけるように，速効型，中間型などのインスリンを組み合わせて投与し，血糖のコントロールを行う．おもに1型の治療法である．2型の場合，経口血糖降下薬を使用することがある．

ⓑ運動療法

運動は血糖を降下させる働きがあり，インスリンの働きをよくする．とくに肥満を合併した2型では，運動は体重のコントロールとともに重要視されている．エネルギー摂取量の10％程度を消費することが望ましい．

ⓒ食事療法

食事の基本は適正なエネルギー量の食事である．中等度以上の肥満では，エネルギー摂取を同性同年齢の児の90％程度とし，軽度肥満から標準体型の児では95％を目安とする．食物繊維摂取量は1日20〜25gとすることが望ましい．子ども期においては，とくに発育・発達時期にあることを十分考慮し，それに見合った必要エネルギーをとることが大切で，必要量以下には制限しない．

5）鉄欠乏性貧血

子ども期の鉄欠乏性貧血の好発時期は，急速な成長のために鉄の需要が増大する乳幼児期と思春期である．鉄欠乏が進行すると，体内の貯蔵鉄が減少する．血中鉄が減少すると，血液検査ではヘモグロビン・血清フェリチン・血清鉄の低下と，総鉄結合能の上昇がみられる．貧血の進行に伴い，皮膚，粘膜が蒼白になり，乳幼児では不機嫌，不活発，食欲不振などの非特異的症状がみられる．

乳幼児期の貧血は，生後2〜3週間から2か月ころに起きやすい生理的貧血と，生後5〜6か月ころから離乳の完了する2歳ごろまでにみられる鉄欠乏性貧血とがある．一般に，生理的貧血は自然に回復して治療を必要としないことが多いが，先天性疾患の有無を確認する必要がある．鉄欠乏性貧血は，母乳栄養児で母親の鉄摂取量が少なく離乳がうまくいかない場合や，鉄の不足した離乳食，牛乳の摂取過剰による鉄の吸収不全

などの原因が考えられる. 栄養状態の改善, とくに肉, 魚などに多く含まれるヘム鉄を含んだ離乳食が必要になる.

　思春期の鉄欠乏性貧血は, 1990(平成2)年以降, 中学・高校生女子において増加傾向にある. 月経血や過度の運動による鉄損失は, 鉄欠乏性貧血の発生と強く関連している. また, 思春期女子のダイエットや神経性やせ症は鉄欠乏となる危険がある. ただし消化性潰瘍, メッケル憩室, 消化管ポリープなどの基礎疾患に起因する潜在的な消化管出血のために, 鉄欠乏性貧血を発症することがあるため, 全身状態を観察する必要がある. 近年, 学童期の鉄欠乏性貧血の60〜70%は, 消化管のヘリコバクター・ピロリ菌感染が関連しているという報告がある. この場合, 除菌が成功すれば鉄欠乏性貧血を改善できる可能性が高い.

6) 清涼飲料水ケトーシス

　糖を含む清涼飲料水を多飲することで高血糖になり, 血液中にケトン体が異常に増加する. ケトン体の蓄積(ケトーシス)によって, 血液が酸性に傾く(ケトアシドーシス). これは一般にペットボトル症候群とよばれる. 糖尿病の素因がある高度肥満者に生じやすい.

　高血糖によりブドウ糖毒性が起こり, インスリン抵抗性, インスリン分泌障害を惹起し, さらに高血糖になる悪循環となる. 軽度の場合もあるが, 重症化し死亡する例もある.

　治療は, 生理食塩水を主体にした輸液療法, およびインスリン持続静注であり, 血糖値が正常化するまでは注意を要する. 清涼飲料水を好んで摂取しやすい学童期には, 常飲を避けるよう指導することが重要である.

7) アフタ性口内炎, 口腔カンジダ症

　アフタ性口内炎は, 直径2〜10 mm程度の円形の境界明瞭な潰瘍が口腔内に発生するもので, その周囲に赤みや痛みを伴うことが多い. 孤立性アフタは, 1個〜数個だけ発生し, 早期に治癒する. ウイルス性アフタは, 潰瘍が多数でき, 口唇疱疹, 帯状疱疹, ヘルパンギーナ, 手足口病などが原因疾患である. ウイルス性アフタは, 発熱や痛み, 流涎, 摂食不能, 顎下リンパ節腫脹などを伴うことも多く, 食欲不振の原因になる.

　口腔カンジダ症は, 真菌であるカンジダの口腔内感染によって生じる疾患で, 鵞口瘡ともいわれる. 新生児期の生理反応として生じる場合が多く, 口腔粘膜表面に, 灰白色から乳白色の膜が点状, あるいは地図状に付着する. 新生児や乳幼児は母親の外陰カンジダ症や腟カンジダ症からの感染や, 不衛生な哺乳びんの使用, 乳首などからの感染がある. 治療は2%重曹水による洗口や, 必要に応じて抗真菌薬を使用する.

　アフタ性口内炎, 口腔カンジダ症ともに, 栄養面では水分摂取を十分行い, 脱水を予防する. 潰瘍に刺激とならないよう, 食品の温度に注意し, 酸味・塩味は避け, なめらかで飲み込みやすい食品を選ぶ.

● ケトン体
　脂肪酸やアミノ酸の不完全代謝物質である. 糖尿病患者では, インスリン作用の低下により糖代謝がうまく行われないと, 肝臓からケトン体が大量に産生され, ケトン体が血液中に蓄積される.

8）先天代謝異常 ●

ⓐフェニルケトン尿症

必須アミノ酸の１つであるフェニルアラニンを分解する酵素が先天的に欠損しているため，血中にフェニルアラニンが増加し，高フェニルアラニン血症を生じる．治療の基本はフェニルアラニンの摂取制限を基本とした食事療法である．しかしフェニルアラニンは必須アミノ酸であるので，必要最小限量は摂取する必要がある．乳児期にはフェニルアラニン除去粉乳を使用する．またエネルギー不足にならないように糖質を十分与える．

● 必須アミノ酸
⇨p.32 参照

ⓑガラクトース血症

糖の一種であるガラクトースを代謝する酵素を欠くために，ガラクトース血症を生じる．ガラクトースおよびガラクトースに変換しうる乳糖，乳糖を含む製品，乳製品の摂取を禁止する．

ⓒウイルソン病

常染色体劣性遺伝による先天性銅代謝異常症である．胆汁への銅の排泄障害および銅輸送たんぱくであるセルロプラスミンへの銅取り込みの障害を起こすため，摂取した銅が体内に蓄積し，肝臓，腎臓，脳などへの障害が生じる．治療の基本は銅の摂取制限である．また，血液を介して銅を尿中へ排泄する薬（キレート薬）を使用する．

ⓓ糖原病

でん粉多糖類であるグリコーゲン代謝に関与する酵素の先天的異常により，体内にグリコーゲンが蓄積する疾患である．蓄積する臓器によって肝型，筋型，全身型に分類される．

肝型糖原病は，食事中の糖質はでん粉類を主とし，甘味は果糖・しょ糖の代わりにぶどう糖を使用する．また低血糖を予防する必要がある．

ⓔ尿素サイクル異常症

たんぱく質が分解されるとアンモニアが生じるが，尿素サイクルの酵素異常のためにアンモニアが排泄されず，高アンモニア血症となる．その結果，意識障害，呼吸障害，栄養障害を起こす．

治療の基本は，低たんぱくと高エネルギーの食事療法である．排泄されない血中のアンモニアは，血液透析などで除去する．

（南里清一郎，當仲　香）

●演習問題

①子ども期の脱水症の原因をいくつかあげて，どのような栄養上のケアが必要か調べてみよう．

②肥満がある子どもに，栄養・食生活上の問題に関して，保護者向けの問診表と指導方法を作成してみよう．

第7章 特別な配慮を要する子どもの食と栄養

② アレルギーのある子どもへの対応

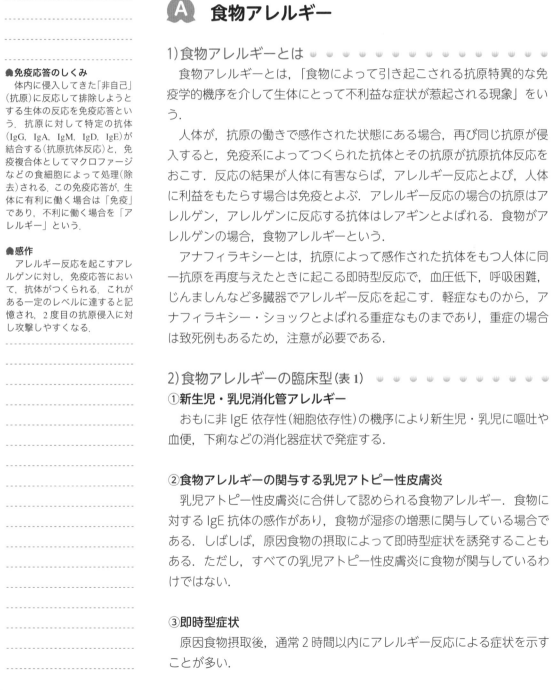

A 食物アレルギー

1) 食物アレルギーとは

食物アレルギーとは,「食物によって引き起こされる抗原特異的な免疫学的機序を介して生体にとって不利益な症状が惹起される現象」をいう.

人体が,抗原の働きで感作された状態にある場合,再び同じ抗原が侵入すると,免疫系によってつくられた抗体とその抗原が抗原抗体反応をおこす.反応の結果が人体に有害ならば,アレルギー反応とよび,人体に利益をもたらす場合は免疫とよぶ.アレルギー反応の場合の抗原はアレルゲン,アレルゲンに反応する抗体はレアギンとよばれる.食物がアレルゲンの場合,食物アレルギーという.

アナフィラキシーとは,抗原によって感作された抗体をもつ人体に同一抗原を再度与えたときに起こる即時型反応で,血圧低下,呼吸困難,じんましんなど多臓器でアレルギー反応を起こす.軽症なものから,アナフィラキシー・ショックとよばれる重症なものまであり,重症の場合は致死例もあるため,注意が必要である.

2) 食物アレルギーの臨床型 (表1)

①新生児・乳児消化管アレルギー

おもに非 IgE 依存性(細胞依存性)の機序により新生児・乳児に嘔吐や血便,下痢などの消化器症状で発症する.

②食物アレルギーの関与する乳児アトピー性皮膚炎

乳児アトピー性皮膚炎に合併して認められる食物アレルギー.食物に対する IgE 抗体の感作があり,食物が湿疹の増悪に関与している場合である.しばしば,原因食物の摂取によって即時型症状を誘発することもある.ただし,すべての乳児アトピー性皮膚炎に食物が関与しているわけではない.

③即時型症状

原因食物摂取後,通常2時間以内にアレルギー反応による症状を示すことが多い.

表1　食物アレルギーの臨床型

臨床型		発症年齢	頻度の高い食物	耐性獲得（寛解）	アナフィラキシーショックの可能性	食物アレルギーの機序
	新生児・乳児消化管アレルギー	新生児期乳児期	牛乳（乳児用調製粉乳）	多くは寛解	（±）	主に非 IgE 依存性
	食物アレルギーの関与する乳児アトピー性皮膚炎	乳児期	鶏卵，牛乳，小麦，大豆など	多くは寛解	（+）	主に IgE 依存性
	即時型症状（蕁麻疹，アナフィラキシーなど）	乳児期〜成人期	乳児〜幼児：鶏卵，牛乳，小麦，そば，魚類，ピーナッツなど　学童〜成人：甲殻類，魚類，小麦，果物類，そば，ピーナッツなど	鶏卵，牛乳，小麦，大豆などは寛解しやすい　その他は寛解しにくい	（++）	IgE 依存性
特殊型	食物依存性運動誘発アナフィラキシー（FDEIA）	学童期〜成人期	小麦，エビ，果物など	寛解しにくい	（+++）	IgE 依存性
	口腔アレルギー症候群（OAS）	幼児期〜成人期	果物・野菜など	寛解しにくい	（±）	IgE 依存性

（日本医療研究開発機構研究班　食物アレルギーの診療の手引き，2017）

表2　新規発症の原因食物（n＝2,764）

	0歳（1,356）	1，2歳（676）	3〜6歳（369）	7〜17歳（246）	≧18歳（117）
1	鶏卵 55.6%	鶏卵 34.5%	木の実類 32.5%	果物類 21.5%	甲殻類 17.1%
2	牛乳 27.3%	魚卵類 14.5%	魚卵類 14.9%	甲殻類 15.9%	小麦 16.2%
3	小麦 12.2%	木の実類 13.8%	落花生 12.7%	木の実類 14.6%	魚類 14.5%
4		牛乳 8.7%	果物類 9.8%	小麦 8.9%	果物類 12.8%
5		果物類 6.7%	鶏卵 6.0%	鶏卵 5.3%	大豆 9.4%

各年齢群ごとに 5% 以上を占めるものを上位第 5 位まで記載
（今井孝成，ほか．消費者庁「食物アレルギーに関連する食品表示に関する調査研究事業」平成 29（2017）年即時型食物アレルギー全国モニタリング調査結果報告　アレルギー．2020；**69**：701-705）

④食物依存性運動誘発アナフィラキシー

　原因食物を摂取後に運動することによってアナフィラキシーが誘発される病型．原因食物摂取から 2 時間以内に誘発されることが多い．感冒，睡眠不足，非ステロイド性抗炎症薬の使用，入浴なども発症の誘発因子となる．

　原因食物を摂取した場合は，食後最低 2 時間（可能なら 4 時間）は運動を避ける．

⑤口腔アレルギー症候群

　口唇・口腔・咽頭粘膜における IgE 抗体を介した即時型アレルギー症状を呈する病型．食物摂取直後から始まり，口唇・口腔・咽頭のかゆみ，イガイガ感，血管浮腫などをきたす．花粉-食物アレルギー症候群では生の果物や野菜の摂取による症状をきたすことが多い．

🌸**食物依存性運動誘発アナフィラキシー（food-dependent exercise-induced anaphylaxis：FDEIA）**

　特定の食べ物を食べてから 2〜3 時間以内に運動すると，アナフィラキシーになることがある．原因食物として，小麦，エビ，カニ，貝，果物が多い．アスピリン製剤の使用により誘発されやすくなる．

🌸**アレルギーマーチ**

　食物アレルギーの有症率は乳児期がもっとも高く，乳児期に発症する食物アレルギーの多くは乳児期のアトピー性皮膚炎を合併する．食物アレルギーは年齢が上がるにつれて自然と寛解し減少していくが，喘息やアレルギー性鼻炎を発症する場合も少なくなく，そのような現象を「アレルギーマーチ」とよぶ．

＊1 Ebisawa M, et al. J Allergy Clin Immunol 2010；**125**：AB215.
＊2 野田龍哉　食物アレルギー研究会会誌 2010；**10**：5-9.
＊3 今井孝成．日本小児科学会雑誌 2005；**109**：1117-22.
＊4 日本学校保健会 平成 25 年度学校生活における健康管理に関する調査 事業報告書．2014

- - - - - - - - - - - - - - - - -

● 食物経口負荷試験
　アレルギーが確定しているか疑われている食品を単回または複数回に分割して摂取させ，症状の有無を確認する検査．食物摂取に関連した誘発症状の詳細な病歴，基礎疾患，合併症，免疫学的検査データを参考にリスクを評価し，適切な総負荷量，実施時期および方法を決定する．症状の誘発があるかもしれない状況で行うため，数時間は持続的な観察が必要である．

● 耐性獲得
　食物アレルギーの耐性獲得とは，アレルゲンとなる食物に対する免疫学的不応答（免疫寛容）を獲得すること．

- - - - - - - - - - - - - - - - -

＊1 新生児-乳児消化管アレルギー診断治療指針．新生児-乳児アレルギー疾患研究会．2011

- - - - - - - - - - - - - - - - -

● エピペン®
　エピペン® はアナフィラキシーの補助治療を目的とした自己注射薬であり，保育所および学校において緊急の場に居合わせた関係者が，エピペン® を使用できない状況にある本人の代わりに注射することは医師法違反とはならない．
　エピペン® の有効成分はアドレナリン．体重 15 kg 以上 30 kg 未満は，0.15 mg 製剤，体重 30 kg 以上は 0.3 mg 製剤を使用する．

3) 食物アレルギーの有症率

　わが国における食物アレルギー有症率は，乳児が約 10%，3 歳児が約 5.0%[1]，保育所児が 5.1%[2]，学童以降が 1.3〜4.5%[3,4]といわれ，全年齢を通して，1〜2% 程度の有症率であると考えられている．

4) 食物アレルギーの原因 (表 2)

　子ども期は消化管における消化吸収能力や免疫力が未熟なため，食品中のたんぱく質が高分子のまま消化管から吸収され，それが抗原となり，食品に含まれるアミノ酸の一種であるヒスタミン，ビタミン B 複合体であるコリンなどが原因で過敏症状が出ることがある．

　乳児・幼児早期の即時型食物アレルギーのおもな原因である鶏卵，牛乳，小麦は，加齢とともに耐性を獲得する（3 歳までに 50%，学童までに 80〜90%）．学童から成人で新規発症する即時型の原因食物は甲殻類，小麦，果物，魚類，ソバ，ピーナッツが多く，耐性獲得の可能性は乳児発症に比べて低い．魚類アレルギーと間違いやすいアレルゲンとしてアニサキス，小麦アレルギーと間違いやすい病態としてダニの経口摂取（小麦粉中に発生したダニによる．お好み焼きによる報告が多い）によるアナフィラキシーなどがある．

　非即時型反応の機序は不明な点が多いが，細胞性免疫，すなわち抗原提示細胞，アレルゲン特異的リンパ球，好酸球，患部の上皮細胞らが関与して成立すると考えられている[1]．

5) 食物アレルギーの対応 (検査・治療・管理) (図 1, 図 2)

　抗原特異的 IgE 抗体検査（血液検査），皮膚プリックテスト，食物除去試験（食事日誌などからアレルゲンを推定する），食物経口負荷試験などを行ってアレルゲンを確定する．

　食物アレルギーの治療の原則は，正しい診断に基づいた「必要最小限」の原因食物の除去である．必要最小限の除去とは，
①食べると症状が誘発される食物だけを除去する．
②原因食物でも，症状が誘発されない "食べられる範囲" までは食べることができる．

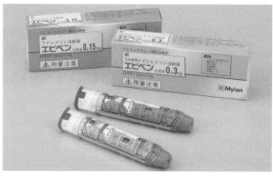
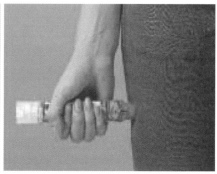

"食べられる範囲"の量を除去する必要はなく，むしろ"食べられる範囲"までは積極的に食べるように指示することが望ましい[*2].

*2 患者さんに接する施設の方々のための《2020 年改訂版》アレルギー疾患の手引き．日本アレルギー学会

B その他のアレルギー

1)アトピー性皮膚炎

かゆみを伴う皮膚の湿疹の増悪・寛解を慢性的に繰り返す．家族歴がある者や，IgE 抗体をつくりやすいアトピー体質の者に生じる．表皮の異常による皮膚の乾燥と，皮膚の生理学的機能であるバリアー機能の異常を伴い，さまざまな非特異的刺激反応および特異的アレルギー反応が関与している．乳児期の炎症は頭部に始まり，次第に顔面，体幹，手足

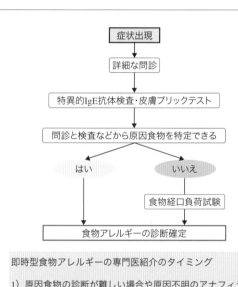

図1 食物アレルギー診断のフローチャート（即時型症状）

（日本医療研究開発機構研究班：食物アレルギーの診療の手引き，2017）

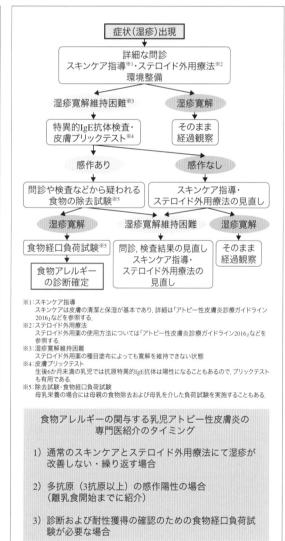

図2 食物アレルギー診断のフローチャート（食物アレルギーの関与する乳児アトピー性皮膚炎）

（日本医療研究開発機構研究班：食物アレルギーの診療の手引き，2017）

抗原の侵入を受けた生体が，その刺激でつくり出すたんぱく質の総称．抗体はおもに血液中や体液中に存在し，体内に侵入してきた細菌・ウイルスなどの微生物や，微生物に感染した細胞を抗原として認識して結合する．抗体が抗原へ結合すると，その抗原と抗体の複合体を白血球やマクロファージといった食細胞が認識・貪食して体内から除去するように働いたり，リンパ球などの免疫細胞が結合して免疫反応を引き起こしたりする．抗体はIgG，IgM，IgA，IgD，IgEの5種類（アイソタイプ）に分類され，生体内の分布や機能が異なる．

IgG
血中に最も多い抗体アイソタイプであり，母親から移行したIgGは生後1週間，血中や組織中に広く分布し，生体防御を担う．

IgA
血清，鼻汁，唾液，母乳中，腸液に分布する．母乳は新生児の消化管を細菌・ウイルス感染から守る（母子免疫）．

IgM
生体防御（免疫）の初期を司っている．血中に分布する．

IgD
抗体産生の誘導に関与する．

IgE
寄生虫に対する免疫反応に関与していると考えられるが，最近では，花粉症などのアレルギーに重要であることが知られている．
⇨p.71 も参照

に広がる．幼児期から学童期には，関節の内側を中心に発症し，耳介の下部が裂けるような症状（耳切れ）を呈する．思春期以降は広範囲に乾いた慢性湿疹の症状を呈する．

皮膚の保湿を行うことや，物理的・化学的刺激を避けることなどが重要である．入浴，シャワー浴により皮膚を清潔に保つ，室内の清掃を行き届かせ適温・適湿の環境をつくる，規則正しい生活を送り暴飲・暴食は避ける，刺激の少ない衣服を着用する，爪は短く切り掻破による皮膚傷害を避ける，細菌・真菌・ウイルス性皮膚感染症を生じやすいので皮膚をよい状態に保つ，などを指導する．

食品の摂取によってアトピー性皮膚炎が増悪する場合は，食物アレルギー治療に準じる．

2) 小児気管支喘息

発作性に笛声喘鳴（ヒューヒュー，ゼイゼイ）を伴う呼吸困難を繰り返す疾患である．呼吸困難は自然ないし治療により軽快，治癒することもあるが，ごくまれに致死的である．

小児気管支喘息は，気道の粘膜，筋層にわたる可逆性の狭窄性病変と，持続性炎症および初期変化が病態である．気道が過敏となり，種々の刺激により気道が閉塞し喘息発作が起こる．

早期治療介入としては，第1段階として積極的に環境整備を行い，予防内服を行い発作を防ぐ．第2段階として，喘息発症早期から吸入ステロイド薬による治療を行う．日常生活から，アレルゲン（ダニ，ほこり，ペット，カビなど），刺激物質（タバコ，花火，線香，排気ガスなど）などの除去を行う．発作時には気管支拡張薬やステロイド薬の使用，点滴療法などを行う．

咳や痰が続くと，口腔内および気管支の水分が失われるため，ある程度咳が治まったら水分摂取を十分行う．咽頭を刺激すると咳を誘発するため，冷たい食品や酸味の強い食品は避け，消化のよい食品を少量ずつ摂取する．また，運動後5〜10分で肺機能が低下し，喘鳴，呼吸困難が起こることがある（運動誘発性喘息）．学童期には，主治医の診断や対処法を学校に伝えておくことが必要である．

（南里清一郎，當仲　香）

●演習問題

①食物アレルギーがある子どもに対する問診票を作成してみよう．
②アナフィラキシー・ショックの症状をまとめてみよう．

3 障害のある子どもへの対応

A 障害のある子どもの栄養・食生活

1) 障害とは

ⓐ障害者の定義

障害者基本法第2条によれば,「この法律で言う『障害者』とは,身体障害,知的障害又は精神障害(発達障害を含む)その他の心身の機能の障害(以下『障害』と総称する)がある者であつて,障害及び社会的障壁により,継続的に日常生活または社会生活に相当な制限を受ける状態にある者をいう」とされる.

世界保健機関(WHO)では,国際障害者年〔1981(昭和56)年〕の前年,「機能障害・能力障害・社会的不利の国際分類」(ICIDH, 1980)を刊行した.この分類によれば,障害は疾病ではなく,疾病・変調・傷害といった健康状態の変化によって機能障害が起こり,それによって能力に障害がもたらされ,その結果社会的に不利益を被るものと定義される.

その後,単に心身機能の障害による生活機能の障害を分類するという考え方でなく,生活機能という人間を総合的に捉えた観点からの分類として,活動や参加,特に環境因子というところに大きく光が当てられ,平成13年(2001年)5月に国際生活機能分類(ICF: International Classification of Functioning, Disability and Health)が,ICIDHの改訂版であるものの,ICDの補助的な分類でなくICDと同格の分類として第54回WHO総会で採択された.

ⓑ障害の種類

障害は,生まれつき何らかの原因によって障害をもった先天性のものと,出生後に病気や事故によって障害をもった後天性のものに分けられる.また,状態としては,身体の機能に何らかの支障をもつ身体障害,知的な能力に遅れを認める知的障害,そのほかに視覚障害,聴覚障害,言語障害などがあげられる.

2) 小児期の摂食機能に影響を与える代表的な基礎疾患

障害をもつ子どもたちの栄養管理,食生活に大きくかかわるのは,摂食・嚥下機能の発達状況である.以下に,摂食・嚥下機能に影響を及ぼす代表的な疾患について解説する.

ⓐ脳性麻痺

　脳性麻痺は「受胎から新生児期までに生じた，脳の非進行性病変に基づく，永続的な，しかし変化しうる運動および姿勢の異常である」と定義されている．脳性麻痺は，小児期の摂食・嚥下障害をきたすもっとも重要な疾患であるが，さまざまな中枢神経疾患によって起こるため，機能障害の度合いには個々に違いがある．

　筋緊張の亢進や協調運動の障害により，咀嚼や嚥下といった摂食機能が障害される．また，姿勢の異常も認めるため，食事のときの姿勢のコントロールも重要である．疲れやすく，無理をすると誤嚥につながるため，十分な量を経口で摂取することが難しい場合も少なくない．

ⓑダウン症候群

　常染色体異常によって生じる症候群である．21番染色体の過剰によるもので，常染色体異常のなかでもっとも多い疾患である．

　特徴的な顔貌，さまざまな奇形をもち，筋緊張が低く精神発達遅滞を認める．巨舌や口腔内の形態にも特徴があり，摂食・嚥下機能の発達に遅れを認める．適切な摂食指導を早期から行い，丸飲み込み，早食い，食べ過ぎなどの悪習慣を防ぐことで，将来の肥満を予防できると考えられる．

ⓒ口唇裂，口蓋裂

　口唇や口蓋が形成される，胎生期における癒合不全によって起こる．哺乳や摂食・嚥下，発音にも影響が出る場合があり，時期をみて形成術が行われる．手術前の乳児期に，哺乳に影響がある場合には，各種の補助用乳首が開発されている．

ⓓピエール・ロバン症候群，トリーチャー・コリンズ症候群

　先天性の形成異常により，下顎の変形や舌根沈下のため気道閉塞が起こりやすい．また呼吸障害や形態的・機能的障害により，哺乳障害がよくみられるとともに，舌や顎の動きが悪く吸啜も弱い．乳児期後半になると改善することも多く，哺乳障害が強くても，離乳食以降は順調に進むことがある．

ⓔフロッピーインファント

　全身の筋緊張低下を認める乳児の総称．原因として染色体異常，筋疾患，代謝異常症などの疾患が含まれる．低緊張により顎の動きや嚥下運動が緩慢になる．体幹や頭部，顎の保持が悪いため，食事のときの姿勢の保持に注意する必要がある．口腔機能に合わない食形態で無理に食事を進めると，丸飲み込みにつながり，危険である．

ⓕ筋疾患

　筋緊張の低下，筋力低下を認め，疾患の進行とともに呼吸障害，嚥下障害が起こる．姿勢維持や咀嚼の力の低下に合わせた介助が必要となる．

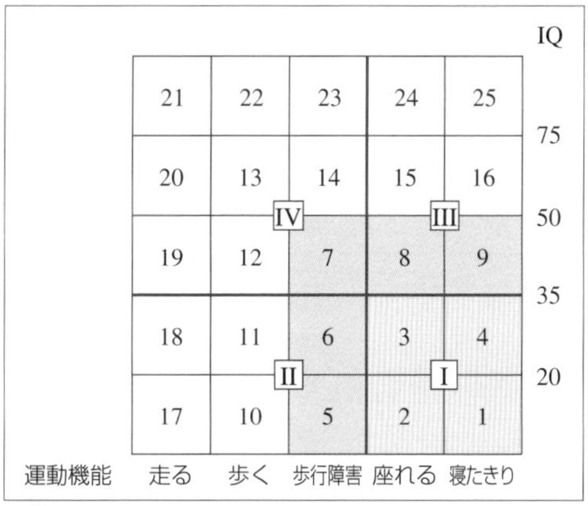

図1　大島分類

5, 6, 7, 8, 9 は重症心身障害児の定義にはあてはまりにくいが,
　①絶えず医学的管理下に置くべきもの
　②障害の状態が進行的と思われるもの
　③合併症があるもの
が多く, 周辺児とよばれている

⑧発達障害

　脳の機能的な異常により, コミュニケーション能力の発達に遅れを認め, 社会性に問題をもつ. 認知発達・微細運動発達の遅れや感覚過敏を伴い, 偏食, 口腔機能発達の遅れにつながることが少なくない. 食事のときは音を静かにし, 映像や飾りなどの目に入る刺激をできる限り少なくし落ち着いた環境とする. 本人のよいところを褒めたり励ましたりしながら, 苦手な食材も時折混ぜ, 好みの偏りを弱める取り組みが必要である.

ⓗ重症心身障害児

　重度の知的障害と身体障害を併せもつ. 呼吸器疾患や消化器疾患の合併症や, 筋緊張の変動や側彎など体の変形, てんかんの合併も多く, 摂食・嚥下障害, 誤嚥により, 経口摂取が難しい場合も少なくない. 姿勢の保持に対する介助, 口腔機能に合った形態の食事を提供し, 喫食状況や体重の変化を確認して栄養評価を行い, 低栄養状態に陥らないように栄養法を工夫する必要がある. 食事に際しては, 時間がかかり過ぎると疲労して負担となるため, おおむね30分以上にならないように心がけるべきである.

3)障害児の栄養評価と栄養給与量

　通常, 栄養状態は身長と体重のバランス〔ローレル指数やBMI(body mass index)〕や体脂肪率といった指標で評価されるが, 障害児においては, 身体計測や体脂肪率の測定が困難な場合が少なくない. 一般に, BMI〔＝体重(kg)÷身長(m)^2〕の成人における標準値は22とされているが, 小児では15〜18が目安である.

　エネルギー必要量の基準を考える際, 小児では,

♣大島分類
　状態像を表すのに大島分類(図1)がよく知られており, 1, 2, 3, 4 を重症心身障害とする.

♣カウプ指数
　3か月以上の乳幼児では, BMI指数と同じ数式〔体重(kg)÷身長(m)^2〕によって得られる値をカウプ指数といい, 年齢によって正常値に幅がある. 乳児16〜18, 幼児期は1歳で15.5〜17.5, 満4, 5歳で14.5〜16.5程度が目安となる.

表1 基礎代謝基準値と基礎代謝量

年齢 （歳）	男性			女性（妊婦，授乳婦を除く）		
	基礎代謝 基準値 （kcal/kg/日）	基準体重 （kg）	基準体重での 基礎代謝量 （kcal/日）	基礎代謝 基準値 （kcal/kg/日）	基準体重 （kg）	基準体重での 基礎代謝量 （kcal/日）
1〜2	61.0	11.5	700	59.7	11.0	660
3〜5	54.8	16.5	900	52.2	16.1	840
6〜7	44.3	22.2	980	41.9	21.9	920
8〜9	40.8	28.0	1,140	38.3	27.4	1,050
10〜11	37.4	35.6	1,330	34.8	36.3	1,260
12〜14	31.0	49.0	1,520	29.6	47.5	1,410
15〜17	27.0	59.7	1,610	25.3	51.9	1,310
18〜29	23.7	64.5	1,530	22.1	50.3	1,110
30〜49	22.5	68.1	1,530	21.9	53.0	1,160
50〜64	21.8	68.0	1,480	20.7	53.8	1,110
65〜74	21.6	65.0	1,400	20.7	52.1	1,080
75以上	21.5	59.6	1,280	20.7	48.8	1,010

〔厚生労働省：日本人の食事摂取基準（2020年版），2020〕

♠**エネルギー蓄積量**
　成長期の子どもにおける，体の成長分に相当するエネルギー．

♠**摂食の5段階**
①先行期：これから食べようとする食物を認知，決定，その性状などを予測する（随意運動）．
②準備期：捕食して食塊を形成する（随意運動）．
③口腔期：口を閉じて圧力をかけ，食塊を喉の奥（咽頭）へ送り込む（随意運動）．
④咽頭期：食塊は反射的に喉の奥へ送られ，食道へ至る（不随意運動）．
⑤食道期：食塊は食道を通って胃へと送られる（不随意運動）．

$$エネルギー必要量（E）＝基礎代謝量（basal\ metabolic\ rate：BMR）$$
$$×活動係数（A）＋エネルギー蓄積量（\alpha）$$

とされている．小児の基礎代謝量は，5年ごとに改定される「日本人の食事摂取基準」が定める体重当たりの基礎代謝量（基礎代謝基準値）を使用して算出する（表1）．その際の体重は，通常は現状の体重を使用するが，やせ過ぎや太り過ぎの場合は目標体重を使用する．しかし，寝たきりの重症心身障害のある子どもと，発達障害のある動きの激しい子どもとではエネルギー必要量も異なり，さらに寝たきりの子どもでも，緊張の激しい子どもと筋疾患などで低緊張の子どもでは大きな違いがある．

　このように，障害のある子どもは個人の状況によって差が大きく，一律に年齢や体重によってエネルギー必要量を決めることができない．臨床的特徴から，通常よりもエネルギーの消費が多いと考えられる群，少ないと考えられる群，中間的な群に分けて活動係数を変更する必要がある．

　いったんエネルギー必要量を決めても，実際に投与してみた後，栄養指標（体重や血液検査の値）の経過を追って，係数を変更していく必要がある．さらに，体調を崩したときや，手術を受けたりけがを負ったりといったストレスがある状況の下では，さらに考慮が必要である．

Ⓑ 障害児の食生活への対応

1）摂食・嚥下機能の発達とその障害（図2，3，表2）●●●●●

　正常な発達をしている小児においては，3歳ごろまでに摂食機能を獲得する．しかし障害をもつ小児の多くは，その時期までに何らかの障害を抱え，摂食・嚥下機能の発達遅滞をきたし，食生活に影響が出る．

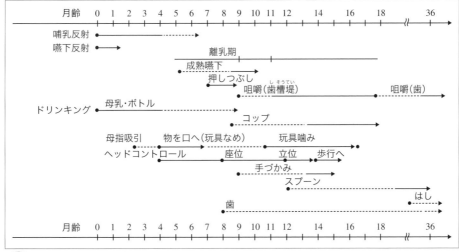

図2　摂食・嚥下機能発達の概要

(向井美惠：正常摂食機能の発達．金子芳洋(編)，食べる機能の障害　その考え方とリハビリテーション．医歯薬出版，1987
より引用改変)

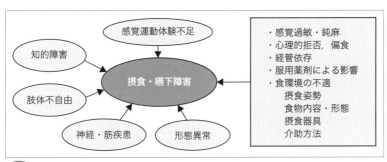

図3　摂食障害に影響を与える因子

肢体不自由をはじめとする全身の障害，および障害を修飾する因子が摂食・嚥下障害にかか
わっている．

(金子芳洋：心身障害児における摂食機能の異常．金子芳洋(編)，食べる機能の障害　その考え方とリハ
ビリテーション．医歯薬出版，1987 より引用改変)

表2　小児の摂食・嚥下にかかわる機能発達の特徴と機能不全の症状

	発達の特徴	障害されたときの症状
①経口摂取準備期	哺乳反射，指しゃぶり，玩具なめ，舌突出など	拒食，過敏，接触拒否，誤嚥原始反射の残存など
②嚥下獲得期	下唇の内転，舌尖の固定，舌の蠕動様運動での食塊移送など	むせ，乳児嚥下，逆嚥下，食塊形成不全，流涎など
③捕食獲得期	顎・口唇の随意的閉鎖，上唇での取り込み(擦り取り)など	こぼし(口唇からのもれ)，過開口，舌突出，スプーン噛みなど
④押しつぶし期	口角の水平の動き(左右対照)，舌尖の口蓋皺襞への押しつけなど	丸飲み(軟性食品)，舌突出，食塊形成不全(唾液との混和不全)など
⑤すりつぶし期	口角の引き(左右非対称)，頬と口唇の協調運動，顎の偏位など	丸飲み(硬性食品)，口角からのもれ，処理時の口唇閉鎖不全など

(才藤栄一，向井美惠(監修)：摂食・嚥下リハビリテーション第2版．医歯薬出版，2007)

ⓐ固形物の摂取機能発達とその障害

①経口摂取の準備

新生児は反射的に乳首を探索し，口に含んで吸啜する．この反射が消失し，首がしっかりすわることによって，随意的に食物を摂取できるようになる．また，口腔領域の感覚刺激の経験が積まれないと，過敏なままで食物そのものや食具との接触拒否や拒食につながる．

②嚥下機能の発達

乳児は，乳首をくわえ，反射的に舌を上下運動で上顎に押しつけて吸啜する．固形物を嚥下するためには，食塊を形成し，口を閉じて口腔内に圧力をかけ(陰圧)，咽頭へ送り込む必要がある．食塊の咽頭部への圧触覚刺激により嚥下反射が誘発され，食道に送り込まれる．哺乳のための原始反射が残存しているために，食物を処理するための随意的な動きを阻害していたり，感覚が過敏な状態のままであるために，顔をやや上向きにして舌を突出させ，喉の奥を開いて落とし込むような飲み込み方(乳児様嚥下)が続き，正常な嚥下が獲得できない場合もある．

③捕食

通常は口唇を閉じて食物を取り込むが，口唇に過敏があったり，口唇を閉じる動きがうまくコントロールできないと，舌が突出したり，過開口となったりしてうまく取り込めない．

④押しつぶし

最初は舌の動きは上下の動きのみで，食物を上顎に押しつけて押しつぶして処理することしかできない．

⑤すりつぶし

徐々に舌を左右に動かして臼歯に食物を運んだり，顎を回転させるように複雑に動かしたりできるようになると，臼歯で硬いものをすりつぶせるようになる．飲み込む前には，舌を上下左右に動かし，食物と唾液を混ぜ合わせてひとまとまり(食塊)にすることが必要である．

ⓑ食の自立に関わる動きの発達とその障害

①自食準備

自食するためには，姿勢を保持するための粗大運動機能，食具を操作するための手指の微細運動，食物を口にもっていくための手と口の協調運動の発達が必要である．自食を促す前に，介助下で咀嚼までの機能が獲得されていることが必要である．とくに捕食の機能が獲得されていることは絶対に必要であり，そのうえで上肢，手指の動きを訓練することにより，手づかみ食べへとつながっていく．

②手づかみ食べ

食物を手でつかんで口に運び，捕食する一連の動作である．はじめは手をうまく操作できないため，食物をもった手に向かって頸(くび)を回旋させて口から食物を迎えにいくといった様子になる．手指もうまく使えないため，最後は手を開いて手のひらで食物を口の中に押し込むようにして捕食する．上手になるに従い，顔が正面を向いたまま，手で口の中央に

食物を運ぶことができるようになる．指が口腔内に入らずに，口唇で捕食できるようになることも重要である．前歯で噛み切る動作は，最初はうまく噛み切れずに引きちぎるようにしなってしまう．しかし経験を重ねることにより噛み切ることができるようになり，前歯で受ける感覚から，硬さに応じて臼歯で噛む力をつけることもできる．また，噛み切る動きを繰り返すことによって，口腔内の感覚で一口量を覚えることができる．

③食具食べ

食具を使っての捕食動作の発達は，基本的には手づかみ食べの発達と同様の過程を経る．食具の使用を促す前に，手づかみ食べでの手と口の協調運動が十分獲得されていることが必要である．最初は手づかみ食べのときと同様，顔が横に向いて手にもったスプーンのほうに向かい，口から食物を迎えにいく．徐々に肘が身体から離れて腕が大きく使えるようになり，スプーンの先が真っ直ぐ口の中央に入ってくるようになる．食具の種類は，スプーン，フォーク，はしの順で練習するが，スプーンから上手に口唇で食物を取り込むことができないうちにフォークを与えると，食物を簡単に口に運ぶことはできるが，口唇ではさんで食物を取り込む動作の獲得が阻害されるので注意が必要である．障害のために食具を把持する力が足りない場合は，スプーンの握りを太くしたり，上肢に運動制限があって口元まで十分に運べない場合は，スプーンの頸部を曲げて届きやすくするといった工夫をこらした商品も開発されている．

2）口腔機能に合った食形態と食事の与え方　● ● ● ● ● ● ● ●

口腔機能に合わせた食形態の食事を摂取することは，安全においしく食事を楽しむために必要不可欠である．

ⓐペースト状，マッシュ状

舌の動きが前後のみで，十分に押しつぶせない場合．

ⓑソフト（軟固形）食，軟菜

押しつぶしができるようになると，滑らかで，形のあるものが処理できるようになる（ヨーグルト，プリンなど）．

ⓒ完了食

舌を左右に動かして臼歯の上へもっていくことができ，臼歯で咀嚼ができ，食物を舌で唾液と混ぜ合わせ，食塊をつくることができるようになると，ほぼ，通常の食事に近いものを摂取できるようになる．ただし口腔機能が未発達なうちは，水分には増粘剤でとろみをつける必要がある．近年では，増粘多糖類を使った増粘剤が普及してきており，味の変化もなく，手軽にとろみをつけることができるようになっている．

ⓓ刻み食

刻み食は口の中でばらけてしまうので，食塊を形成する力がつくまでは滑らかなソフト食を与える必要がある．あんやソースなどをかけるといった工夫をすると食べやすくなる．

🔺食形態の目安
・ペースト状：なめらかで粒がなく，スプーンですくって傾けるとゆっくり流れ落ちる程度のとろみ
・マッシュ状：ペースト状よりもう少し水分が少なくマッシュポテトのイメージ
・ソフト食：なめらかな固形で，指で簡単に押しつぶせる固さが目安

3) 精神・心理的な要因による摂食障害とその対応 ● ● ● ● ● ●

　摂食障害のある子どもについては，二次的に精神・心理的要因が生じている可能性を念頭におくことが必要である．長期にわたって経管栄養のみで管理を受けてきた場合，注入での栄養で満足してしまい，経口で摂取した食物を飲み込もうとしないケースや，摂食機能は十分に獲得しているにもかかわらず，空腹になるとチューブを指して注入を要求するようなケースもある．摂食機能が未発達な時期に，口腔機能に合っていない食形態の食物を無理に摂取し，むせたり嘔吐したりといった経験をしたことで，食事を拒否するようになったケースもある．本来，食事は人間にとってもっとも基本的な欲求である．単なるエネルギーや栄養素の補給だけではなく，味や見た目，香りを楽しみ，他人とのコミュニケーションを楽しむ場でもあることを常に意識して接するべきである．

（上石晶子）

●演習問題

・使いやすく，食べやすく工夫された食具にはどのような物があるか．

●参考図書

　日本摂食嚥下リハビリテーション学会：第6分野　小児の摂食・嚥下障害──日本摂食・嚥下リハビリテーション学会eラーニング対応．医歯薬出版，2010

 健康づくりのための食生活指針について

（平成 28 年 6 月一部改正．文部省決定，厚生省決定，農林水産省決定）

○食事を楽しみましょう．
　（食生活指針の実践のために）
・毎日の食事で，健康寿命をのばしましょう．
・おいしい食事を，味わいながらよく噛んで食べましょう．
・家族の団らんや人との交流を大切に，また，食事づくりに参加しましょう．
○ 1 日の食事のリズムから，健やかな生活リズムを．
　（食生活指針の実践のために）
・朝食で，いきいきした 1 日を始めましょう．
・夜食や間食はとりすぎないようにしましょう．
・飲酒はほどほどにしましょう．
○適度な運動とバランスのよい食事で，適正体重の維持を．
　（食生活指針の実践のために）
・普段から体重を量り食事量に気をつけましょう．
・普段から意識して身体を動かすようにしましょう．
・無理な減量はやめましょう．
・特に若年女性のやせ，高齢者の低栄養にも気をつけましょう．
○主食，主菜，副菜を基本に，食事のバランスを．
　（食生活指針の実践のために）
・多様な食品を組み合わせましょう．
・調理方法が偏らないようにしましょう．
・手作りと外食や加工食品・調理食品を上手に組み合わせましょう
○ごはんなどの穀類をしっかりと．
　（食生活指針の実践のために）
・穀類を毎食とって，糖質からのエネルギー摂取を適正に保ちましょう．
・日本の気候・風土に適している米などの穀類を利用しましょう．
○野菜・果物，牛乳・乳製品，豆類，魚なども組み合わせて．
　（食生活指針の実践のために）
・たっぷり野菜と毎日の果物で，ビタミン，ミネラル，食物繊維をとりましょう．

・牛乳・乳製品，緑黄色野菜，豆類，小魚などで，カルシウムを十分にとりましょう．
○食塩や脂肪は控えめに．脂肪は質と量を考えて．
　（食生活指針の実践のために）
・食塩の多い食品を控えめにしましょう．食塩摂取量の目標値は，男性で 1 日 8 ｇ未満，女性で 7 ｇ未満とされています．
・動物，植物，魚由来の脂肪をバランスよくとりましょう．
・栄養成分表示を見て，食品や外食を選ぶ習慣を身につけましょう．
○日本の食文化や地域の産物を活かし，郷土の味の継承を．
　（食生活指針の実践のために）
・「和食」をはじめとした日本の食文化を大切にして，日々の食生活に活かしましょう．
・地域の産物や旬の素材を使うとともに，行事食を取り入れながら，自然の恵みや四季の変化を楽しみましょう．
・食材に関する知識や料理技術を身につけましょう．
・地域や家庭で受け継がれてきた料理や作法を伝えていきましょう．
○食料資源を大切に，無駄や廃棄の少ない生活を．
　（食生活指針の実践のために）
・調理や保存を上手にして，食べ残しのない適量を心がけましょう．
・賞味期限や消費期限を考えて利用しましょう．
○自分たちの食生活を見直してみましょう．
　（食生活指針の実践のために）
・子どものころから，食生活を大切にしましょう．
・家庭や学校，地域で，食品の安全性を含めた「食」に関する知識や理解を深め，望ましい習慣を身につけましょう．
・家族や仲間と，食生活を考えたり，話し合ったりしてみましょう．
・自分の健康目標をつくり，よりよい食生活を目指しましょう．

（厚生労働省：食生活指針．2016 より引用）

食育の推進について

1) 食育基本法

（平成 17 年 6 月 17 日法律第 63 号）

（最終改正：平成 27 年 9 月 11 日法律第 66 号）

　21 世紀における我が国の発展のためには，子どもたちが健全な心と身体を培い，未来や国際社会に向かって羽ばたくことができるようにするとともに，すべての国民が心身の健康を確保し，生涯にわたって生き生きと暮らすことができるようにすることが大切である．

　子どもたちが豊かな人間性をはぐくみ，生きる力を身に付けていくためには，何よりも「食」が重要である．今，改めて，食育を，生きる上での基本であって，知育，徳育及び体育の基礎となるべきものと位置付けるとともに，様々な経験を通じて「食」に関する知識と「食」を選択する力を習得し，健全な食生活を実践することができる人間を育てる食育を推進することが求められている．もとより，食育はあらゆる世代の国民に必要なものであるが，子どもたちに対する食育は，心身の成長及び人格の形成に大きな影響を及ぼし，生涯にわたって健全な心と身体を培い豊かな人間性をはぐくんでいく基礎となるものである．

　一方，社会経済情勢がめまぐるしく変化し，日々忙しい生活を送る中で，人々は，毎日の「食」の大切さを忘れがちである．国民の食生活においては，栄養の偏り，不規則な食事，肥満や生活習慣病の増加，過度の痩身志向などの問題に加え，新たな「食」の安全上の問題や，「食」の海外への依存の問題が生じており，「食」に関する情報が社会に氾濫する中で，人々は，食生活の改善の面からも，「食」の安全の確保の面からも，自ら「食」のあり方を学ぶことが求められている．また，豊かな緑と水に恵まれた自然の下で先人からはぐくまれてきた，地域の多様性と豊かな味覚や文化の香りあふれる日本の「食」が失われる危機にある．

　こうした「食」をめぐる環境の変化の中で，国民の「食」に関する考え方を育て，健全な食生活を実現することが求められるとともに，都市と農山漁村の共生・対流を進め，「食」に関する消費者と生産者との信頼関係を構築して，地域社会の活性化，豊かな食文化の継承及び発展，環境と調和のとれた食料の生産及び消費の推進並びに食料自給率の向上に寄与することが期待されている．

　国民一人一人が「食」について改めて意識を高め，自然の恩恵や「食」に関わる人々の様々な活動への感謝の念や理解を深めつつ，「食」に関して信頼できる情報に基づく適切な判断を行う能力を身に付けることによって，心身の健康を増進する健全な食生活を実践するために，今こそ，家庭，学校，保育所，地域等を中心に，国民運動として，食育の推進に取り組んでいくことが，我々に

課せられている課題である．さらに，食育の推進に関する我が国の取組が，海外との交流等を通じて食育に関して国際的に貢献することにつながることも期待される．

　ここに，食育について，基本理念を明らかにしてその方向性を示し，国，地方公共団体及び国民の食育の推進に関する取組を総合的かつ計画的に推進するため，この法律を制定する．

第 1 章　総則

（目的）

第 1 条　この法律は，近年における国民の食生活をめぐる環境の変化に伴い，国民が生涯にわたって健全な心身を培い，豊かな人間性をはぐくむための食育を推進することが緊要な課題となっていることにかんがみ，食育に関し，基本理念を定め，及び国，地方公共団体等の責務を明らかにするとともに，食育に関する施策の基本となる事項を定めることにより，食育に関する施策を総合的かつ計画的に推進し，もって現在及び将来にわたる健康で文化的な国民の生活と豊かで活力ある社会の実現に寄与することを目的とする．

（国民の心身の健康の増進と豊かな人間形成）

第 2 条　食育は，食に関する適切な判断力を養い，生涯にわたって健全な食生活を実現することにより，国民の心身の健康の増進と豊かな人間形成に資することを旨として，行われなければならない．

（食に関する感謝の念と理解）

第 3 条　食育の推進に当たっては，国民の食生活が，自然の恩恵の上に成り立っており，また，食に関わる人々の様々な活動に支えられていることについて，感謝の念や理解が深まるよう配慮されなければならない．

（食育推進運動の展開）

第 4 条　食育を推進するための活動は，国民，民間団体等の自発的意思を尊重し，地域の特性に配慮し，地域住民その他の社会を構成する多様な主体の参加と協力を得るものとするとともに，その連携を図りつつ，あまねく全国において展開されなければならない．

（子どもの食育における保護者，教育関係者等の役割）

第 5 条　食育は，父母その他の保護者にあっては，家庭が食育において重要な役割を有していることを認識するとともに，子どもの教育，保育等を行う者にあっては，教育，保育等における食育の重要性を十分自覚し，積極的に子どもの食育の推進に関する活動に取り組むこととなるよう，行われなければならない．

（食に関する体験活動と食育推進活動の実践）

第 6 条　食育は，広く国民が家庭，学校，保育所，地域その他のあらゆる機会とあらゆる場所を利用して，食

料の生産から消費等に至るまでの食に関する様々な体験活動を行うとともに，自ら食育の推進のための活動を実践することにより，食に関する理解を深めることを旨として，行われなければならない．

（伝統的な食文化，環境と調和した生産等への配慮及び農山漁村の活性化と食料自給率の向上への貢献）

第7条 食育は，我が国の伝統のある優れた食文化，地域の特性を生かした食生活，環境と調和のとれた食料の生産とその消費等に配意し，我が国の食料の需要及び供給の状況についての国民の理解を深めるとともに，食料の生産者と消費者との交流等を図ることにより，農山漁村の活性化と我が国の食料自給率の向上に資するよう，推進されなければならない．

（食品の安全性の確保等における食育の役割）

第8条 食育は，食品の安全性が確保され安心して消費できることが健全な食生活の基礎であることにかんがみ，食品の安全性をはじめとする食に関する幅広い情報の提供及びこれについての意見交換が，食に関する知識と理解を深め，国民の適切な食生活の実践に資することを旨として，国際的な連携を図りつつ積極的に行われなければならない．

（国の責務）

第9条 国は，第2条から前条までに定める食育に関する基本理念（以下「基本理念」という.）にのっとり，食育の推進に関する施策を総合的かつ計画的に策定し，及び実施する責務を有する．

（地方公共団体の責務）

第10条 地方公共団体は，基本理念にのっとり，食育の推進に関し，国との連携を図りつつ，その地方公共団体の区域の特性を生かした自主的な施策を策定し，及び実施する責務を有する．

（教育関係者等及び農林漁業者等の責務）

第11条 教育並びに保育，介護その他の社会福祉，医療及び保健（以下「教育等」という.）に関する職務に従事する者並びに教育等に関する関係機関及び関係団体（以下「教育関係者等」という.）は，食に関する関心及び理解の増進に果たすべき重要な役割にかんがみ，基本理念にのっとり，あらゆる機会とあらゆる場所を利用して，積極的に食育を推進するよう努めるとともに，他の者の行う食育の推進に関する活動に協力するよう努めるものとする．

2 農林漁業者及び農林漁業に関する団体（以下「農林漁業者等」という.）は，農林漁業に関する体験活動等が食に関する国民の関心及び理解を増進する上で重要な意義を有することにかんがみ,基本理念にのっとり，農林漁業に関する多様な体験の機会を積極的に提供し，自然の恩恵と食に関わる人々の活動の重要性について，国民の理解が深まるよう努めるとともに，教育関係者等と相互に連携して食育の推進に関する活動を行うよう努めるものとする．

（食品関連事業者等の責務）

第12条 食品の製造，加工，流通，販売又は食事の提供を行う事業者及びその組織する団体（以下「食品関連事業者等」という.）は，基本理念にのっとり，その事業活動に関し，自主的かつ積極的に食育の推進に自ら努めるとともに，国又は地方公共団体が実施する食育の推進に関する施策その他の食育の推進に関する活動に協力するよう努めるものとする．

（国民の責務）

第13条 国民は，家庭，学校，保育所，地域その他の社会のあらゆる分野において，基本理念にのっとり，生涯にわたり健全な食生活の実現に自ら努めるとともに，食育の推進に寄与するよう努めるものとする．

（法制上の措置等）

第14条 政府は，食育の推進に関する施策を実施するため必要な法制上又は財政上の措置その他の措置を講じなければならない．

（年次報告）

第15条 政府は，毎年，国会に，政府が食育の推進に関して講じた施策に関する報告書を提出しなければならない．

第2章　食育推進基本計画等

（食育推進基本計画）

第16条 食育推進会議は，食育の推進に関する施策の総合的かつ計画的な推進を図るため，食育推進基本計画を作成するものとする．

2 食育推進基本計画は，次に掲げる事項について定めるものとする．

　一 食育の推進に関する施策についての基本的な方針

　二 食育の推進の目標に関する事項

　三 国民等の行う自発的な食育推進活動等の総合的な促進に関する事項

　四 前3号に掲げるもののほか，食育の推進に関する施策を総合的かつ計画的に推進するために必要な事項

3 食育推進会議は，第1項の規定により食育推進基本計画を作成したときは，速やかにこれを農林水産大臣に報告し，及び関係行政機関の長に通知するとともに，その要旨を公表しなければならない．

4 前項の規定は，食育推進基本計画の変更について準用する．

（都道府県食育推進計画）

第17条 都道府県は，食育推進基本計画を基本として，当該都道府県の区域内における食育の推進に関する施策についての計画（以下「都道府県食育推進計画」という.）を作成するよう努めなければならない．

2 都道府県（都道府県食育推進会議が置かれている都道府県にあっては，都道府県食育推進会議）は，都道府県食育推進計画を作成し，又は変更したときは，速やかに，その要旨を公表しなければならない．

（市町村食育推進計画）

第18条 市町村は，食育推進基本計画（都道府県食育推進計画が作成されているときは，食育推進基本計画及び都道府県食育推進計画）を基本として，当該市町村の区域内における食育の推進に関する施策についての計画（以下「市町村食育推進計画」という．）を作成するよう努めなければならない．

2 市町村（市町村食育推進会議が置かれている市町村にあっては，市町村食育推進会議）は，市町村食育推進計画を作成し，又は変更したときは，速やかに，その要旨を公表しなければならない．

第3章 基本的施策

（家庭における食育の推進）

第19条 国及び地方公共団体は，父母その他の保護者及び子どもの食に対する関心及び理解を深め，健全な食習慣の確立に資するよう，親子で参加する料理教室その他の食事についての望ましい習慣を学びながら食を楽しむ機会の提供，健康美に関する知識の啓発その他の適切な栄養管理に関する知識の普及及び情報の提供，妊産婦に対する栄養指導又は乳幼児をはじめとする子どもを対象とする発達段階に応じた栄養指導その他の家庭における食育の推進を支援するために必要な施策を講ずるものとする．

（学校，保育所等における食育の推進）

第20条 国及び地方公共団体は，学校，保育所等において魅力ある食育の推進に関する活動を効果的に促進することにより子どもの健全な食生活の実現及び健全な心身の成長が図られるよう，学校，保育所等における食育の推進のための指針の作成に関する支援，食育の指導にふさわしい教職員の設置及び指導的立場にある者の食育の推進において果たすべき役割についての意識の啓発その他の食育に関する指導体制の整備，学校，保育所等又は地域の特色を生かした学校給食等の実施，教育の一環として行われる農場等における実習，食品の調理，食品廃棄物の再生利用等様々な体験活動を通じた子どもの食に関する理解の促進，過度の痩身又は肥満の心身の健康に及ぼす影響等についての知識の啓発その他必要な施策を講ずるものとする．

（地域における食生活の改善のための取組の推進）

第21条 国及び地方公共団体は，地域において，栄養，食習慣，食料の消費等に関する食生活の改善を推進し，生活習慣病を予防して健康を増進するため，健全な食生活に関する指針の策定及び普及啓発，地域における食育の推進に関する専門的知識を有する者の養成及び資質の向上並びにその活用，保健所，市町村保健センター，医療機関等における食育に関する普及及び啓発活動の推進，医学教育等における食育に関する指導の充実，食品関連事業者等が行う食育の推進のための活動への支援等必要な施策を講ずるものとする．

（食育推進運動の展開）

第22条 国及び地方公共団体は，国民，教育関係者等，農林漁業者等，食品関連事業者等その他の事業者若しくはその組織する団体又は消費生活の安定及び向上等のための活動を行う民間の団体が自発的に行う食育の推進に関する活動が，地域の特性を生かしつつ，相互に緊密な連携協力を図りながらあまねく全国において展開されるようにするとともに，関係者相互間の情報及び意見の交換が促進されるよう，食育の推進に関する普及啓発を図るための行事の実施，重点的かつ効果的に食育の推進に関する活動を推進するための期間の指定その他必要な施策を講ずるものとする．

2 国及び地方公共団体は，食育の推進に当たっては，食生活の改善のための活動その他の食育の推進に関する活動に携わるボランティアが果たしている役割の重要性にかんがみ，これらのボランティアとの連携協力を図りながら，その活動の充実が図られるよう必要な施策を講ずるものとする．

（生産者と消費者との交流の促進，環境と調和のとれた農林漁業の活性化等）

第23条 国及び地方公共団体は，生産者と消費者との間の交流の促進等により，生産者と消費者との信頼関係を構築し，食品の安全性の確保，食料資源の有効な利用の促進及び国民の食に対する理解と関心の増進を図るとともに，環境と調和のとれた農林漁業の活性化に資するため，農林水産物の生産，食品の製造，流通等における体験活動の促進，農林水産物の生産された地域内の学校給食等における利用その他のその地域内における消費の促進，創意工夫を生かした食品廃棄物の発生の抑制及び再生利用等必要な施策を講ずるものとする．

（食文化の継承のための活動への支援等）

第24条 国及び地方公共団体は，伝統的な行事や作法と結びついた食文化，地域の特色ある食文化等我が国の伝統のある優れた食文化の継承を推進するため，これらに関する啓発及び知識の普及その他の必要な施策を講ずるものとする．

（食品の安全性，栄養その他の食生活に関する調査，研究，情報の提供及び国際交流の推進）

第25条 国及び地方公共団体は，すべての世代の国民の適切な食生活の選択に資するよう，国民の食生活に関し，食品の安全性，栄養，食習慣，食料の生産，流通及び消費並びに食品廃棄物の発生及びその再生利用の状況等について調査及び研究を行うとともに，必要な各種の情報の収集，整理及び提供，データベースの整備その他食に関する正確な情報を迅速に提供するために必要な施策を講ずるものとする．

2 国及び地方公共団体は，食育の推進に資するため，海外における食品の安全性，栄養，食習慣等の食生活に関する情報の収集，食育に関する研究者等の国際的交流，食育の推進に関する活動についての情報交換そ

の他国際交流の推進のために必要な施策を講ずるものとする.

附則（抄）

（施行期日）

第 1 条　この法律は，公布の日から起算して 1 月を超えない範囲内において政令で定める日から施行する.

（平成 17 年政令第 235 号で平成 17 年 7 月 15 日から施行）

2) 第 3 次食育推進基本計画の概要

（はじめに）

1.　食をめぐる現状

　食は命の源であり，健康で心豊かな暮らしの実現に欠かせない. しかし，我が国では，急速な経済発展に伴い生活水準が向上し，ライフスタイルの変化と共に食への意識や価値観が多様化している. その結果，健康，食生活の実践に様々な問題が台頭しはじめ，健康づくりのための健全な食生活の構築が求められている.

　それに加えて，現在，我が国では食品ロスの問題を抱えながらも，食料の海外への依存度は高い. 今後，一層，食料自給率の維持・向上を図る必要があり，食育を通して国民の意識を高める.

2.　これまでの取組と今後の展開

　食育基本法に基づき，食育推進基本計画及び第 2 次食育推進基本計画が作成され，これらをベースに都道府県，市町村，様々な関係機関・団体等，地域における多様な関係者が様々な形で食育を推進してきた. その結果，家庭，学校，保育所などでは確実に食育が推進されてきた. しかし，食習慣の乱れに起因する肥満や生活習慣病の改善，若い世代層に健康や栄養に関する実践状況に課題が見受けられ，一層の取組が必要である. 今後，国民が実践しやすい社会環境づくりにも取り組み，食をめぐる諸課題の解決を推進していく.

第 1　食育の推進に関する施策についての基本的な方針

1.　重点課題

　今後 5 年間に特に取り組むべき重点課題は以下のとおりとし，これらに取り組むに当たっては，以下の視点に十分留意する.

(1) 若い世代を中心とした食育の推進

(2) 多様な暮らしに対応した食育の推進

(3) 健康寿命の延伸につながる食育の推進

(4) 食の循環や環境を意識した食育の推進

(5) 食文化の継承に向けた食育の推進

　① 子供から高齢者まで，生涯を通じた取組を推進

　　食育の推進に当たっては，子供から成人，高齢者に至るまで，生涯を通じた取組を引き続き目指していくこと

　② 国，地方公共団体，教育関係者，農林漁業者，

食品関連事業者，ボランティア等が主体的かつ多様に連携・協働しながら食育の取組を推進すること

2.　基本的な取組方針

(1) 国民の心身の健康の増進と豊かな人間形成

(2) 食に関する感謝の念と理解

(3) 食育推進運動の展開

(4) 子供の食育における保護者，教育関係者等の役割

(5) 食に関する体験活動と食育推進活動の実践

(6) 我が国の伝統的な食文化，環境と調和した生産等への配慮及び農山漁村の活性化と食料自給率の向上への貢献

(7) 食品の安全性の確保等における食育の役割

第 2　食育の推進の目標に関する事項

1.　目標の考え方

　食育を国民運動として推進するため，これにふさわしい定量的な目標値を示し，その達成を目指して基本計画に基づく取組を推進する.

2.　食育の推進に当たっての目標

(1) 食育に関心を持っている国民を増やす

(2) 朝食又は夕食を家族と一緒に食べる「共食」の回数を増やす

(3) 地域等で共食したいと思う人が共食する割合を増やす

(4) 朝食を欠食する国民を減らす

(5) 中学校における学校給食の実施率を上げる

(6) 学校給食における地場産物等を使用する割合を増やす

(7) 栄養バランスに配慮した食生活を実践する国民を増やす

(8) 生活習慣病の予防や改善のために，ふだんから適正体重の維持や減塩等に気をつけた食生活を実践する国民を増やす

(9) ゆっくりよく噛んで食べる国民を増やす

(10) 食育の推進に関わるボランティアの数を増やす

(11) 農林漁業体験を経験した国民を増やす

(12) 食品ロス削減のために何らかの行動をしている国民を増やす

(13) 地域や家庭で受け継がれてきた伝統的な料理や

237

作法等を継承し，伝えている国民を増やす

(14) 食品の安全性について基礎的な知識を持ち，自ら判断する国民を増やす

(15) 推進計画を作成・実施している市町村を増やす

第3　食育の総合的な促進に関する事項

国は以下の施策に取り組むとともに，地方公共団体等はその推進に努める．

1．家庭における食育の推進

(1) 現状と今後の方向性

社会環境が変化し，生活習慣が多様化する中で，家庭における食に関する作法や望ましい食生活の実践等が十分ではないとの指摘がある．加えて，健康寿命の延伸の観点から，家庭における日々の食生活を見直すとともに，生涯にわたり生活習慣病の予防や改善にも努めていくために，家庭においても食育に関する理解が進むよう，食育活動を通じて学んだことについて，家庭での共有も促進しながら，適切に取組を行うことが必要である．

(2) 取り組むべき施策

・子供の基本的な生活習慣の形成

・望ましい食習慣や知識の習得

・妊産婦や乳幼児に関する栄養指導

・子供・若者の育成支援における共食等の食育推進

・「ゆう活」等のワーク・ライフ・バランス推進

2．学校，保育所等における食育の推進

(1) 現状と今後の方向性

社会状況の変化に伴い，子供たちの食の乱れや健康への影響が見られることから，学校，保育所等には，子供への食育を進めていく場として大きな役割を担うことが求められている．適切な栄養バランスの確保に留意するとともに，身体活動の観点も含めた食と健康に関する総合的な対策についても推進していくことがより一層重要である．

(2) 取り組むべき施策

・食に関する指導の充実

・学校給食の充実

・食育を通じた健康状態の改善等の推進

・就学前の子供に対する食育の推進

3．地域における食育の推進

(1) 現状と今後の方向性

近年，様々な家族の状況や生活の多様化により，健全な食生活の実現が困難な立場にある者も存在する．このため，食品ロスの削減の取組とも連携しながら貧困の状況にある子供等に食料を提供する活動をはじめ，地域で行われる様々な取組が一層重要となっている．家庭における食育の推進に資するよう，地域における食育を促進し，支援する．

(2) 取り組むべき施策

・「食育ガイド」等の活用促進

・健康寿命の延伸につながる食育推進

・歯科保健活動における食育推進

・栄養バランスに優れた日本型食生活の実践の推進

・貧困の状況にある子供に対する食育推進

・若い世代に対する食育推進

・高齢者に対する食育推進

・食品関連事業者等における食育推進

・専門的知識を有する人材の養成・活用

4．食育推進運動の展開

(1) 現状と今後の方向性

食の外部化が進展していることもあり，食品関連事業者を始めとして多様な関係者が連携・協働し，国民の健全な食生活の実践を支援する食環境の整備を進めて食育推進する．マスコミやインターネット，SNS（ソーシャルネットワークサービス）等を通じた国民への働きかけを積極的に行い，関係団体，事業者，地域等への周知徹底を図る．

(2) 取り組むべき施策

・食育に関する国民の理解の増進

・ボランティア活動等民間の取組への支援，表彰等

・食育推進運動の展開における連携・協働体制の確立

・食育月間及び食育の日の設定・実施

・食育推進運動に資する情報の提供

5．生産者と消費者との交流の促進，環境と調和のとれた農林漁業の活性化等

(1) 現状と今後の方向性

食育の推進，特に食に対する感謝の念を深めていく上で，食を生み出す場としての農林漁業に関する理解が重要であり，生産者と消費者との顔が見える関係の構築等が求められている．加えて，食品ロス削減の必要性が国際的にも重視されつつあることも踏まえ，食品ロス削減を国民運動として展開しその際には，貧困の状況にある子供等に食料を提供する活動にも資するよう取り組む必要がある．

(2) 取り組むべき施策

・農林漁業者等による食育推進

・子供を中心とした農林漁業体験活動の促進と消費者への情報提供

・都市と農山漁村の共生・対流の促進

・農山漁村の維持・活性化

・地産地消の推進

・食品ロス削減を目指した国民運動の展開

・バイオマス利用と食品リサイクルの推進

6．食文化の継承のための活動への支援等

(1) 現状と今後の方向性

経済成長に伴う所得の向上により，国民のライフスタイル，価値観，ニーズが多様化し，栄養バランスに優れた日本型食生活や，家庭や地域において継承されてきた特色ある食文化や豊かな味覚が失われつつある．

「和食」の様々な利点が認められてユネスコの無形文化遺産に登録されたことも踏まえ，「和食」の保護・継承を本格的に進める必要がある．

(2) 取り組むべき施策

・ボランティア活動等における取組

・学校給食での郷土料理等の積極的な導入や行事の活用

・専門調理師等の活用における取組

　食事作法や伝統的な行事等，豊かな食文化(和食)を醸成するため，高度な調理技術を備えた専門調理師等の活用を図る．

・地域の食文化の魅力を再発見する取組

・関連情報の収集と発信

7．食品の安全性，栄養その他の食生活に関する調査，研究，情報の提供及び国際交流の推進

　(1)　現状と今後の方向性

　インターネット等を通して様々な情報を得られる今日，国は各種関連団体等と連携を深めながら，食品の安全性，栄養成分等の食品の特徴，その他の食生活に関する国内外の調査，研究，情報などが正しく提供されるよう，適切な取組を行う必要がある．

　(2)　取り組むべき施策

・生涯を通じた国民の取組の提示

・基礎的な調査・研究等の実施及び情報の提供

・リスクコミュニケーションの充実

・食品の安全性や栄養等に関する情報提供

・食品表示の適正化の推進

・地方公共団体等における取組の推進

・食育や日本食・食文化の海外展開と海外調査の推進

・国際的な情報交換等

第4　食育の推進に関する施策を総合的かつ計画的に推進するために必要な事項

1．多様な関係者の連携・協働の強化

2．地方公共団体による推進計画の作成等とこれに基づく施策の促進

3．積極的な情報提供と国民の意見等の把握

4．推進状況の把握と効果等の評価及び財政措置の効率的・重点的運用

5．基本計画の見直し

3)「第3次食育推進基本計画」に基づく母子保健及び児童福祉分野における食育の推進について

（平成28年4月1日　雇児母発0401第2号）
（厚生労働省雇用均等・児童家庭局母子保健課長通知）

　食育基本法（平成17年法律第63号）第16条第1項に基づく標記計画の決定に伴い，先般，「第3次食育推進基本計画の決定について」（平成28年3月18日医政発0318第15号・健発第0318第8号・生食発0318第1号・雇児発0318第2号厚生労働省医政局長，健康局長，医薬食品局食品安全部長，雇用均等・児童家庭局長連名通知）が発出されたところであり，下記の事項に特段のご配慮をお願いするとともに，母子保健及び児童福祉分野における食育の更なる推進に努めていただきたい．

記

1　地方公共団体による食育推進計画の見直し等への参画について

　食育基本法第17条及び第18条において，都道府県及び市町村は，食育推進基本計画を基本として，食育推進計画の策定に努めることとされている．第3次食育推進基本計画の決定に伴う各都道府県・保健所設置市・特別区における計画の見直しに当たっては，「健やか親子21（第2次）」について検討会の報告書の送付，及びこれを踏まえた取組の推進について」（平成26年5月13日雇児発0513第1号厚生労働省雇用均等・児童家庭局長通知）や，次世代育成支援対策推進法（平成15年法律第120号）

に基づく地域行動計画も踏まえ，妊産婦や乳幼児をはじめとした子どもの健全な食生活の重要性の観点から，食育推進計画の見直しに参画するようお願いする．

　また，各都道府県におかれては，管内の市町村（保健所設置市及び特別区を除く．）において，すでに食育推進計画を策定している場合にはその見直し，食育推進計画を策定していない場合にはその策定が促進されるよう積極的に働きかけ，食育の推進がより一層充実するよう必要な資料や情報を提供するとともに技術的な支援にも努めていくなど，適切な支援をお願いする．

2　母子保健及び児童福祉分野における食育の取組の推進について

　(1)　多様な暮らしに対応した食育の推進について

　近年，ひとり親世帯，貧困の状況にある子ども等が増え，様々な家庭の状況や生活の多様化により，家庭や個人の努力のみでは，健全な食生活の実践につなげていくことが困難な状況も見受けられる．

　すべての子どもが健やかに育つ社会の実現のために，疾病や障害，経済状態等の個人や家庭環境の違い，多様性を認識した栄養指導を含む母子保健サービスを展開することは，「健やか親子21（第2次）」の推進においても，食育の観点からも重要である．

　このような視点を踏まえ，「妊産婦のための食生活指針」（「「妊産婦のための食生活指針」の活用について」（平成18年2月15日雇児発第0215005号厚生労働省雇用均

等・児童家庭局長通知))や「授乳・離乳の支援ガイド」（「「授乳・離乳の支援ガイド」の策定について」（平成19年3月14日雇児母発第0314002号厚生労働省雇用均等・児童家庭局母子保健課長通知））の普及と妊産婦や乳幼児に対する栄養指導の充実が図られるようお願いする.

また，「児童福祉施設における食事の提供ガイド」（「「児童福祉施設における食事の提供ガイド」の策定について（平成22年3月31日厚生労働省雇用均等・児童家庭局母子保健課事務連絡)）を参考に，地域や児童福祉施設等において，発育・発達段階に応じた食育活動や共食の推進が図られるよう支援をお願いする. その際，社会環境の変化や様々な生活様式等，食をめぐる状況の変化に伴い，健全な食生活を送ることが難しい子どもの存在にも配慮いただきたい.

(2) 若い世代を中心とした食育の推進について

健康や栄養に配慮した食生活の実践等，20歳代及び30歳代の若い世代はそのほかの世代よりも課題が多い.

このため，具体的な目標として，「朝食を欠食する若い世代の割合」の減少，「主食・主菜・副菜を組み合わせた食事を1日2回以上ほぼ毎日食べている若い世代の割合」の増加が掲げられている.

妊娠期や授乳期は，食生活を見直す契機となりやすいことや親となる若い世代が食に関する知識や取組を次世代につなげていくことが重要であることから，妊産婦や乳幼児の保護者に対し，これらの目標の達成に向けた取組の推進をお願いする.

3 多様な関係者の連携・協力の強化による取組の推進について

食育は幅広い分野にわたる取組が求められる上，様々な家庭の状況や生活の多様化といった食育をめぐる状況の変化を踏まえると，より一層きめ細やかな対応や食育を推進しやすい社会環境づくりが重要である.

「健やか親子21(第2次)」においても，「朝食を欠食する子どもの割合」の減少や「家族など誰かと食事をする子どもの割合」の増加など食育に関する目標が位置づけられているところであり，これらの目標の達成に向けて，地方公共団体，教育関係者，農林漁業者，食品関連事業者，ボランティア等，食育に係る様々な関係者と主体的かつ多様に連携・協働した取組の推進をお願いする.

4)「第3次食育推進基本計画」に基づく保育所における食育の推進について ● ● ● ● ● ● ●

（平成28年4月1日　雇児保発第0401第1号）
（厚生労働省雇用均等・児童家庭局保育課長通知）

食育基本法(平成17年法律第63号)第16条第1項に基づく標記計画の決定に伴い，先般，「第3次食育推進基本計画の決定について」(平成28年3月18日医政発0318第15号・健発第0318第8号・生食発0318第1号・雇児発0318第2号厚生労働省医政局長，健康局長，医薬食品局食品安全部長，雇用均等・児童家庭局長連名通知)が発出されたところであり，下記の事項に特段のご配慮をお願いするとともに，保育所における食育の更なる推進に努めていただきたい. また，都道府県におかれては，管内市町村(政令指定都市及び中核市除く.)に対する周知及び適切な支援をお願いする. なお，地域型保育事業においても，保育所と同様に食育の推進に努めていただきたい.

記

1 保育所における「食育の計画」の見直し等について

保育所においては，「保育所保育指針」に基づき，乳幼児期にふさわしい食生活が展開され，適切な援助が行われるよう，食事の提供を含む食育の計画を作成し，保育の計画に位置付けるとともに，その評価及び改善に努めることとしている. 第3次食育推進基本計画の決定を踏まえ，保育所において，施設長，保育士，栄養士，調理員等の協力の下，各地域や施設の特性に応じた食育の計画の見直しや策定が推進されるよう，支援をお願いする.

2 保育所における食育の取組の推進について

(1) 多様な暮らしに対応した食育の推進について

子どもへの食育は，健全な心身と豊かな人間性を育んでいく基礎をなすものであり，子どもの成長や発達に合わせた切れ目のない取組の推進が重要である. そのため，子どもの発達段階に応じた食育のねらいや留意事項を整理した「保育所における食育に関する指針」の普及を図り，その活用を促進し，家庭や地域とも連携の下，楽しく食に関する体験ができるような取組の推進をお願いする. また，保育所の人的・物的資源を活かし，在籍する子ども及びその保護者のみならず，地域における子育て家庭からの乳幼児の食に関する相談への対応や情報提供等に努めるほか，地域の関係機関等と連携しつつ，保育所を拠点とした積極的な取組の推進をお願いする.

その際，社会環境の変化や様々な生活様式等，食をめぐる状況の変化に伴い，健全な食生活を送ることが難しい子どもの存在にも配慮いただきたい.

(2) 食の循環や環境を意識した食育の推進について

食に対する感謝の念や理解を深めていくため，生産から消費までの一連の食の循環を体験を通じて意識できるよう工夫するとともに，食事の提供に当たっては，「もったいない」という精神で，食べ物を無駄にせず，食品ロスの削減等に取り組むなど，環境にも配慮した取組の推進をお願いする.

（3）食文化の継承に向けた食育の推進について

我が国の豊かで多様な食文化が保護・継承されるよう，保育所や地域の行事に合わせた行事食を提供することなどを通じて，郷土料理，伝統食材，食事の作法等，伝統的な食文化に関する関心と理解が深まるような体験や保護者への情報提供も含めた取組の推進をお願いする.

3　多様な関係者の連携・協力の強化による取組の推進について

食育は幅広い分野にわたる取組が求められる上，様々な家庭の状況や生活の多様化といった食育をめぐる状況の変化を踏まえると，より一層きめ細やかな対応や食育を推進しやすい社会環境づくりが重要であることから，保育所においても，地方公共団体，教育関係者，農林漁業者，食品関連事業者，ボランティア等，食育に係る様々な関係者と主体的かつ多様に連携・協働した取組の推進をお願いする.

◆ 索 引 ◆

243

子どもの食と栄養　改訂第3版
健康なからだとこころを育む小児栄養学

ISBN978-4-7878-2498-1

2012 年 2 月 10 日	初　　版第 1 刷発行
2014 年 1 月 10 日	第 2 刷発行
2014 年 11 月 28 日	改訂第 2 版第 1 刷発行
2016 年 10 月 21 日	第 2 刷発行
2021 年 6 月 25 日	改訂第 3 版第 1 刷発行

※前書
「新 育児にかかわる人のための小児栄養学」
初　　版第 1 刷　2006 年 1 月 20 日発行
改訂第 3 版第 1 刷　2010 年 11 月 1 日発行

編　　　著	水野清子，南里清一郎，長谷川智子，當仲　香，藤澤良知，上石晶子
発 行 者	藤実彰一
発 行 所	株式会社　診断と治療社
	〒 100-0014　東京都千代田区永田町 2-14-2　山王グランドビル 4 階
	TEL：03-3580-2750（編集）　03-3580-2770（営業）
	FAX：03-3580-2776
	E-mail：hen@shindan.co.jp（編集）
	eigyobu@shindan.co.jp（営業）
	URL：http://www.shindan.co.jp/
表紙イラスト	松永えりか
本文イラスト	北川カズナ
印刷・製本	三報社印刷株式会社